I0041293

T. 51.

T. 2617.

COURS

D'HISTOIRE DE LA MÉDECINE

ET DE BIBLIOGRAPHIE MÉDICALE.

INTRODUCTION ET PROGRAMME.

OUVRAGES DU MÊME AUTEUR.

1° Considérations Physiologiques et Pathologiques sur le CAL. Montpellier, 1817, in-4° (Thèse Doctorale).

2° Considérations sur les FAUSSES-ARTICULATIONS. Paris, 1819, in-8°, fig.

3° ANEURISMA quomodo fiat? Quænam sint ejus curationes? Monspelii, 1825, in-4° (Thèse de CONCOURS POUR L'AGRÉGATION).

4° Notice Historique, Bibliographique et Critique sur RABELAIS. Montpellier, 1827, in-8°, fig.

5° Notice Historique, Bibliographique et Critique sur SCHYRON. Montpellier, 1828, in-8°, fig.

6° Observations et Réflexions sur les AFFECTIONS VERMINEUSES. Montpellier, 1827, in-8°.

7° Observations et Réflexions sur des VERS ENGENDRÉS DANS NOS TISSUS. Montpellier, 1828, in-8°.

8° Idée d'un COURS DE PHYSIOLOGIE appliquée à la Pathologie. Montpellier, 1829; de xij et 235 pages, in-8°.

9° ARISTOTE et PLINE. Fragments pour servir à l'Histoire de la Faculté de Médecine de Montpellier. Montp., 1832, grand in-8°, fig.

10° Mémoires sur la DIATHÈSE OSSEUSE, en général, et la THÉORIE DE L'ANKYLOSE VRAIE DES AUTEURS, en particulier. Montpellier, 1834, in-8°; de ix et 127 pages in-8°, avec trois planches lithographiées, in-4°.

11° Coup d'œil sur l'ENSEMBLE SYSTÉMATIQUE DE LA MÉDECINE-JUDICIAIRE, considérée dans ses rapports avec la MÉDECINE-POLITIQUE. Montp., 27 Décembre 1834; de xj et 133 pages in-8° (Question de CONCOURS DE MÉDECINE-LÉGALE).

12° Des Caractères et des Conditions de la VIABILITÉ. Montpellier, 1835; de viij et 90 pages in-8° (Thèse de CONCOURS DE MÉDECINE-LÉGALE).

SOUS PRESSE.

Cours d'*Histoire de la Médecine et de Bibliographie Médicale*, fait dans la Faculté de Médecine de Montpellier, en 1837. Discours d'ouverture : *Avantages de l'Histoire de la Médecine*, in-8°.

Considérations générales sur les *Régénérations* dont principalement les *parties molles du corps humain sont susceptibles*, et sur les limites que semblerait ne devoir jamais dépasser le *pouvoir régénérateur*, in-8°.

« *La complaincte de* GENNES *sur la mort de dame* thomassine ESPI- » NOLLE *geneuoise dame itendyo du roy. aueq's lepitaphe et le* » *regrect.* » Manuscrit (H. 439) de la Faculté de Médecine de Montpellier, publié pour la première fois, avec notices, remarques, etc., etc.; plus, *trois bonnes lithographies*, représentant exactement les belles miniatures de ce Manuscrit du commencement du XVIᵐᵉ Siècle, et autant de *fac-simile* du texte. Grand in-4°, papier vélin.

COURS

D'HISTOIRE DE LA MÉDECINE

ET DE BIBLIOGRAPHIE MÉDICALE ,

FAIT , EN 1836 ,

DANS LA FACULTÉ DE MÉDECINE DE MONTPELLIER ,

AVEC L'AUTORISATION DE M. LE MINISTRE DE L'INSTRUCTION PUBLIQUE ;

PAR H. KÜHNHOLTZ ,

BIBLIOTHÉCAIRE ET PROFESSEUR-AGRÉGÉ DE LA FACULTÉ DE MÉDECINE DE MONT-
PELLIER, MEMBRE CORRESPONDANT DE L'ACADÉMIE ROYALE DE MÉDECINE DE PARIS,
DE LA SOCIÉTÉ ROYALE DE MÉDECINE DE MARSEILLE , DE L'ACADÉMIE ROYALE
DE MÉDECINE-PRATIQUE DE BARCELONNE , DE LA SOCIÉTÉ DES SCIENCES , AGRI-
CULTURE ET ARTS DU DÉPARTEMENT DU BAS-RHIN , DE L'ACADÉMIE DES SCIENCES ,
ARTS ET BELLES-LETTRES DE DIJON , DE L'INSTITUT HISTORIQUE , ETC. , ETC.

« Un des meilleurs moyens d'apprendre les
» propositions doctrinales de la Médecine, ce
» serait de fondre cette étude avec celle de
» l'*Histoire intrinsèque* de cette science. »
(LORDAT, *De la Perpétuité de la Médecine,*
etc. , 12me Leç.)

MONTPELLIER ,

Louis CASTEL , Libraire-Éditeur , Grand'Rue , n° 32.

PARIS ,

GERMER-BAILLIERE , Libraire, rue de l'École de Médecine , n° 13 *bis.*

1837.

MONTPELLIER, IMPRIMERIE DE VEUVE RICARD, PLACE D'ENCIVADE, 5.

PRÉFACE.

I. L'*Histoire de la Médecine* et la *Bibliographie Médicale*, trop étroitement liées l'une à l'autre pour devoir jamais être séparées, ont été, surtout depuis la fin du XVIIIme siècle, appréciées, comme elles méritaient de l'être, par tous les Médecins et Administrateurs Supérieurs doués de vues philosophiques saines et profondes, quand ils ont été dans l'obligation de s'occuper, à diverses époques, de l'Institution des Écoles de Santé, du Perfectionnement dont elles étaient susceptibles, et de la Réorganisation des Facultés de Médecine.

Le *Plan Général de l'École de Santé de Paris*, imprimé par ordre du *Comité d'Instruction-Publique de*

la Convention Nationale, en l'an III (1); l'écrit ayant
pour titre : *De l'État actuel de l'École de Santé de
Paris*, publié en l'an VI (2); la *Nouvelle Organisation de la Faculté de Paris*, en l'an XI ; le Rapport
*sur l'État actuel de l'Enseignement dans nos Écoles de
Médecine et de Chirurgie, en France, et sur les mo-
difications dont ces Établissements pourraient être susceptibles, présenté au Ministre de l'Intérieur, le 8 Mars
1816*; le Plan des Professeurs LE ROUX et DUPUYTREN;
celui du Professeur BAUMES, publié en 1814 (3); les
*Nouvelles Considérations sur l'Enseignement Médical,
pour servir de complément aux vues proposées dans le
Rapport de la Commission nommée par l'Ordonnance
du Roi, du 9 Novembre 1815*, publiées, en 1819,
par M. DE MERCY (4); le *Rapport de la Commission
chargée, par M. le Ministre de l'Instruction-Publique,
de l'examen préparatoire de toutes les questions relatives à l'Organisation de la Faculté de Médecine de
Paris*, rédigé par M. J. GUÉRIN, en 1830 (5); enfin,
les excellents articles consignés, depuis cette époque,
dans un de nos meilleurs journaux de Médecine , la

---

(1) Pages 4, 8, 46 et 48.

(2) In-4°, p. 3.

(3) Voyez : *De l'Instruction-Publique dans ses rapports avec
l'Enseignement des Sciences et Arts appelés libéraux en général,
et de la Médecine en particulier.* Montp., 1814, in-8°, p. 48.

(4) Voyez : *De l'Enseignement Médical*, etc., suivi d'un *Nouveau Plan d'Organisation des Sociétés de Médecine et de Chirurgie.*
Paris, 1819, in-8°, fig., p. 61, 64, 75, 82.

(5) Paris, 1830, in-4°.

Gazette Médicale de Paris : sont autant de preuves des plus authentiques en faveur de la proposition qui vient d'être avancée.

Dans le bon traité *De l'Utilité de l'Histoire*, que le savant Jean BERNARD a dédié à JUSTE-LIPSE, l'*Histoire* est définie : « Le Récit vrai des choses qui se » sont passées, fait dans l'intention de diriger d'une » manière ferme les actions humaines pendant toute » la vie (1). » Appliquée à l'*Histoire de la Médecine*, cette idée peut être de la plus grande utilité.

Qu'y a-t-il de plus propre à diriger constamment nos études médicales vers un but toujours digne d'éloges, que les études tendant à nous faire connaître, chez nos devanciers, les idées, les écrits, les Doctrines et la Pratique-Médicale, qui ont justement déconsidéré les uns et illustré à tout jamais les autres ?

Y aurait-il au monde un aiguillon plus propre à nous inspirer de l'aversion pour les premiers, mais aussi un ardent désir de ressembler aux seconds ?

Malgré cela, l'*Histoire de la Médecine et la Bibliographie Médicale* sont, de nos jours, presque entièrement oubliées.

L'*Enseignement de l'Histoire de la Médecine* avait cependant été reconnu *indispensable* lors de l'*Institu-*

---

(1) *De utilitate legendæ Historiæ, libri duo. Autverpiæ*, 1693, in-8°, p. 42 : « *Veram rerum gestarum narrationem, actiones vitamque humanam firmiter dirigentem.* »

tion des Écoles de Santé, en l'an III ; et personne n'ignore que la Chaire qui, plus tard, lui fut *spécialement consacrée*, a été occupée jusqu'à la mort de MOREAU, de la Sarthe, arrivée en 1826.

Pendant quelques années, la Faculté de Médecine de Paris a même possédé, pour la *Bibliographie Médicale seule*, une Chaire tout-à-fait indépendante de celle de l'*Histoire de la Médecine*, et qui a été remplie par l'érudit P. SUE, avec le titre de *Professeur-Bibliothécaire* (1), jusqu'en 1808.

Malgré cela, MOREAU de la Sarthe n'est pas encore remplacé à Paris ; et si l'on en excepte *la seule ville de Naples*, l'Enseignement *régulier* de l'*Histoire de la Médecine* ne se trouve nulle part !

Aussi ne doit-on pas être surpris de voir le savant Docteur J.-G.-Henr. CONRAD, se plaindre, dans la Préface de l'excellent Catalogue de vente d'une des plus belles Bibliothèques de Médecine qui aient jamais existé, celle du Professeur Ern.-Godofr. BALDINGER (2), de ce que l'*Histoire de la Littérature Médicale et de la vraie Médecine est tout-à-fait négligée et*

---

(1) Voyez : *Séance Publique de la Faculté de Médecine de Paris*, 27 Novembre 1811; voyez aussi : *De l'État actuel de l'École de Santé de Paris*; DIDOT, an VI, in-4°, *p.* 3.

(2) *Marburgi*, 1805, *in-8°*, *T. I, p.* v. — « *Vereor autem, cum* » *hisce temporibus Historiæ Litterariæ omnisque veræ Medicinæ* » *studium negligetur planè atque adeò jacere incipiat, ut et* BAL- » DINGERI *merita, quanti deberent, æstimentur, et huic Bibliothecæ* » *dignus habeatur honos.* »

presque anéantie; en témoignant combien il a raison de craindre que la riche collection de livres de Médecine que le savant Professeur Allemand s'était procurée avec tant de peine, et en faisant de si nombreux sacrifices, ne fût néanmoins bien éloignée d'être appréciée à sa juste valeur.

Jetant un coup d'œil tout à la fois sur les Lois et Ordonnances relatives à l'Enseignement Médical, soit en France, soit à l'Étranger; sur l'Histoire des Facultés de Médecine du Royaume; et plus particulièrement encore sur notre titre de Conservateur de la plus belle Bibliothèque Médicale de France : nous avons pensé que c'était surtout aux Bibliothécaires des Facultés de Médecine qu'il appartenait de remplir cette lacune de l'*Enseignement Médical* (1).

II. Le volume que nous livrons au public est seulement, comme son faux-titre l'indique, l'*Introduction et le Programme* d'un ouvrage de longue haleine, qui, pour être complet, exigera une *série de Cours annuels.*

Nous avons cru devoir traiter, en tête de ce long travail, quelques sujets ou questions souvent discutés, controversés, dans le monde, et qui nous ont paru en constituer des Généralités obligées.

---

(1) M. le Doyen DUBRUEIL, plein du désir de voir les Cours de la Faculté de Médecine qu'il dirigeait, aussi complets qu'ils étaient susceptibles de l'être, a favorisé cet Enseignement autant de ses vœux que de tout son pouvoir : il y aurait à la fois ingratitude et injustice à nous, de ne pas lui en témoigner publiquement notre reconnaissance.

1°. L'*État de l'Histoire de la Médecine et de la Bibliographie Médicale*, ainsi que *de leur Enseignement, au XIXme Siècle*, fait voir combien ces deux parties de la *Science de l'Homme sain et malade* sont encore négligées, quoique cependant on ait généralement senti, depuis long-temps, tout ce qu'elles avaient d'utile, l'une et l'autre, dans un *Enseignement Médical* que l'on voudrait rendre complet.

2° et 3°. On trouvera dans l'*Histoire Critique des Épigrammes, Satyres et Sarcasmes, dirigés contre les Médecins et contre la Médecine, depuis les temps les plus reculés jusqu'à nos jours*, la démonstration de cette vérité, que tant de détractions, plus ou moins spirituelles, anciennes ou nouvelles n'importe, n'attaquent guère, avec quelque avantage, que la *partie conjecturale de la Science ;* ce qui ne fait que *consolider encore mieux sa partie fixe, immuable*, c'est-à-dire, les *Dogmes fondamentaux qui la constituent réellement.*

4°. Les importantes questions relatives à l'*Utilité*, à la *Dignité* et à la *Haute Origine de la Médecine*, ont ensuite attiré notre attention. Le motif qui nous a déterminé à les traiter, a été l'idée où nous sommes que c'est seulement dans les *Prolégomènes* d'une *Histoire de la Médecine*, conçue d'après un vaste Plan, que des sujets de cette nature, alors dans leurs places naturelles, se trouvaient réellement susceptibles d'être convenablement traités.

5° et 6°. Une *Vue d'Ensemble*, un *Précis Historique rapide*, depuis les temps les plus reculés jusqu'à nos jours, nous a paru devoir précéder indispensablement l'*Exposé de notre Programme*.

Dans chacune des VIII Époques dont l'admission a été jugée convenable, nous avons désigné les Médecins Célèbres qui respectivement leur appartenaient; ayant soin, toutes les fois que cela a dépendu de nous, d'indiquer, entre deux parenthèses, la date de la première édition des livres pour la publication desquels les auteurs étaient actuellement cités.

Les travaux d'Augustin, de Choulant et de M. Cas. Broussais, quoique fort utiles sous ce rapport, n'ont pu nous dispenser néanmoins d'un grand nombre de recherches ou de vérifications, constituant un travail pénible dont probablement peu de lecteurs se feront une juste idée. L'impression du titre des ouvrages dont la date a été ainsi désignée, eût exigé *à elle seule* un volume comme celui de notre *Introduction et Programme* : nous avons dû y renoncer.

Nous nous sommes attaché à faire apprécier convenablement, avec une concision ici de rigueur, le mérite ou la réputation des hommes qui avaient le plus attiré l'attention de leurs temps respectifs, non-seulement pour nous reposer en quelque sorte sur ces points culminants, dans notre marche à travers la longue suite de siècles que nous devions parcourir; mais encore, pour tâcher de faire connaître l'esprit des diverses époques successives, en jetant, pour ainsi dire, de temps en temps, quelques fleurs sur une matière d'une utilité évidente, mais dont un peu d'aridité était nécessairement inséparable.

Nous ne prétendons pas avoir indiqué tout ce qui avait paru, en fait de publications remarquables, dans les siècles que nous avons successivement parcourus, ni en France, ni même à Montpellier : nous nous sommes aperçu, un peu tard, que si nous avions fait des *omissions volontaires*, nous avions commis aussi de *véritables oublis*. L'étendue de la matière et le grand nombre de ses détails seront ici notre meilleure excuse.

7°. Nous avons dû dire un mot du *Magnétisme Animal*, vers lequel *un des plus honorables Membres de l'Institut* avait dirigé notre attention, avant que des Expériences, faites presque publiquement dans notre ville, nous eussent déterminé à *expérimenter nous-même, seul moyen, surtout en pareille matière, de savoir au juste à quoi s'en tenir*.

Nous n'ignorions pas qu'*au sein de l'Académie Royale de Médecine*, en 1825, et à l'occasion d'une Lettre de M. le Docteur FOISSAC, un *Académicien* (1) avait traité de *bêtises* tout ce que l'on disait du *Magnétisme Animal....* ; mais nous avions dû ne faire absolument aucun cas d'une pareille assertion, tout au moins *irréfléchie*, en voyant l'*Existence* et la *Puissance de l'Agent* dont il est question, évidemment *reconnues et admises* par CUVIER, LAMARCK, GALL, SPURZHEIM, DE PUYSÉGUR, DELEUZE, MM. FOISSAC,

─────────────────

(1) M. RENAULDIN, Président actuel de l'Académie Royale de Médecine.

Husson, la Commission de l'Académie Royale de Médecine, de 1825, etc., etc., *d'après les Expériences*
qu'ils avaient faites, ou dont ils avaient été témoins.

Il nous a fallu du courage pour aborder une matière contre laquelle existaient tant de préventions
défavorables; mais aujourd'hui nous ne pouvons que
nous féliciter de l'avoir eu : aussi notre attitude, plus
assurée, rendra notre langage plus ferme encore.
Huit mois d'Expériences non interrompues, après lesquelles un Journal exact a enregistré avec ordre
la cause provocatrice, la nature appréciable et la
durée des *Phénomènes Magnétiques,* qui, chez la plupart des sujets, naissent, presque à coup sûr, sous
l'influence de nos doigts ou de notre volonté, nous
ont convaincus, M. LORDAT et moi, que M. RENAULDIN
avait certainement été un peu trop vite, quand il
avait jugé si *défavorablement, et par un seul mot,* des
hommes aussi recommandables que les CUVIER, les
LAMARCK, les GALL, et tant d'autres que nous pourrions nommer à leur suite.

Du reste, nos expériences ont toujours eu un grand
nombre de Spectateurs Éclairés, connaissant pour la
plupart les noms et les adresses des personnes sou-
lagées ou guéries au moyen du *Magnétisme,* et parmi
lesquels ont été souvent des Élèves et des Docteurs
en Médecine, dont une bonne partie a suivi notre
exemple avec succès, soit dans la Ville, soit dans
le Département.

Après avoir mûrement réfléchi sur les répugnances

invincibles des *Solidistes* à l'égard du *Magnétisme Ani-mal*, nous nous sommes convaincu qu'elles prove-naient de ce que *certains Phénomènes Magnétiques*, absolument *inexplicables par le* SOLIDISME, *entraient parfaitement, au contraire, dans les vues du* VITALISME. Ces *Phénomènes Magnétiques* sont tous ceux dont *on ne peut se rendre raison* sans l'*admission préalable de l'Existence de l'Ame et de l'Existence de* DIEU : com-ment des *Matérialistes* pourraient-ils s'accommoder de l'une ou de l'autre de ces deux choses..... !

Nous avons vu avec plaisir la *Gazette Médicale de Paris*, toujours sentinelle avancée dans les circon-stances difficiles, employer un de ses spirituels feuille-tons à présenter le *Magnétisme Animal* comme il aurait dû l'être toujours ; et l'*Académie Royale de Médecine*, dans sa Séance du 14 Février 1837, *sous la Présidence de M.* RENAULDIN lui-même, rentrer, à l'occasion d'une Lettre du Docteur BERNA, dans la voie de la Modération, de la Justice et de la Science, dont elle ne pouvait s'être écartée qu'instantanément (1).

---

(1) « 9° Lettre de M. BERNA, *proposant de montrer des Phéno-* » *mènes de Magnétisme à tous ceux qui sont curieux d'en voir.*
» A l'occasion de cette Lettre, une voix demande la formation d'une » Commission pour répondre à l'invitation de M. BERNA ; une autre » s'y oppose ; M. le Président *consulte la Compagnie*, qui *se pro-* » *nonce pour la Commission.* Le Bureau propose MM. BOUILLAUD, » EMERY, OUDET, ROUX, CLOQUET et DUBOIS (d'Amiens). » (*Acad. Roy. de Méd., extr. de la Séanc. du 14 Févr.* 1837. Voyez : *Gazette Médicale de Paris*, 1837, *p.* 108.)
Dans sa Séance du 21 Février, d'après une réflexion de M. COR-

Nous ne doutons pas que la *Commission* de 1837 ne soit aussi facilement convaincue que la *Commission de* 1825, quand elle aura *vu par elle-même;* mais, malgré cela, nous sommes persuadé qu'il y aura toujours à Paris, comme à Montpellier, un certain nombre de gens qu'on ne convaincra jamais : ceux qui, n'ayant *rien lu*, *rien fait*, *rien vu*, sont très-obstinément résolus à *ne rien lire*, *ne rien faire* et *ne rien voir*.

Nous nous sommes attaché à prouver que le Vitalisme de l'École de Barthez n'était autre chose que l'Ancien Hippocratisme perfectionné par les progrès successifs des siècles, c'est-à-dire, la *Doctrine actuelle de l'École de Médecine de Montpellier*.

Nous avons fait ce qui a dépendu de nous pour tracer nettement les caractères de ce que nous avons appelé l'*Esprit* de cette *Doctrine*. On verra, dans les pages relatives à cet objet, combien ont été vaines certaines agressions regardées quelquefois comme victorieuses, sans doute par l'effet d'une véritable hallucination.

On a dirigé quelquefois, contre la *Doctrine Médicale de Montpellier*, des inculpations des plus singulières, assaisonnées de plaisanteries ayant pour but de la déconsidérer, pour tâcher de donner ainsi, au

---

NAC, « l'Académie prie MM. Cornac, Pelletier et Caventou de » s'adjoindre aux Membres désignés dans la dernière Séance, ce » qui en porte le nombre à neuf. » (*Gaz. Médic.*, 1837, p. 126.)

moins en apparence, un peu de solidité aux para-
doxes constituant les principes fondamentaux d'une
Doctrine rivale. Ces sortes d'agressions ne peuvent
avoir été bien accueillies que par des hommes peu
au fait des questions qu'il aurait fallu bien connaître, et dont l'âge d'ailleurs était loin de l'âge mûr.

Pour réfuter ces attaques, nous attendrons que
ce qui jusqu'ici n'est que *paroles en l'air* soit devenu
une rédaction réfléchie, imprimée et signée. Mais,
dans tous les cas, nous n'oublierons jamais que,
comme le dit avec raison le Professeur LORDAT :
.« Quand on veut compter les voix sur un Dogme,
» on n'interroge ni les Infidèles, ni les Apostats, ni
» les Hérétiques (1). »

8°. Si le *Vitalisme*, le *Matérialisme* ou *l'Organicisme*, et la *Vie Universelle*, nous ont particulièrement
occupé, on en trouvera la raison naturelle dans leur
conflit, ou, si l'on veut, leur *actualité* à Montpellier.
Ici surtout, comme le voulait DELPECH, *nous avons
professé une parfaite indépendance d'opinion.*

Un *Exposé du Vitalisme*, c'est-à-dire de la *Médecine Hippocratique de Montpellier*, qui nous était
tombé sous la main, nous ayant paru *inexact*, nous
avons été dans l'obligation de le réfuter ; mais nous

---

(1) *Leçons de Physiologie*, etc. *De la Perpétuité de la Médecine,
ou de l'identité des Principes fondamentaux de cette Science, depuis
son établissement jusqu'à présent. Paris et Montpellier*, 1837, *in-
8°, fig.;* p. 113.

n'avons jamais eu l'intention de le faire qu'avec tous les égards dus au mérite personnel de l'auteur, sous beaucoup d'autres rapports.

9° et 10°. Après quelques considérations sur l'*Éclectisme Médical* et sur la *Doctrine de la Polarité*, nous avons abordé franchement la *Doctrine de la Vie Universelle*, que nous avons choisie pour sujet d'un *Examen Critique*. Ici la lutte a dû s'engager corps à corps et avec vigueur : l'ennemi était dans nos murs ; c'était combattre réellement *pro aris et focis*, suivant l'heureuse expression de CICÉRON.

Dans tout cela, continuant à séparer soigneusement la personne d'avec l'auteur, nous n'avons eu qu'un seul but : celui d'instruire ceux qui venaient nous entendre et ceux qui peut-être aussi voudraient nous lire un jour.

11°. Enfin, quand nous nous sommes livré à la critique des Plans suivis dans les *Histoires de la Médecine* que nous possédons, ce n'a été que dans un seul esprit : celui d'éviter nous-même les défauts justement reprochés à nos prédécesseurs.

Nous avons cru pouvoir atteindre ce but, en nous arrêtant à un Plan que nous avons créé nous-même, dont les idées mères nous ont été suggérées, pour la partie *historique*, par M. GUIZOT ; et, pour la partie *philosophico-médicale*, par M. LORDAT.

L'exécution de notre Plan ne sera autre chose, en effet, qu'une *Histoire de la Civilisation Médicale*, embrassant l'origine, le développement, le perfec-

ij

tionnement successif, mais aussi l'arrêt, la marche rétrograde, l'altération temporaire qu'ont présentés les *Dogmes fondamentaux de la Science*, ou, comme le dit M. LORDAT, ses *idées pérennes*, qui, pour tout bon esprit, constituent sa *partie fixe*, *immuable*, *impérissable*.

Réduisant ainsi toutes les *idées médicales pérennes* ou les *Dogmes médicaux* en un certain nombre de Systèmes, nous nous sommes proposé de faire successivement l'Histoire complète de chacun d'entre eux, selon l'ordre de leur naissance.

Nous ne pouvions toucher cette matière sans dire un mot de la manière dont nous concevions le véritable Progrès, et c'est ce que nous avons fait.

Comme on le voit, nous avons pensé, nous aussi, qu'il fallait, à l'*Historien de la Médecine*, « l'*intel-* » *ligence philosophique des Systèmes* plus encore que » la connaissance des livres. » Nous aussi sommes bien persuadé qu' « Un *Cours d'Érudition et de Bi-* » *bliographie* n'aurait pas dix auditeurs » ; tandis qu' « Un *Cours Philosophique et Critique* pourrait être » d'un grand intérêt, et influer sur la direction des » études et l'esprit scientifique de l'époque (1). »

Une des conclusions tirées des diverses considérations précédentes, a été que l'*Histoire de la Médecine et la Bibliographie Médicale* étaient le moyen le plus propre à lier entre elles les Chaires des Facultés de

---

(1) *Gaz. Médic. de Paris*, 1837, p. 20.

Médecine actuelles, jusqu'à ce jour entièrement isolées les unes par rapport aux autres ; et nous ne
doutons pas que tout lecteur assez judicieux pour
justement apprécier les vrais besoins de l'Enseignement Médical, ne soit bien plus disposé à appuyer
cette assertion qu'à la combattre.

III. Mais, il est aisé de le pressentir, on ne manquera pas de nous dire : « l'*Enseignement Médical est*
» *complet, tel qu'il est dans notre Faculté de Médecine ;*
» et, par conséquent, *il n'est nul besoin de créer de*
» *nouvelles Chaires......* »

Nous ferons remarquer dans cette assertion, plusieurs circonstances inexactes ou fausses.

ɪ. La chaire d'*Histoire de la Médecine* ayant été
fondée lors de l'*Institution des Écoles de Santé*, en
l'an III, conservée dans la *Nouvelle Organisation de*
l'an XI, et occupée pendant long-temps, à Paris,
par des hommes d'un mérite incontestable, on ne
demanderait ainsi que son *Rétablissement* à Paris : la
Création en serait *seulement* pour *la Province*, à moins
que le goût pour la *Centralisation* ne fût poussé au
point de vouloir, même en cette occasion, *sacrifier*
les Départements à la *Capitale*.

ɪɪ. Il est impossible que l'*Enseignement* soit *réellement*
complet, dans une Faculté de Médecine où se trouvent :

1° Un Bibliothécaire, autorisé, par M. le Ministre
de l'Instruction-Publique, à faire un *Cours* BÉNÉVOLE
d'Histoire de la Médecine et *de Bibliographie Médicale ;*

2° Un Professeur d'Anatomie, qui, cédant au désir

qu'il a de beaucoup contribuer à l'instruction des
Élèves, prend la détermination, de temps en temps,
et quoique rien ne l'y oblige, à faire, dans la Faculté,
un *Cours public d'Opérations Chirurgicales;*

3° Enfin, un Professeur de *Pathologie Chirurgicale*
ou *de Médecine Opératoire*, faisant un Cours de *suré-*
rogation sur la *Zoologie* ou la *Physiologie Générale.*

En supposant que ce dernier Cours fût réellement
un Cours de Faculté de Médecine, il n'en résulterait
pas moins, de ce qui précède, que l'*Enseignement*
Médical serait loin d'être complet dans la Faculté de
Médecine de Montpellier, puisqu'on y aurait besoin de
trois Cours, l'*un* BÉNÉVOLE, *autorisé par le Ministre*, et
les *deux autres* complètement de *surérogation*, n'ayant
pour motifs que le zèle ou le goût naturel des Professeurs qui ont bien voulu s'en charger.

Ces Cours sont–ils *inutiles....? qu'on ne les fasse pas.*
— Sont–ils *utiles*, au contraire....? Au lieu de dire
que l'Enseignement est *complet, qu'on rétablisse ou crée*
les Chaires spéciales reconnues dès lors *indispensables.*

Tout lecteur qui ne verrait pas là un *Dilemme* très-
clair, serait fort à plaindre!

III. Reconnaître l'existence de lacunes évidentes
dans l'*Enseignement Médical* d'une Faculté, et désirer
la Création du nombre et de la qualité des Chaires
nécessaires pour les combler, sont des idées insépa-
rables l'une de l'autre.

Nous ne parlerons point ici de la Chaire de *Patho-*
logie et de Thérapeutique Générales, cause d'alarmes

que l'*esprit* et la lettre de l'*Ordonnance de création* rendaient cependant difficiles à pressentir : d'ailleurs, c'est une affaire jugée ; on n'a point à y revenir.

Seulement nous oserons penser tout haut que s'il a l'intention d'être utile, le nouveau Professeur, destiné par l'autorité, à cette Chaire, trouvera, comme on l'a fort bien senti déjà, la marche qu'il devra suivre toute tracée, dans le livre récemment publié par M. LORDAT, sur *la Perpétuité de la Médecine*.

Nous nous contenterons de dire ici que, pour rendre l'*Enseignement Médical* complet dans notre Faculté de Médecine, la création de cette seule Chaire ne saurait suffire.

IV. Nous avons présenté la *Médecine Hippocratique Moderne*, improprement appelée *Vitalisme* (1), comme la Doctrine Médicale la plus généralement adoptée, soit *avec plus ou moins de connaissance de cause*, soit sans *le savoir*, soit enfin *à son corps défendant* (2) : parce que, quoi qu'on en puisse dire, cela est ainsi pour quiconque a l'intelligence de la matière dont il s'agit.

La question de la distinction des deux *Doctrines Médicales de Paris et de Montpellier*, a été abordée d'une manière si directe, examinée avec un si grand soin, développée avec une clarté si satisfaisante, et

---

(1) Cette dénomination a réellement le défaut de faire penser à ceux qui ont peu d'instruction Médicale, que, dans cette Doctrine, on veut *tout expliquer* avec le *Principe Vital*.

(2) Voyez les *Deux Leçons de Physiologie du Professeur* LORDAT, rédigées par H. KÜHNHOLTZ. *Montp.*, 1833, in-8°, p. 10 et suiv.

jugée avec tant d'impartialité par M. Lordat , dans les *Deux Leçons de Physiologie* qui viennent d'être citées , que , pour nous dispenser d'en transcrire ici , dans son entier, le texte relatif à cet objet, nous y renverrons tout uniment nos lecteurs.

Nous saisirons seulement cette occasion pour dire , très-nettement , que la question désignée ayant été considérée sous des aspects si divers , tant à Paris qu'à Montpellier, d'ailleurs presque toujours, par des hommes de mérite ; nous sommes précisément , par cela même, persuadé plus que jamais , que la *Création de plusieurs Chaires* renforçant le *Haut Enseignement,* la Philosophie Médicale , et *liant entre elles les Chaires actuellement existantes,* est, à notre époque, *absolument indispensable.*

Nous entendons déjà des voix nombreuses , nous accuser de *proclamer* nous-même *la décadence de la Faculté de Médecine,* dont cependant nous sommes fier , nous, d'avoir sucé le lait et les principes, et à laquelle nous sommes attaché d'esprit et de cœur, comme on l'est à sa patrie..... !

Heureusement il est facile de faire voir que nous ne méritons point un pareil reproche : expliquons-nous.

La *Philosophie Médicale* s'affaiblit depuis quelque temps à Montpellier : c'est, quoi qu'on en ait pu dire, un fait *vrai.* Mais la *Philosophie Médicale* est-elle plus forte, plus stable, à Paris et ailleurs , où les théories en Médecine se succèdent avec une rapidité, qui seule, suffirait pour attester la nature meuble du terrain qui lui sert de base? Nous sommes très-loin de répondre à cette question par l'affirmative.

Les Médecins de Cos, quoique toujours en grande majorité dans cette École, ont eu pendant long-temps, en effet, un tort des plus graves : celui de ne point assez résister à l'influence que se sont attachés à exercer de bonne heure des Médecins de Gnide, dont ils n'approuvaient, ni ne devaient adopter, les idées Doctrinales.

Toujours, comme aujourd'hui même, la majorité dont il s'agit a admis l'*Ancienne Médecine Hippocratique* dans ce qu'elle a de plus caractéristique; aussi l'invasion des idées nouvelles dans l'École n'a eu qu'un succès temporaire, plutôt apparent que réel.

Si les premiers occupant ont moins résisté qu'ils ne l'eussent dû, à cette époque, cela tient à deux circonstances qu'il importe que nous signalions ici, pour ne point paraître mal à propos en contradiction avec nous-même sur cet objet : 1° L'Éducation Médicale première est cause que, soit en ville, soit parmi les Élèves, on trouve réellement moins qu'autrefois de gens qui se soient pénétrés des principes élevés, des propositions de l'ordre supérieur ; et 2° que, parmi nos contemporains, il existe, en outre, moins qu'autrefois encore, de Docteurs capables de prouver, de démontrer les propositions fondamentales dont il est question, quoiqu'elles soient néanmoins dans le plus grand nombre de têtes.

Du reste, pour ce qui concerne la Doctrine de Montpellier, nous ne saurions mieux faire que de répéter ici ce qu'a dit, avec autant d'esprit que de raison, un Docteur qui certainement a suivi les leçons de M. Cousin :

« En parlant des Doctrines de l'École de Mont-
» pellier, dit-il, nous n'avons pas entendu désigner
» tel ou tel de ses écrivains, mais l'*Ensemble des vues,*
» *des méthodes, des travaux scientifiques* qui ont *im-*
» *primé à son enseignement* un *caractère profondément*
» *original* et *philosophique, et distingué cette École de*
» *toutes les autres* (1). »

Malgré ce qu'on n'a pas craint d'avancer, nous dirons, avec le Rédacteur de la *Presse Médicale*, M. Amédée Latour (2) : « Il est légitime de croire que
» les *Doctrines de la Faculté de Montpellier ne sont*
» *point mortes;* et quiconque aurait des doutes sur
» ce point n'aurait qu'à ouvrir l'ouvrage que vient
» de publier un des plus célèbres Professeurs de
» cette École, M. Lordat. Nous doutons fort que
» le nouveau Professeur les expose jamais avec plus
» de *clarté* (3) et d'éloquence. »

---

(1) *Gazette Médicale*, 1836, p. 837.

(2) Voy. *Presse Médicale*, T. I, 1836, p. 34, 2me colonne du feuilleton.

(3) Il semblerait que quelques lecteurs, de notre Cité, ont trouvé *obscur, inintelligible,* le livre sur *La Perpétuité de la Médecine.* Trois bons Élèves, qui font honneur à notre École, MM. Jourdan, Veloze et Sylva, ont pu cependant très-bien rédiger les Leçons

Le *Bichatisme* pourrait-il proclamer encore que l'*Hippocratisme Moderne périt* dans la Faculté de Montpellier, quand, non-seulement *plein de vie*, il *maîtrise* en outre, *sans qu'ils s'en doutent, ceux même qui s'imaginent être ses ennemis et ses destructeurs !* Que l'on dise : que la *Médecine Hippocratique* s'affaiblirait, si elle continuait à se laisser envahir par les *Sciences Accessoires*, l'*Histoire Naturelle*, la *Médecine-Vétérinaire*, l'*Organicisme pur*, ou le *Matérialisme de diverses nuances;* on a fort raison. Mais si l'on ne comptait pas sur un véritable retour vers la *Philosophie Médicale*, afin d'éviter un malheur aussi funeste ; l'on aurait, ce nous semble, très-grand tort.

V. Si nous examinons le *Vitalisme* et le *Solidisme*, eu égard à ce qu'ils ont l'un et l'autre de plus prononcé, nous voyons clairement, dans le premier, des idées qui ne sont nullement en opposition avec l'*Existence de Dieu* et l'*Immortalité de l'Ame* ; avec une *vie future accompagnée de récompenses ou de châ-*

---

de M. LORDAT, *d'après leurs propres notes prises au Cours.* L'Auteur, à qui cette rédaction a été communiquée, n'a pu qu'être étonné de la précision avec laquelle ses pensées avaient été rendues, quoique les co-rédacteurs eussent presque toujours employé des expressions autres que les siennes : *preuve évidente* qu'il avait été *parfaitement saisi.*

Si des *Docteurs* ne *comprenaient pas* ce qu'ont *parfaitement compris de bons Élèves*, il faudrait les en plaindre.

Quant aux personnes, étrangères à la *Médecine*, qui ont trouvé *peu clair* l'ouvrage dont il s'agit, elles ont eu un grand tort dans cette circonstance : celui de s'imaginer que c'était pour elles que M. LORDAT avait pris la plume !

timents mérités : d'où dérive naturellement une.*Morale douce*, exerçant un grand empire sur la *Civilisation de l'Homme, dont le bonheur est son but constant.*

Quant au *Solidisme*, il nous a paru que le meilleur moyen d'en avoir un portrait fidèle, était de le prendre tout fait, au sortir des mains d'un de ses Sectateurs. Il nous suffira donc de produire ici ce que nous avions consigné dans l'*Avant-Propos* des *Deux Leçons de Physiologie de M.* Lordat, que nous avons *rédigées et publiées en* **1833** (1).

Grâces à un des coryphées de cette Doctrine, auquel on ne saurait du moins refuser le mérite de la franchise, ce qui fut long-temps une *arrière-pensée* est maintenant dans tout son jour.

Voici comment s'exprime Mr S. A. X. , *Membre de l'Académie de Médecine*, dans son ouvrage intitulé : *De l'Épicurisme et de ses principales applications;* ouvrage dont Mr L. P. a donné une excellente analyse critique dans la *Gazette Médicale de Paris.*

« A. Le système des atomes, développé par Épi-
» cure, explique tous les Phénomènes de l'Univers
» mieux qu'aucun autre système connu.

» B. Il n'y a point de Dieu.

» C. Il n'y a point d'âme.

» D. La croyance à un être créateur, conservateur
» et rémunérateur, et à l'immortalité de l'âme, est

---

(1) P. iv et v.

» éminemment pernicieuse à la Société ; et par con-
» séquent les peuples ne seront moraux, sages et
» heureux que lorsqu'ils seront athées (1). »

Il coule de source que, dans cette Doctrine, *quand
on est conséquent*, la manière de vivre, les relations
sociales, les idées religieuses, les vues politiques,
etc., etc., ont un cachet particulier, les mettant
parfaitement en rapport avec les beaux principes
qui viennent d'être énoncés.

VI. Comparons maintenant, dans leur plus grand
rapprochement possible, les idées de *Haute Doctrine*
de la *Médecine Hippocratique* et de l'*Organicisme*,
concernant seulement les *Phénomènes Vitaux* et leur
Cause.

Nos Antagonistes ne nous accuseront pas de manquer de générosité envers eux ! Nous les mettons,
certes, bien à leur aise, puisque, par abstraction,
nous leur faisons perdre momentanément de vue cette
Ame, traînant à sa suite les idées de son *Immortalité ;*
l'*Existence d'un Être – Suprême*, etc., etc. : tous
objets fort déplaisants aux *Solidistes*, qui se piquent
d'être *conséquents avec eux-mêmes*, et dont la Religion
de la Secte ne saurait nullement s'accommoder (2).

---

(1) *Gazette Médicale de Paris*, T. III, n° 121, p. 833, in-4°.
(2) Cela proviendrait-il de ce que les Sectaires éprouvent autant d'embarras à expliquer la *formation de la pensée*, par la
rencontre fortuite des molécules de la matière organisée, qu'à
se rendre raison de la *Création de l'Univers*, et de l'*Harmonie*

Dans cetté École, on regarde les *Phénomènes* dits *Vi-taux*, comme *absolument inexplicables, jusqu'à ce jour, par les lois de la Physique et de la Chimie* : on admet donc, *provisoirement*, l'existence d'une *Cause Spéciale* pour ces Phénomènes, par la seule raison qu'*il ne peut y avoir d'effet sans cause.* Ce qu'il importe de bien noter ici, c'est que l'*admission de l'existence de cette cause* n'est que *provisoire* : en effet, *tout en reconnaissant l'impossibilité de l'explication Physique et Chimique des Phénomènes Vitaux, à l'époque actuelle, on ne nie pas que, plus tard, cette explication ne devienne possible;* on confesse publiquement qu'*on n'en sait rien* : selon cette Doctrine, en effet, *il n'est pas impossible* que les *Phénomènes Vitaux se rangent, un jour, sous les lois Physiques et Chimiques ordinaires;* mais *il est possible aussi* que ces mêmes Phénomènes *ne s'y rangent jamais.*

Pour ce qui concerne les *Phénomènes Vitaux*, l'*Organicisme* reconnaît aussi qu'il est *impossible* d'en donner une *explication satisfaisante, à notre époque, par les lois Physiques et Chimiques ordinaires;* mais l'*Organicisme* diffère de l'*Hippocratisme* en ceci, qu'*il a la certitude* qu'un jour l'explication des *Phénomènes Vitaux rentrera dans ces lois Physiques et Chimiques.*

Comme on le voit, l'*Hippocratisme* et l'*Organicisme*,

---

admirable qui le caractérise, par la *rencontre d'atomes de matière inorganique, dirigés par un aveugle hasard* ? Notre lecteur en décidera, si bon lui semble.

d'accord sur l'état de la question, *à notre époque*, proclament, l'un et l'autre, l'*impossibilité actuelle de l'explication physico-chimique de ces Phénomènes*. Ils diffèrent seulement l'un de l'autre, en ce que l'*Hippocratisme* admet l'*existence d'une Cause spéciale* de ces Phénomènes, seulement *provisoire*; attendant avec résignation la démonstration de la *possibilité* ou de l'*impossibilité* de l'explication physico-chimique dont il s'agit; mais restant d'ailleurs dans un *doute philosophique* à cet égard : tandis que l'*Organicisme*, qui *ne peut certainement pas savoir si un jour l'explication physico-chimique des Phénomènes Vitaux sera ou ne sera pas possible*, raisonne néanmoins, *aujourd'hui*, comme si cette question, *encore insoluble*, avait été d'hors et déjà *résolue d'une manière affirmative*.....!

Sera-t-il bien difficile maintenant de discerner le côté où se trouve la saine Logique?

Nous le dirons ici, quoique nous devions le répéter plus tard : pour qu'un *Organicien*, un *Solidiste* ou un *Matérialiste*, n'importe, sût mieux qu'un autre à quoi s'en tenir en pareille matière, il faudrait rigoureusement que Dieu *lui en eût fait expressément la confidence*... Or, le *Matérialisme et ses diverses nuances* se trouvant parfaitement d'accord entre eux, quand il s'agit de *nier l'existence de l'Ame et de l'Être-Suprême*, pourrait-on décemment s'imaginer qu'un *Matérialiste* fût assez bien avec l'*Éternel*, pour qu'*une faveur de ce genre eût jamais pu lui être réservée*.....!

Tant qu'au moyen des combinaisons de l'Hydrogène,

de l'Oxygène, du Carbone et de l'Azote, que nous sommes à même de leur fournir aujourd'hui en quantité et qualité voulues, les Matérialistes, de quelque nuance qu'ils soient, n'auront pu parvenir à former de toutes pièces un animal vivant, aussi petit qu'ils le voudront (1), ce sera vainement que les Sciences Accessoires, et la Zoologie surtout, conspireront contre la Physiologie Humaine.

Dans tous les cas, nous osons espérer que nos Antagonistes eux-mêmes nous trouveront aussi peu exigeant qu'il était possible de l'être. Au lieu de leur demander la *fabrication magistrale* d'un *Éléphant* ou d'une *Baleine*, nous ne leur demandons, en effet, que la *confection artificielle* d'une *Salamandre*, d'une *Araignée* ou même d'un *Infusoire....* (2)!

Il est certain que le *Vitalisme*, ou la *Médecine*

---

(1) *Pourvu toutefois qu'on puisse le reconnaître à l'œil nu, afin d'éviter les illusions d'Optique analogues à celles que* M. RASPAIL *a signalées en si grand nombre.*

(2) Quoi qu'ait pu dire le Docteur DUGNIOLE (*) à l'occasion des doses de médicaments que prescrit l'*Homœopathie*, d'après les expériences du célèbre Robert BROWN, répétées en Allemagne par M. TIÉDEMANN, et en France par M. GEOFFROY-Sᵗ-HILAIRE, nous avons bien de la peine à penser que la *trituration* et la *pression, exercées sur des substances inorganiques, changent tellement la forme moléculaire de leurs parties, et les rapprochent à tel point des éléments des êtres organisés*, que plusieurs Naturalistes célèbres aient dû en conclure *que la matière brute pouvait s'organiser et être rendue vivante par cette opération.*

(*) Voyez : *Encyclographie des Sciences médicales*, T. I. Janv. 1836, in-8°. — *Bulletin médical Belge*, p. 13.

Hippocratique Moderne, seraient battus en brèche par une création artificielle de cette nature : mais sans cela ils n'auront pas été seulement effleurés.

VII. Voilà, puisqu'il faut le dire, les raisons pour lesquelles nous ne saurions penser que le *Vitalisme* et le *Solidisme puissent constituer* ÉGALEMENT *un très-bon Enseignement Médical*, dont l'un serait seulement un peu plus long que l'autre. Il faudrait pour cela que le *Solidisme* et le *Vitalisme* fussent des *Méthodes* telles que l'*Analyse* et la *Synthèse*, par exemple. Mais comme, au lieu d'être deux *Méthodes*, dont l'une ne serait que la marche inverse de l'autre, arrivant d'ailleurs tôt ou tard au même but, le *Vitalisme* et le *Solidisme* sont deux Doctrines contradictoires ; lorsqu'on les considère *dans leur principe fondamental*, il faut nécessairement que l'*une des deux étant reconnue vraie*, l'*autre soit fausse*, par cela seul : c'est de toute rigueur. L'une d'elles constituant un *bon Enseignement*, il faudrait absolument que l'autre n'en constituât qu'un *mauvais*.

Il est aisé de voir que l'assimilation des *Méthodes* aux *Doctrines* (choses cependant très-différentes) a pu seule induire en erreur dans cette occasion.

Aussi pensons-nous, avec M. Amédée LATOUR, qu'il n'existe qu'*une bonne manière de philosopher en Médecine*. Nous ne différons seulement du Rédacteur de la *Presse Médicale*, que par la désignation de la *Doctrine Médicale* dans laquelle se trouve *cette bonne et unique manière de philosopher*. Loin de prêcher l'*extinction de* l'*Enseignement Dogmatique*, après l'avoir préalablément signalé comme *inutile* ou même *nuisible*, nous souhaiterions, au contraire, que, dans l'intérêt de la Science, l'autorité voulût bien l'encourager de tout son pouvoir (1). Sans un bon Enseignement Dogmatique, la Pratique, réduite au plus grossier Empirisme, ne serait qu'une routine tout au plus instinctive, mais presque constamment des plus étroites, ayant, entre autres défauts, le vice, déjà si commun, consistant à présenter le *traitement de la pleurésie et de la péritonite*, par exemple, comme se trouvant tout entier dans le *pansement de la plèvre et du péritoine*.

VIII. On a été certainement induit en erreur, quand on a avancé tout récemment, dans un Journal de Médecine (2), que l'*Enseignement Historique était suffisamment représenté à Montpellier* : il n'y est pas plus représenté *régulièrement* qu'à Strasbourg, ou même à Paris...... On ne se doutait pas que précisément l'*Enseignement Historique* n'est l'objet d'aucune des Chaires qui sont ici actuellement occupées ; que la Chaire d'*Histoire de la Médecine et de Bibliographie Médicale* n'a jamais existé dans cette École ; et que si, depuis quelque temps, la *Faculté de Médecine de*

_____

(1) Nous ne pouvons approuver M. VAIDY quand il dit (') : « Ce
» qu'on appelle *Médecine Théorique* n'est encore, jusqu'ici, qu'un
» assemblage symétrique de conjectures plus ou moins ingénieuses,
» que chaque auteur arrange, modifie et renverse à son gré. »
(2) *Presse Médicale*, T. I, p. 35, 1ʳᵉ col. du feuilleton.

(') Dict. des Sc. Médic. en 60 vol. (art. *Méthodologie*), p. 256.

Montpellier est la *seule en France*, et la *seconde au
Monde* (1), qui possède un Cours public sur cette matière, elle le doit uniquement au zèle de son Bibliothécaire, qui, voyant une obligation pour lui dans
la satisfaction des désirs de deux anciens Doyens,
MM. Lordat et Dubrueil, de plusieurs Professeurs,
et d'un grand nombre d'Élèves, a consenti à se charger de cet Enseignement tout-à-fait *bénévole*.

Il faut en convenir, le titre de Bibliothécaire et
les avantages nombreux qui y sont attachés, ont contribué pour beaucoup à rendre chez nous cette détermination plus facile.

1° Il est certains travaux qui, à cause de leur nature, ne semblent susceptibles d'être convenablement
exécutés que par des hommes placés dans une position toute spéciale ; l'*Histoire de la Médecine* est un
de ceux qui, selon nous, se trouvent peut-être en
première ligne dans cette catégorie. S'il n'est pas le
seul à même de se bien sortir d'une pareille entreprise, un Bibliothécaire de Faculté de Médecine est
très-certainement le plus convenablement placé, pour
se procurer, sans trop de peine, les matériaux, de
genres si divers, dont il peut avoir besoin à chaque
instant.

Il en est de l'*Histoire de la Médecine* comme de
la *Philosophie* d'un peuple : leur création n'est pas

---

(1) Naples est la seule ville où cet Enseignement, *régulièrement
établi*, soit l'objet d'une *Chaire Spéciale*.

l'affaire d'un instant. « *On n'improvise point la Phi-*
» *losophie d'un peuple, dit M.* Cousin (1), *on ne la*
» *met pas plus en serre chaude que ses Mœurs et sa*
» *Religion.* »

2° L'*Historien de la Médecine* est dans l'obligation
de chercher la vérité dans des sources innombrables
de tout genre, et de la prendre partout où il la trouvera, « *avec empressement et sans rougir de ses em-*
» *prunts* », ainsi que le prescrit M. De Reiffenberg
au vrai Philosophe (2). Il doit être, comme le voulait
Bacon : *Felix Doctrinæ prædo* (3). Or, sous ce point
de vue, est-il quelqu'un qui soit plus favorable-
ment placé qu'un Bibliothécaire de Faculté de Médecine (4) ?

Mais qu'on ne se méprenne pas sur notre assertion : il en est du Bibliothécaire d'une Faculté de
Médecine, par rapport à l'*Histoire de la Médecine
et de la Bibliographie Médicale,* comme d'un Professeur, de quel genre qu'il soit, par rapport à la
Chaire qu'il occupe : il ne suffit pas de les nommer
l'un et l'autre pour qu'ils aient, à l'instant même,

---

(1) Journ. des Savants, 1830, p. 138.

(2) *Ibid.*, p. 226.

(3) *De augm. Scientiar. III*, 4.

(4) C'est pour cela sans doute que « d'après l'article 1er, Chap.
» IV du Titre Ier du Règlement de l'École de Paris, le *Directeur,*
» le *Conservateur* et le *Bibliothécaire* avaient le titre de *Profes-*
» *seurs,* et *jouissaient des avantages attachés à ce titre.* » Sabatier,
*Rech. histor. sur la Fac. de Méd. de Paris, dep. son origine jusqu'à
nos jours. Paris,* 1835, *in*-8°, *p.* 117.

par la grâce du brevet, le mérite et les qualités littéraires et oratoires dont ils ont besoin dans l'exercice de leurs fonctions respectives. Nous avons voulu dire seulement que, si celui qui est chargé d'enseigner l'*Histoire de la Médecine et la Bibliographie Médicale*, ne s'arrangeait pas de manière à se procurer tous les avantages dont jouit, par sa position naturelle, le *Bibliothécaire d'une Faculté de Médecine*, ce qui est presque impossible (1), très-certainement son *Histoire de la Médecine*, et surtout sa *Bibliographie Médicale*, s'en ressentiraient.

IX. Ayant signalé les Chaires des Facultés de Médecine comme trop isolées les unes par rapport aux autres, il était naturel de désirer la création d'une Chaire qui pût les réunir, et convertir toutes ces pièces de

---

(1) Aussi est-il commun de voir des *Historiens de la Médecine* se plaindre, de ce qu'ils n'ont pu écrire que loin des Bibliothèques Spéciales, *dont ils auraient eu tant besoin.*

M. GASTÉ s'exprime ainsi qu'il suit, dans l'*Introduction* de son *Abrégé de l'Histoire de la Médecine*, etc. (*) : « Mon isolement m'a » privé des secours des bons livres et des hommes instruits. *J'en » sens tout l'inconvénient, et je le donne pour excuse de n'avoir pas » fait plus et mieux.* »

« .... Éloigné de Paris, dit M. HOUDART (**), où j'aurais pu, » dans ses immenses richesses littéraires, trouver une infinité de » ressources qui me manquent ici; obligé, pour faire un livre » où l'érudition doit avoir sa part, de m'en tenir à ma propre » Bibliothèque, etc. »

(*) p. xlvij.

(**) *Étud. histor. et critiq. sur la vie et la Doctrine d'*HIPPO-CRATE, *et sur l'état de la Médecine avant lui.* Paris, 1836, in-8°, pag. 10.

marqueterie, en un *Ensemble* parfaitement harmonique.

La Chaire de *Pathologie et de Thérapeutique Géné-rales*, occupée telle qu'elle l'est à Paris, nous semble peu propre à atteindre ce but : l'*irritation* ne nous a jamais paru un bon moyen de concilier des gens qui seraient peu d'accord entre eux.

Il serait plus facile d'obtenir ce résultat avantageux, si l'on avait surtout en vue les *Institutes de Médecine*, en prenant ainsi en considération et l'esprit et la lettre de l'Ordonnance de Création de la Chaire de *Pathologie et de Thérapeutique Générales* de Mont-pellier. Car, ne craignons pas de le dire : une Science quelconque n'existe que par la *Philosophie;* et nous convenons que nous regardons, avec BACON (1), toute Médecine qui n'aurait pas pour base la *Philosophie*, comme n'ayant que peu de valeur, parce que la *Phi-losophie seule* est, suivant l'heureuse expression d'Adam SMITH, « la *Science de la liaison des choses*. »

Quoi qu'on en puisse dire, nous pensons, avec le Rédacteur de la *Gazette Médicale de Paris* (2) : « ....., » que la partie véritablement forte et active de l'École » de Montpellier.... est le *Haut Enseignement Philoso-* » *phique et Littéraire, qui est comme un produit du sol*, » *et auquel se rattachent ses plus beaux souvenirs....* »; et que « c'est par les études d'*Ensemble*, par l'*esprit*

---

(1) « *Medicina autem in Philosophiâ non fundata, res infirma* » *est.* » BAC., *De augment. Scientiar.*, lib. *IV*.

(2) Ann. 1836, p. 755, feuilleton, 2ᵐᵉ colonne.

» *général de ses Méthodes*, par la *recherche des prin-*
» *cipes les plus élevés de la Médecine comme Science et*
» *comme Art*, par la *Haute Critique* HISTORIQUE *et* PHI-
» LOSOPHIQUE *des Systèmes*, qu'elle s'est *toujours dis-*
» *tinguée des autres Écoles*, et qu'elle a *puissamment*
» *influé* sur la *marche de la Science.* »

X. Aussi, non-seulement nous regarderons, avec M.
LORDAT et le Conseil Royal de l'Instruction-Publique,
la création de la Chaire d'*Institutes de Médecine*, sous le
titre de *Pathologie et Thérapeutique Générales*, comme
devant être d'une grande utilité ; mais, de plus, nous
ne craindrons pas de soutenir que, pour être complet,
l'*Enseignement Médical* exigerait encore le *Rétablisse-*
ment à Paris, et la *Création* à Montpellier et à Strasbourg :

1° De la Chaire d'*Histoire de la Médecine et de Bi-*
bliographie Médicale (1);

2° De la Chaire de *Médecine Hippocratique* (2),
comme l'a demandée si souvent avec tant de raison,
mais vainement jusqu'à ce jour, le savant Helléniste
M. DE MERCY.

---

(1) Instituée, à Paris, par le *Plan Général de l'École de Santé
de Paris*, etc., en *l'an* III, pages 3, 8, 46, et surtout 48 et 49;
conservée dans la *Nouvelle Organisation de la Faculté de Paris*, en
l'an XI, et occupée à Paris jusqu'en 1826.

(2) Voy. : le *Plan Général*, etc., et la *Nouvelle Organisation*,
etc., qui viennent d'être cités, et surtout, pour ce qui concerne
son *Enseignement temporaire*, à Paris, l'écrit de M. DE MERCY,
ayant pour titre : *De l'Enseignement Médical*, etc. Paris, 1819,
in-8°, p. 63, entre autres.

C'est à l'aide du *Rétablissement* ou de la *Création*
de ces *deux nouvelles Chaires*, mais surtout de celle
d'*Histoire de la Médecine et de Bibliographie Médicale*,
que l'on ferait disparaître l'isolement que présentent,
les unes par rapport aux autres, les Chaires actuellement existantes; et que l'on pourrait, ainsi que l'aurait voulu M. PRUNELLE (1), d'après CELSE (2) : « for-
» mer, des connaissances dont la Science de la Méde-
» cine se compose, un *Ensemble* dont *toutes les parties*
» *seraient indissolublement unies.* »

XI. On *a senti*, depuis long-temps, l'utilité qu'il y
aurait à augmenter le nombre des Chaires, puisqu'en
l'an VI, époque à laquelle l'École de Paris possédait
une Chaire pour la Médecine–Légale et l'*Histoire de
la Médecine*, et une Chaire pour la *Bibliographie Médicale* (3), il est dit, dans l'écrit intitulé : *État actuel
de l'École de Santé de Paris* (4) : « Il ne serait pas
» moins avantageux d'y en ajouter une autre sur la
» *Méthode d'étudier, d'enseigner et d'observer*, objet
» qui présenterait la matière d'un Cours *très–philo–*
» *sophique*, d'une *utilité infinie*, et *entièrement inconnue*
» *jusqu'à nos jours dans les Écoles.* » Cette Chaire de

---

(1) *Des Étud. du Méd.*, *de leurs connexions et de leur Méthodologie.* 1816, in-4°, p. 5.

(2) « *Id anté omnia scire convenit, quòd omnes Medicinæ partes
» ità connexæ sunt ut ex toto separari non possint, sed ab eo
» nomen trahant à quo plurimùm petunt.* » CELS., *De Medicinâ,
lib. VIII, ed.* KRAUSE. *Lips.*, 1766, *in-8°, pag.* 5, *præfat.*

(3) Voy. *État act.*, etc., *Paris, an VI, in-4°, p.* 8.

(4) *Ouvr. cit.*, p. 9.

Méthodologie existe dans plusieurs Universités Allemandes.

Malgré cela, sans un Enseignement purement *bénévole*, que la *seule* Faculté de Montpellier possède,
l'*Histoire de la Médecine* et *la Bibliographie Médicale*
ne seraient professées nulle part, en France, même
en 1837 !

N'est-il pas honteux, pour notre patrie, que l'Enseignement de l'*Histoire de la Médecine et de la Bibliographie Médicale*, *si florissant à Naples*, ne soit l'objet
que d'un *Cours* tout-à-fait *précaire*, par cela même
qu'il est BÉNÉVOLE, dans *une seule de nos trois Facultés de Médecine !*

Oserait-on penser, par hasard, que le Ministre
de l'Instruction-Publique a voulu favoriser un Enseignement qui n'avait pas la *moindre utilité*, quand
par des décisions spéciales (1), il a autorisé, à diverses époques, les Bibliothécaires de la Faculté de
Médecine de Montpellier, à faire des Cours BÉNÉVOLES
d'*Histoire de la Médecine et de Bibliographie Médicale?* On devrait reconnaître, au contraire, que cela
seul atteste suffisamment l'*utilité* dont serait un pareil Enseignement, s'il était permanent et régulièrement établi.

On pourrait donc dire, avec le Rédacteur de la
Gazette Médicale de Paris, que la Création de la Chaire

_____

(1) Du 29 Septembre 1820, pour M. MÉNARD ; et du 14 Juin 1831,
pour M. KÜHNHOLTZ,

d'*Histoire de la Médecine et de Bibliographie Médicale* « ne serait pas *inutile*, puisqu'elle serait ainsi
» justifiée par les *besoins fondamentaux* de l'*Enseigne-*
» *ment Médical ;* et qu'elle ne serait pas *inconvenante;*
» car ayant un but et un objet parfaitement distincts
» de toutes les Chaires existantes, *elle n'empiéterait sur*
» *aucune*, de même qu'*aucune ne la suppléerait* (1). »

On ne saurait qu'approuver le même Journaliste
quand il dit encore : « C'est un *Enseignement Litté-*
» *raire qui manque à Paris et depuis long-temps*, et
» que *rendent nécessaire le retour des esprits vers les*
» *livres et le goût de l'Érudition* (2). »

XII. Un des motifs de l'Ordonnance qui crée la
Chaire de *Pathologie et de Thérapeutique Générales*, à
Montpellier, est l'avantage « de continuer le *Haut*
» *Enseignement Historique* et Philosophique qui a
» caractérisé cette Faculté. »

Nous ne doutons pas, nous l'avons dit, que la
Philosophie Médicale ne doive beaucoup gagner par
le seul fait de cette création; mais nous sommes convaincu, pour ce qui concerne le *Haut Enseignement
Historique*, que l'on ne saurait atteindre le but que
l'Autorité s'est proposé, que quand la Chaire d'*Histoire de la Médecine et de Bibliographie Médicale*,
rétablie à Paris, aura été *créée* à Montpellier et à

---

(1) *Gaz. Médic. de Paris*, ann. 1836, feuilleton, 1re colonn.,
pag. 771.
    (2) *Gaz. Médic. de Par.*, ann. 1837, feuilleton, p. 19 et 20.

Strasbourg. Il est presque superflu de dire, en effet, que c'est dans l'*Histoire de la Médecine* que le *Haut Enseignement* HISTORIQUE doit se trouver infiniment plus complet que partout ailleurs.

La *Commission Médicale* de 1830, chargée, par M. le Ministre de l'Instruction–Publique, *de l'Examen préparatoire de toutes les questions relatives à l'Organisation de la Faculté de Médecine de Paris*, avait dû penser comme nous sur cet objet. Le passage du Rapport de M. Jules GUÉRIN (1), que nous avons transcrit à la page 33 de notre première Leçon, en est une preuve évidente; et il ne dépendrait que de nous d'en trouver beaucoup d'autres analogues, dans les années de la *Gazette Médicale* qui ont été publiées depuis. Cette uniformité de pensée, à diverses époques, ne saurait être l'organe que d'un intérêt général.

XIII. S'il devenait indispensable que le Ministre de l'Instruction–Publique nommât un Professeur d'*Histoire de la Médecine et de Bibliographie Médicale*, nous avouerions, sans hésiter, que la manière de voir du Rédacteur de la *Presse Médicale* serait absolument la nôtre : « Qu'un homme, dit M. Amé-
» dée LATOUR, par des écrits empreints d'un vrai
» savoir, par un Enseignement libre, nouveau, qui
» aura eu de l'éclat, ait *prouvé que cet Enseigne-*
» *ment était utile*, qu'il restait une *lacune à combler*,

----

(1) Paris, 1830, in-4°, p. 25.

» et que, par cet Enseignement, il ait rendu de vé-
» ritables services à la Science, il serait injuste de blâ-
» mer le Pouvoir qui récompenserait, par une Chaire,
» le travail et le talent (1). »

Ce sentiment nous paraît d'autant plus juste, qu'il
se rapproche assez de celui que les *Professeurs de
l'École de Santé de Montpellier*, avaient exprimé de
la manière suivante, en l'an V, dans leurs *Observations sur les moyens de perfectionner l'Enseignement
de la Médecine, en France* (2) :

« Un homme peut prétendre à être Professeur par
» sa réputation, par ses ouvrages, et par les preuves
» de talent qu'il donne dans un Concours. Ces trois
» moyens de le juger ont leurs avantages et leurs
» inconvénients ; le *meilleur serait celui où on tâche-
» rait de les réunir.* »

---

(1) Voy. La *Presse Médicale*, T. I, p. 34.
(2) In-4°, p. 59.

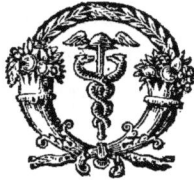

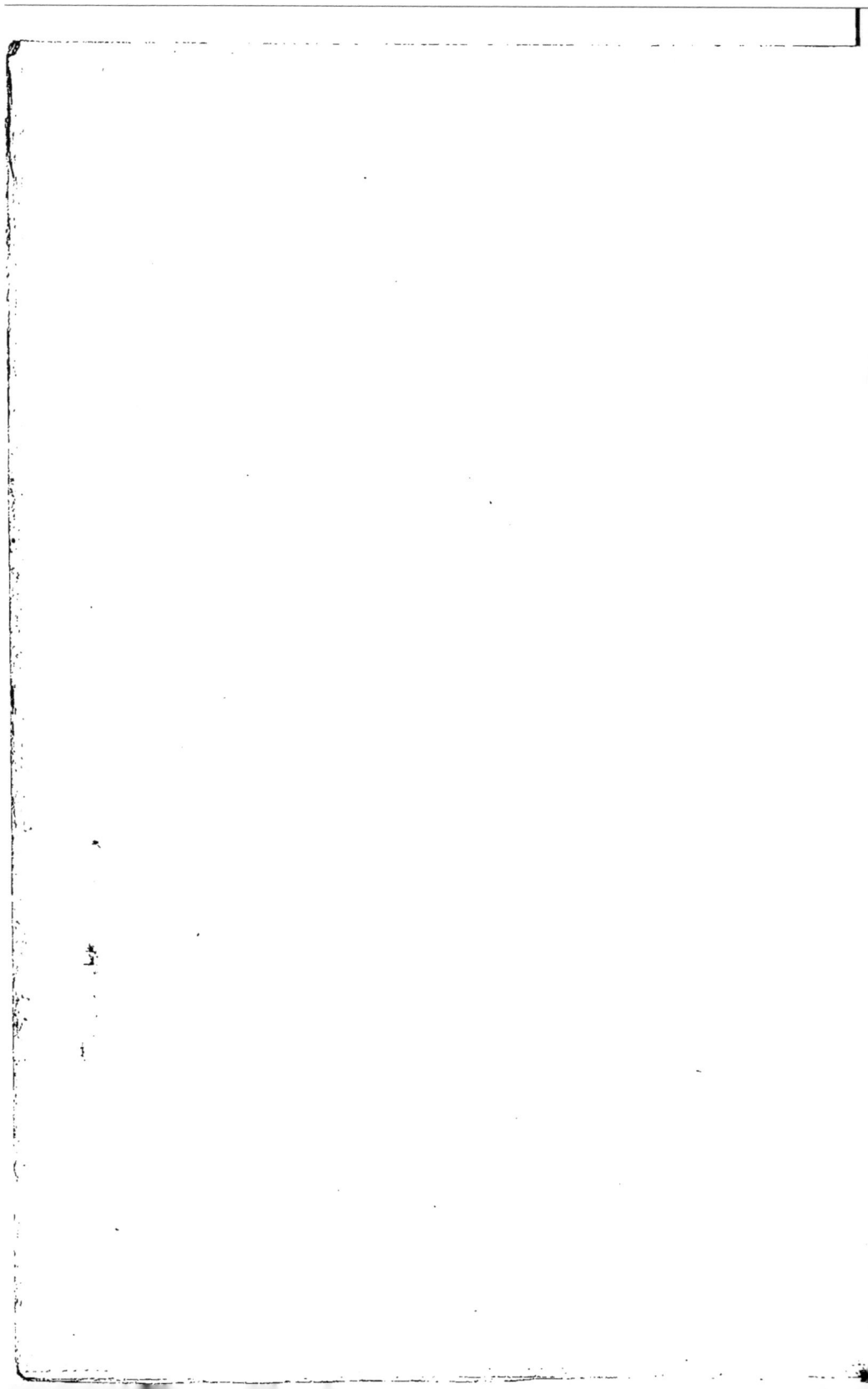

COURS

D'HISTOIRE DE LA MÉDECINE

ET DE

BIBLIOGRAPHIE MÉDICALE.

PREMIÈRE LEÇON.

SOMMAIRE.

État de l'*Histoire de la Médecine*, de la *Bibliographie Médicale* et de leur enseignement au XIXme siècle. — *Histoire de la Médecine et Bibliographie Médicale* généralement négligées, malgré le progrès des sciences historiques. — Ouvrages publiés à notre époque sur ces matières, peu nombreux. 1. Enseignement de ces deux sciences, nul 1° en Amérique, 11° en Afrique, 111° en Asie, et 1v° dans la majeure partie de l'Europe. — *Histoire de la Médecine et Bibliographie Médicale* publiquement professées seulement à Naples. II. Elles sont complètement oubliées en France. — Service rendu par Thouret et Fourcroy aux Écoles de Médecine injustement attaquées par des *Représentants du peuple*. — Suppression de la chaire de *Bibliographie Médicale* à Paris. — Plan d'organisation des Écoles par le Professeur Baumes. Ses inconvénients et ses avantages. — Cours bénévole *d'Histoire de la Médecine et de Bibliographie Médicale*, fait par le Bibliothécaire de la Faculté de Montpellier, pendant les années 1822, 23 et 24. — Suspension de l'enseignement de *l'Histoire de la Médecine et de la Bibliographie Médicale* à Paris, depuis la mort du Professeur Moreau de la Sarthe. — Commission de 1830, proposant au Ministre de l'Instruction-Publique la conservation de la chaire *d'Histoire de la Médecine et de Bibliographie Médicale*. — Rapport jugé nécessaire sur cet objet, mais qui n'a point été fait. — Lacune dans l'enseignement médical, résultant de ce silence. — Péroraison.

———

Pourrait-on voir plus long-temps , sans peine, l'*Histoire de la Médecine* et la *Bibliographie Médicale* presque entièrement délaissées, à une époque justement fière de tant de progrès, et où les sciences historiques reçoivent une si vive impulsion sur presque tous les points du globe civilisé, et peut-être plus encore en France que dans tous les autres états de l'Europe?

La Médecine serait donc la seule science à laquelle on ne daignerait demander, ni quelle a été son origine, ni quelle fut la cause de ses améliorations successives, ni quel est son état actuel, ni quels sont les problèmes dont elle craint que la solution ne soit à jamais impossible, ni enfin quelles sont les découvertes qu'elle a l'espoir de faire, et les perfectionnements qu'elle se flatte d'acquérir un jour!

Jamais cependant nos Bibliothèques-Publiques et nos Archives, n'avaient été plus libérales envers les savants qui viennent les consulter pour s'instruire encore: les dépositaires de ces richesses littéraires, si précieuses, ne se contentent plus, comme ils l'ont fait long-temps, de les disputer à la poussière et aux vers, pour ne les communiquer à personne; nos salles les plus reculées et les plus poudreuses, sont désormais accessibles à tous les hommes studieux que l'amour de la science y conduit; et ils y peuvent, en toute liberté, explorer nos antiques chroniques; retrouver des manuscrits que l'on croyait perdus pour toujours, et découvrir, de temps à autre, de nouveaux chefs-d'œuvre de la renaissance, du moyen âge, ou de la savante antiquité, dont, pendant une

longue suite de siècles , on n'avait pas même soupçonné l'existence. La communication d'un de nos plus
précieux manuscrits , d'un ALBUCASIS , en roman , du
XIVme siècle , faite à M. RAYNOUARD , par ordre du
Ministre de l'Instruction-Publique , a mis ce savant
à même d'ajouter, à son *Dictionnaire de la langue ro-
mane* , un grand nombre de mots d'*Histoire Naturelle* ,
de *Pathologie* et de *Thérapeutique* , qu'il semblerait ,
jusqu'à ce jour, n'avoir rencontrés que dans ce seul
ancien monument littéraire (1).

Sous le patronage de deux Historiens célèbres , qui ,
jadis, eussent été dignes d'orner Athènes et Rome ,
au beau temps de PÉRICLÈS et d'AUGUSTE, s'est formé ,
dans la capitale , un *Institut Historique*. « Cet *Institut* ,
» au lieu de borner l'Histoire à l'étude ordinaire des
» événements qui remplissent la vie extérieure des
» nations , l'étend à la connaissance de leurs idées ,
» de leurs sciences , de leurs opinions , de leur culte,
» de leur génie , c'est-à-dire de tout ce qui constitue
» *la vie intime de l'humanité* (2). »

Cette société savante , qui réunit dans son sein tant

---

(1) Cet ALBUCASIS , traduit dans l'un des idiomes de la langue ro-
mane , est soigneusement écrit sur beau vélin in-folio , magnifique-
ment orné d'arabesques , de lettres tourneures et de figures d'instruments de chirurgie , pour lesquels on s'est plu à n'employer que
les couleurs les plus vives , artistement rehaussées de plaques nombreuses d'argent et d'or.

(2) Journ. de l'*Institut Historique*. Paris , 1834 , grand in-8°, T.
I , p. 1 et 2.

de célébrités nationales ou étrangères , a déjà fait des publications de la plus haute importance , dont les auteurs pourraient dire comme HORACE : *exegi monumentum aere perennius* (1).

A Montpellier même , sous la protection de nos autorités civiles, toujours prêtes à favoriser les Sciences et les Arts , une *Société Archéologique* a acquis des droits à la reconnaissance de nos concitoyens, par la publication de ce fameux THALAMUS , plein de documents d'un si haut intérêt pour l'histoire de notre ville , ainsi que pour celle de la civilisation et de la législation françaises.

Faisons des vœux pour que , comme toutes les autres branches historiques , l'*Histoire de la Médecine* , qui semble depuis long-temps se flétrir et se dessécher, reçoive enfin , avec une sève forte et nouvelle , la vie , l'agrément et la fraîcheur dont elle est susceptible.

Je viens de signaler l'*Histoire de la Médecine* comme étant , depuis bien des années, dans un véritable état de langueur; malheureusement il ne sera plus besoin que d'un seul coup d'œil jeté sur les publications qui l'ont eue pour objet , et sur son enseignement , en France et partout ailleurs , *au* XIXme *siècle* , pour reconnaître , à l'instant même , la vérité de cette assertion.

----

(1) CARMIN., *lib. III, od.* XXX.

1° Il faut convenir que, depuis la publication de l'ouvrage de Sprengel, dont M. Jourdan a bien voulu enrichir notre littérature médicale, il a paru, surtout en Angleterre, en Allemagne, en Italie, aux État-Unis, et en France, de bons articles de journaux, des mémoires faits avec soin dans les Académies et les Sociétés savantes, ou des monographies utiles, sur divers points isolés et circonscrits de l'*Histoire de la Médecine*. On peut s'en convaincre soi-même en lisant les écrits de ce genre, ou les bonnes analyses qui en ont été faites dans les *Annales de littérature médicale étrangère de* Kluyskens ; dans le *Journal des progrès et des institutions médicales*, qui malheureusement a cessé de paraître ; dans la *Gazette Médicale de Paris*, où les questions si importantes de la *responsabilité médicale* et de la *réorganisation des Facultés de Médecine* ont été traitées avec un talent remarquable ; et dans presque tous les journaux, tant nationaux qu'étrangers, de notre époque.

Quant aux ouvrages *ex–professo* publiés sur l'*Histoire de la Médecine* et la *Bibliographie Médicale*, depuis la même époque, nous sommes forcés de convenir qu'ils sont bien peu nombreux.

Cette idée recevra tout son développement, dans les séances qui doivent être plus spécialement consacrées à l'*Exposé de l'état de la Médecine au* XIXme *siècle*.

Il nous suffira de faire remarquer ici que les principaux ouvrages qui ont paru, dans notre siècle, sur l'*Ensemble de l'Histoire de la Médecine*, quelle que soit d'ailleurs la forme qu'on a cru devoir préférer pour leur publication, se réduisent *presque* aux ouvrages suivants :

Coup d'œil sur les révolutions et les réformes de la Médecine ; *Paris*, 1804, *in-8°* ; *par* CABANIS ;

Histoire philosophique de la Médecine, depuis son origine jusqu'au commencement du XVIIIme *siècle; Paris*, 1804, 2 *vol. in-8°, par* TOURTELLE ;

Examen des Doctrines médicales et du Système de Nosologie (dont la dernière édition, en 4 vol. in-8°, commencée en 1829, a été terminée en 1835), *par* M. BROUSSAIS ;

Biographie médicale (faisant suite au Dictionnaire des Sciences médicales de PANCKOUKE), *Paris, années de* 1820 *à* 1825, 7 *vol. in-8° ; par MM.* JOURDAN, DESGENETTES, *etc.*, *etc.* ;

Dictionnaire historique de la Médecine ancienne et moderne, par MM. DEZEIMERIS, OLLIVIER (*d'Angers*), *et* RAIGE-DELORME ; dont il n'a paru encore que deux volumes, depuis 1828 ;

Abrégé de l'Histoire de la Médecine, considérée comme science et comme art, dans ses progrès et son exercice, depuis son origine jusqu'au XIXme *siècle ; Paris*, 1825, *in-8°, par M.* GASTÉ.

Quant aux ouvrages d'*ensemble*, sur l'*Histoire de la Médecine, sous forme de tableaux*, nous ne connaissons guère que ceux :

D'AUGUSTIN, publié à Berlin, en allemand, d'abord

en 1801, et puis, avec des corrections et des augmentations, en 1825, in-4° ;

De CHOULANT (D. Ludwig), qui a paru, aussi en allemand, à Leipzig, en 1822, in-fol.° ;

De M. le Docteur FAVART, qui a fait, des Médecins célèbres de toutes les époques, autant de pierres régulièrement taillées et de même grandeur, concourant à la construction d'un temple antique d'une architecture fort élégante ;

Et enfin, de M. Casimir BROUSSAIS, intitulé : *Atlas historique et bibliographique de la Médecine, ou Histoire de la Médecine composée de tableaux. Paris, 1834, in-fol.°*

Comme on le voit, ces ouvrages sont bien peu nombreux par rapport à ceux qui ont été publiés dans le XIXme siècle, sur toutes les autres branches de la Médecine.

2° Dirigeons maintenant nos regards sur la manière dont on traite l'*Histoire de la Médecine* et son *enseignement*, dans les Universités ou Facultés de Médecine, soit *étrangères*, soit *françaises*, et nous serons peut-être étonnés qu'avec si peu d'encouragements, des auteurs d'un mérite réel aient bien voulu consacrer leurs pénibles recherches, leurs veilles et des sommes considérables, à la publication des écrits que nous venons d'énumérer.

I. Ailleurs qu'en France, même dans des Universités où certaines chaires sont doublées, triplées, il est rare que l'enseignement de l'*Histoire de la Médecine* et de *la Bibliographie* ait pu trouver la plus petite place !

Il en est, sans doute, des Sciences et des Arts, comme des peuples; et des progrès de la civilisation de ceux-ci, comme des améliorations successives et graduées de ceux-là : ce ne peut être dans l'enfance des uns et des autres que le besoin d'une bonne *Histoire* est généralement senti. Mais on sait bien que, quand la civilisation des peuples et les perfectionnements successifs des Sciences et des Arts ont eu une certaine durée, on ne peut pas plus se passer de leur *Histoire*, que l'on n'eût pu, manquant du fil d'ARIADNE, pénétrer dans le fameux labyrinthe de Crète, sans courir le risque de s'égarer à chaque instant.

Malheureusement, si l'état actuel des choses s'était prolongé quelque temps encore, les vieilles Facultés de Médecine n'auraient été guère plus avancées, sous ce rapport, que les Écoles de Médecine dont l'existence ne date que de quelques années.

1° La Médecine est trop jeune en Amérique, pour que l'on ait pu encore y avoir l'idée de fonder des cours publics ou sur son *Histoire* ou sur sa *Bibliographie*. C'est tout-à-fait pour satisfaire aux premiers besoins des Sociétés Médicales naissantes, qu'ont eu lieu et l'*assemblée des Médecins à Northampton*, en 1827 (1), et celle des Médecins du Canada, dans la

_____

(1) Voy. Journ. des progr., etc., T. V, p. 201.

même année, à Québec, où l'on publia pour la première fois un journal de Médecine (1) ; et quoique
les Sociétés de Philadelphie, de New-York, de Char-
les-Town et de Boston, eussent l'avantage d'avoir
un enseignement plus avancé, puisque ces deux dernières possédaient déjà de très-beaux jardins-bota-
niques, en 1809, d'après la description que MACARTAN
en a publiée (2), il est probable que la Philosophie
Médicale n'y a point fait assez de progrès, pour qu'on
ait su y apprécier un enseignement de ce genre.

Au commencement du XIXme siècle (3), le Brésil avait
vu se former, à Rio-Janeiro et à Bahia, *deux Écoles
Médico-Chirurgicales*, élevées sur un plan vicieux,
et dans lesquelles la Médecine était séparée d'avec la
Chirurgie, quoique les principales Écoles européennes
eussent abjuré cette distinction; mais « les *Chambres*
» *législatives* de 1832 en ont fini avec ces défectueuses
» Académies; et *deux Facultés de Médecine ont été*
» *fondées, calquées en grande partie sur celle de Pa-*
» *ris* (4). » On ne devrait point être *étonné, d'après
cela*, si l'on remarque surtout l'époque de cette fondation, que, grâces aux progrès rapides de la civilisation dans cette partie de l'Amérique méridionale,

(1) *The Quebec Medical Journal.*
(2) Voy. l'extrait du *Medical Repository*, qui, sous le titre de :
Progrès de la Médecine dans les États-Unis, se trouve dans le
Journ. de SÉDILLOT, T. XXXVI, p. 106 et suiv.
(3) Voy. Journ. de l'Instit. Histor., T. I, p. 39.
(4) *Ibid.*, p. 40.

les deux Facultés de Médecine du Brésil eussent déjà des chaires d'*Histoire de la Médecine et de Bibliographie médicale*. Nous devons convenir néanmoins que nous n'avons rien trouvé de positif à cet égard.

La Société Médicale fondée en 1817, à la Nouvelle-Orléans, paraîtrait essentiellement pratique. La tête d'HIPPOCRATE, ornant le sceau de la Société, et l'aphorisme : *ars longa, vita brevis*, etc., que cette réunion de Médecins a cru devoir prendre pour devise, font bien connaître son esprit, en résumant ainsi ses idées doctrinales (1); mais cet Institut naissant paraîtrait n'avoir rien fait encore pour l'enseignement même de la science.

II° Quant à l'École d'Abouzabel, s'il était vrai (ce que j'ai une répugnance invincible à croire) que CLOT-BEY, qui en est le Fondateur et le Directeur naturel (2), eût fait un article de loi de l'adoption des idées constituant la Doctrine jadis connue en France sous la dénomination de *Médecine Physiologique*, il serait de toute inutilité, d'après de pareilles vues, que l'on y créât des chaires, soit d'*Histoire de la Médecine*, soit même de *Bibliographie Médicale*.

_____

(1) Voy. TAILLEFER, *Précis analytiq. des travaux de la Soc. de Méd. de la Nouvelle-Orléans*, dep. le mois d'Août 1817, jusq. au 1er Janv. 1818. *Nouv.-Orléans*, in-8°, p. 12 et 13.

(2) Voy. sur Abouzabel : *Institutions médicales en Égypte et en Orient* (Gaz. Médic. 1832, p. 767 et 775); et SABATIER, *Recherch. histor. sur la Fac. de Méd. de Paris*, depuis son orig. jusqu'à nos jours. Paris, 1835, in-8°, p. 295.

A défaut de progrès suffisant de la civilisation, le choléra pourrait bien apprendre le Vitalisme aux Égyptiens, comme il l'a appris, en 1832, à tant de Médecins de la capitale, qui, avant cette époque, méconnaissaient la vitalité des humeurs, niaient l'existence des virus, se moquaient de qui croyait aux efforts médicateurs de la nature ou aux crises, et ridiculisaient, à tout propos, la *Doctrine Médicale de Montpellier*, quoiqu'ils fussent toujours d'ailleurs pleins d'admiration et de respect pour HIPPOCRATE : ne se doutant pas, le plus souvent, que la *Doctrine Médicale de Montpellier* n'était que la *Médecine Hippocratique* elle-même perfectionnée par les vingt-deux siècles qui s'étaient écoulés depuis !

III° Dans la vaste partie Nord-Est de l'ancien continent, il n'est guère que la Russie chez qui l'on ait des raisons de soupçonner, sinon l'existence de l'enseignement qui nous occupe ici, du moins la culture de la science qui en fait l'objet.

L'Histoire de la Médecine est absolument ignorée dans l'Inde. On connaît les maximes favorites des peuples de ces régions, maximes dont quelques-unes, comme la suivante, sont si fort en opposition avec tout véritable progrès : « Il vaut mieux, disent les » Indiens, être assis que debout, être couché que » d'être assis, dormir que veiller ; mais surtout il » vaut mieux être mort qu'en vie. »

Avec de pareilles idées, un peuple peut bien sortir momentanément de son apathie pour apprendre em—

piriquement à soulager ses maux, à faire résoudre
ses contusions et cicatriser plus promptement ses plaies;
mais on pense bien qu'il ne va pas s'astreindre à pâlir
sur des livres de sciences, pour tâcher ensuite d'en
faire lui-même d'analogues; et que la connaissance
des productions littéraires, qu'il ne consulte que peu
ou point, n'est pour lui, tout au plus, que d'un
très-mince intérêt !

Comment, à plus forte raison, pourrait-on s'imaginer que ce peuple, au milieu des circonstances actuelles, serait susceptible de s'élever jusqu'à la conception de l'*Histoire d'une science et d'un art* dont
il se mêle à peine, et qui, chez lui, convenons-en,
sont si peu dignes d'occuper un *Historien*.

La *Gazette Médicale de Paris* a publié, en 1833 (1),
une lettre sur l'*État de la Médecine et de la Chirurgie
dans l'Inde*, pouvant servir de démonstration à ce
qui vient d'être dit.

On ne peut cependant se défendre d'un juste étonnement, en voyant l'enseignement médical presque
aussi peu avancé dans la Perse que dans l'Inde, lorsque l'on se souvient des anciennes Écoles d'Édesse et
de Dschondisabour.

ASSEMAN (2) nous apprend que ces Nestoriens qui
se répandirent dans l'Orient au Vme siècle, s'occu-

---

(1) p. 30.
(2) *De Syris Nestorianis*, in *Bibl. Orient.*, T. III, p. II, p.
940 et 941.

paient déjà particulièrement de *Philosophie* et de *Médecine* dans l'enseignement auquel ils se livraient.

PROCOPE dit même (1) que leur École persane, à Édesse ou Orfa, en Mésopotamie, s'acquit de la réputation par ses excellents maîtres, parmi lesquels un nommé ÉTIENNE, d'Édesse, tenait un rang distingué.

ASSEMAN assure, en outre (2), que déjà les Élèves y apprenaient la *Médecine pratique dans un hospice public.*
« Dans une province de la Perse, dit M. PRUNELLE (3),
» *Dschondisabour*, que nous appelons ordinairement
» *Gondisapor* dans nos langues d'Europe, servait de
» retraite à quelques savants Nestoriens qui y avaient
» *établi une École de Médecine, célèbre déjà dans le*
» *septième siècle......* Cette École de Dschondisabour
» avait un *hôpital* dans lequel ses jeunes disciples
» étaient *initiés à la pratique de l'art.....* »

« C'est là, ajoute le même auteur (4), que se for-
» mèrent presque tous les Médecins chrétiens qui ont
» joui d'une grande réputation chez les Arabes, et
» même plusieurs Médecins de cette dernière nation. »

Quoique la Médecine ait été jadis cultivée à Bag-

---

(1) *De bell. persic., lib. II*, c. *XXVI, p.* 154, éd. MALTRET.
(2) *Loc. cit.*
(3) Voy. *De l'influence exercée par la Médecine sur la renaissance des lettres.* Disc. d'inaugurat. du buste de S. M. I. et R. Montp., 1809; in-4°, p. 24.
(4) Disc. cit., p. 101.

dad , la manière dont on exerce et enseigne cette science à Constantinople , est une vraie honte de l'Art au XIXme siècle. On peut en avoir une juste idée par l'échantillon réellement curieux qu'en a publié la *Gazette Médicale* en 1831 (1).

L'état d'abrutissement dans lequel sont restés, pendant si long-temps , les sujets de la *Sublime–Porte*, *justifie presque* la réflexion qu'un élève de Smyrne laissa échapper , il y a quelque temps , devant M. LORDAT , à qui il était venu demander de l'indulgence dans l'examen qu'il devait subir le lendemain.

L'Anatolien, doué de beaucoup d'esprit, mais doté d'encore plus de paresse, trouvant peu disposé à lui être agréable le Professeur dont il n'avait nullement suivi les conseils , ne put s'empêcher de lui dire, avec un mélange de vivacité naturelle, de bonhomie et de conviction intime , qui rendit son expression réellement comique : « vous savez bien , Monsieur » LORDAT, que je ne dois pas pratiquer en France ?.. » Eh ! n'en saurai–je pas toujours assez *pour des* » *Turcs !* »

La Médecine, comme on le verra par la série de nos leçons et de nos cours, marche de pair avec la civilisation des peuples ; aussi est–il à craindre , que, malgré l'esprit, les connaissances, le courage et le génie vraiment extraordinaire de MAHMOUD, l'Auto-

---

(1) *De l'Enseignement et de la pratique de la Médecine à Constantinople.* (Gaz. Médic. 1831 , p. 137 et suiv.)

crate du Nord, qui n'aime pas plus la science, la
civilisation et l'indépendance, chez ceux qu'il pro-
tège, qu'il ne tolère les idées même sagement cons-
titutionnelles dans ses propres états, ne gêne le progrès des lumières dans cet Empire, en imposant à
l'esprit du siècle, pour en arrêter s'il se peut la
marche, un *nec plus ultrà* presque en vue de son
point de départ.

La Russie, dont la civilisation est si fort avancée,
en comparaison de celle des états de l'Orient, semble
commencer à sentir l'utilité de l'*Histoire de la Médecine*, dont partout, comme on le verra, les *Biographies médicales* ont constitué les premiers fondements.
Vilh. Mich. RICHTER, d'après les *Annales Russes*,
avait déjà publié à Moscou, sous le titre de *Histoire
de la Médecine en Russie*, en 1813, 1815 et 1817 (1),
un ouvrage où se trouvent des notions importantes
sur *les progrès de la Médecine de ce pays*, et dans
lequel la *Biographie médicale* est une des parties les
plus soignées.

La Médecine russe a senti le besoin d'une *Histoire
de la science ;* mais elle est dans l'obligation de faire
encore beaucoup de progrès, pour s'élever jusqu'au niveau de la Médecine française, qui, depuis le choléra
de Paris, en 1832, reconnaît, plus que jamais, la

(1) *Geschichte der Medizin in Rusland. Moskwa*, 1813, 1815,
1817.

Médecine Hippocratique pour sa véritable base. Ce sera seulement alors que l'enseignement de l'*Histoire de la Médecine et de la Bibliographie Médicale* pourra devenir, dans la capitale de ce grand Empire, l'objet d'un enseignement spécial.

Telles sont aujourd'hui, et la civilisation, et la Médecine, dans les vastes contrées de l'Asie. On peut dire que c'est maintenant l'Occident qui rend à son tour, à l'Orient, les lumières qu'il en avait reçues, et dont, pendant long-temps, il avait été presque exclusivement le *dépositaire*.

IV° Relativement à la science dont nous nous occupons spécialement ici, l'Europe a été mieux partagée que toutes les autres parties du Globe. Là où se trouvent, à la fois, et plus de Philosophie, et plus de *dogmes médicaux*, et plus de civilisation; là seulement se rencontrent et des *Historiens de l'ensemble de la Médecine*, et des *Bibliographes de cette science;* et là aussi, exclusivement encore, ont été instituées des chaires dont l'enseignement avait pour but l'*Histoire de la Médecine et de la Bibliographie Médicale.*

Encore ne faut-il pas s'imaginer que le progrès a été le même dans tous les États de l'Europe.

Nous reconnaissons sans doute, avec les Docteurs GARCIA SUELTO et CASTROVERDE (1), que les MER-CADO, les VALLES, les HEREDIA, les PIQUER, les SOLANO

_____

(1) *Lettre sur l'état de la Médecine en Espagne.* (Gaz. Médic., 1832, p. 732.)

de Luques, ont fait honneur à l'Espagne dans les siècles qui ont précédé le nôtre ; et qu'au XIXme siècle, ils ont eu des imitateurs dans les LUZURIAGA, les AREJULA, les HERNANDEZ MOREJON, les VIGUERA, les PACHECO, les MORACULA, et les ARDEVAL. Mais nous sommes forcés de convenir, qu'ayant plus de confiance en ce qu'a écrit M. FAURE, en 1831 (1) (quoique nous défiant toutefois un peu de son goût naturel pour la satyre), qu'en ce qu'a écrit, en 1832, le Docteur CASTROVERDE (2), dont l'orgueil espagnol et l'amour de la patrie peuvent avoir influencé le style : nous ne balançons point à déclarer l'Espagne singulièrement arriérée sous le rapport médical. Faisons des vœux pour que les actes de cruauté et d'insubordination, dont ce malheureux pays est dans ce moment le théâtre, soient bientôt remplacés par de sages institutions politiques et scientifiques, plus en harmonie avec les besoins des peuples de notre époque ; et pour que la nationalité de la Pologne rétablie, mette à même tout l'Occident de repousser, avec vigueur, la réalisation de ces longs projets d'envahissement, que le despotisme le plus absolu couve constamment dans son sein !

---

(1) *Souvenirs du Midi ou de l'Espagne telle qu'elle est sous ses pouvoirs religieux et monarchiques.* Paris, 1831 ; in-8°, p. 264 et suiv. M. FAURE est d'ailleurs d'accord avec VAIDY. Voy. Journ. de SÉDILLOT, T. LIII, p. 118.

(2) Lettr. cit.

2

Sous certains rapports, la Suède n'est guère plus avancée que l'Espagne, à cause des préjugés bizarres que le peuple y conserve contre les Médecins (1). Cependant, après avoir procuré des connaissances médicales usuelles à un certain nombre d'ecclésiastiques, le Professeur TRAVFENFELDT, de concert alors avec le Président de Médecine et premier Archiâtre SCHULZENHEIM, avait fait fonder depuis long-temps un hôpital d'instruction, ayant principalement pour but l'éducation médicale des Officiers de santé militaires. Cet hôpital d'instruction comptait parmi ses premiers Professeurs le fondateur de la *Société de Médecine de Suède*, GADELIUS (2), et ce même BERZELIUS, à qui la chimie a de si grandes obligations.

Quant à l'Angleterre, dont la civilisation est si avancée, si elle n'a point encore établi, dans ses Écoles de Médecine, des chaires d'*Histoire de la Médecine et de Bibliographie Médicale*, elle a eu du moins l'honneur de produire deux Historiens de la Médecine extrêmement recommandables : chacun de vous a pu nommer avant moi FREIND, qui composa son livre dans la Tour même de Londres, où l'avait conduit son opposition au Ministère (3) ; et BLACK, dont la

---

(1) Voy. Journ. de SÉDILLOT, T. LV, p. 402 et suiv.

(2) Cette Société a été fondée en 1808.

(3) FREIND ayant assisté au Parlement, en 1722, comme député du bourg de Launceston, s'éleva avec force contre le Ministère, ce qui le fit accuser de haute trahison, et enfermer à la Tour de Londres.

traduction publiée par CORAY, en 1798 (1), est malheureusement chargée de fautes typographiques, qui en rendent la lecture désagréable.

Le défaut d'enseignement de l'*Histoire de la Médecine* surtout, est peut-être plus étonnant encore en Allemagne qu'en Angleterre. L'Allemagne était, en effet, avant les autres états de l'Europe, en possession de *Biographies Médicales* assez nombreuses ; et, en outre, elle possède bien plus d'Historiens du corps entier de la science.

On ne trouve néanmoins l'enseignement de l'*Histoire de la Médecine* organisé dans aucune des nombreuses Universités allemandes (2), quoique les chaires y soient souvent vicieusement multipliées, et que même plusieurs d'entre elles ne soient que de doubles emplois, effet d'une répétition toute de luxe. Vienne, Berlin, Gœttingue (3), et ce qu'il y a de plus étonnant, Munich, dont l'Université ne date que de 1826, présentent la même lacune (4) !

A Gœttingue, indépendamment d'une chaire de *Dissections anatomiques*, il en existe encore une pour

---

(1) *Esquisse d'une Histoire de la Médecine et de la Chirurgie, depuis leur commencement jusqu'à nos jours, ainsi que de leurs principaux auteurs, progrès, imperfections et erreurs. Paris, an VI.* (1798), *in-8°.*

(2) 20 ou 22. Voy. *Gaz. Médic.*

(3) Qui a 22 *chaires.*

(4) Voy. *Gaz. Médic.* de 1830 et 1831 : *Lettres sur les Universités étrangères.*

la *Névrologie* et une autre pour l'*Ostéologie* et la *Splanchnologie*.

N'est-il pas singulier que partout on attache une grande importance à l'étude de la Médecine, et que néanmoins l'*Histoire de cette science* ne soit enseignée nulle part dans le vaste corps germanique ?

Il faut pourtant le dire, dans plusieurs de ces Universités, on a institué une chaire de *Méthodologie Médicale* ayant pour but d'indiquer aux Élèves quelle est la marche qu'ils doivent adopter, et la direction qu'il leur convient de suivre dans les études (1). Bien plus, le Professeur enseigne même la *Bibliographie Médicale*, qui a justement paru un complément de cette *Méthodologie*, puisque la *Bibliographie Médicale* doit faire connaître surtout quels sont, parmi les livres, ceux qu'il suffit de lire, ceux qu'il convient d'étudier, ceux qu'on doit méditer.

L'enseignement de l'*Histoire de la Médecine* a fait un pas de plus dans l'Italie, qui ne doit peut-être cet avantage qu'aux liens à l'aide desquels la gloire française, dans toute sa splendeur, avait su l'attacher, l'identifier même avec l'Empire.

P͏ʳ FRANK, après avoir rendu à l'Université de Pavie le service de réformer son enseignement médical, avait obtenu du Gouvernement les fonds né-

---

(1) A Vienne, une chaire a pour objet l'*Introduction à l'étude de la Médecine et de la Chirurgie.* (Voy. Journ. des progr., T. 1, p. 202.)

cessaires pour envoyer *dans les Écoles de France*, *d'Angleterre et d'Allemagne*, des Élèves qui ne manquaient pas de s'y perfectionner, et que leur solide instruction et leur zèle firent constamment distinguer en tous lieux ; mais cette utile instruction ne fut en vigueur que jusqu'en 1814. Peu de temps après, sans doute, elle fut métamorphosée en un privilége exclusif pour l'Autriche. « Tous les ans on choisit, » dans les Facultés de Pavie, Padoue, Prague et » Bade, deux Docteurs en Chirurgie, qui vont, aux » frais du Gouvernement, recevoir la dernière ins— » truction auprès des Chirurgiens de Vienne (1). » Pavie surtout ne doit pas cependant manquer d'instruction chirurgicale, puisque, sur 15 chaires, elle en a 7 consacrées à la Chirurgie.

L'organisation de l'enseignement médical est plus avancée, à Naples, sous le point de vue qui nous occupe.

Dans une *Notice Médicale sur Naples*, remplie de détails d'un grand intérêt, M. REQUIN nous apprend (2) que la Faculté de Médecine de cette ville se compose de 16 *chaires*, dont *une est spécialement consacrée à l'Histoire de la Médecine*. « Mais, dit avec » empressement M. REQUIN, l'existence de la chaire » de l'*Histoire de la Médecine* m'a fait honte pour

---

(1) Voy. *Journ. des progr.*, T. XVII, p. 240.
(2) *Gaz. Médic.* 1834, p. 177.

» notre Faculté de Paris, où ce Cours manque, de-
» puis longues années, au grand regret de tous les
» bons esprits (1). »

En 1834 a eu lieu, à Naples, un Concours ayant
pour but la nomination d'un Élève qui devait venir
étudier la Chirurgie *à Paris*, à la faveur de l'honorable dotation que le Chirurgien Tortora avait expressément faite en 1808 (2).

Sans rechercher les raisons pour lesquelles les vo-
lontés du testateur ont été si long-temps inexécu-
tées, nous nous contenterons de faire remarquer ici
que la seule ville de l'Italie dans laquelle un simple
particulier ait eu l'idée d'une dotation que la philanthropie et l'amour de la patrie ont dû inspirer,
est précisément cette même capitale, où, pour être
lents, les progrès de la civilisation n'en sont pas
moins, de temps en temps, réels et appréciables,
et auprès de laquelle existe une Faculté de Médecine
qui, enfin, a su procurer à l'*Histoire de la Science*
un enseignement régulier.

Tant il est vrai que les progrès vont rarement l'un
sans l'autre; que le désir de connaître l'état de la Médecine, ailleurs que chez nous, exprime déjà le besoin
d'une *Histoire de la Science*; et que la création de la

---

(1) *Loc. cit.*

(2) « L'Élève sera payé par le Mont-de-Piété qui a reçu le legs et
» sans doute souscrit les conditions qui l'accompagnent. » Voy.
Gaz. Médic. 1834, p. 160, 2ᵐᵉ col.

chaire qui l'enseigne, dans un pays, est une des bonnes preuves du haut degré qu'ont su y atteindre et la *Philosophie Médicale* et la *Civilisation* !

II. Jetons maintenant nos regards sur notre belle France, et faisons du moins quelques efforts pour que ce ne soit point à la seule Naples que Montpellier, Paris et Strasbourg doivent long-temps envier encore un perfectionnement de civilisation médicale, dont ils seraient eux-mêmes privés.

Lors de l'institution des Écoles de Santé, le 14 Frimaire an III (1), Montpellier et Strasbourg furent loin d'être aussi bien traités que Paris. L'École de la Capitale fut la seule à qui la loi, par son *article* 6, donna un *Bibliothécaire*, et la seule aussi au sein de laquelle l'*Histoire de la Médecine* dût être, et fut réellement enseignée : LASSUS a été le premier Professeur, en France, auquel a été dévolu l'honneur de cet enseignement (2).

Il paraîtrait même que, plus tard, le besoin de la *Bibliographie Médicale* aurait fait créer une chaire spéciale ayant pour objet cette matière.

On peut voir, par le tableau consigné dans l'écrit intitulé : *De l'état actuel de l'École de santé de Paris* (3), que la *Bibliographie Médicale* avait alors une chaire

---

(1) 4 Décembre 1794.

(2) Voy. LASSUS, art. de la *Biogr. Médic.* de PANCKOUCKE, par M. BÉGIN.

(3) Paris, DIDOT, an VI (1798), in-4°, pag. 7 et 8.

distincte de celle qui enseignait l'*Histoire de la Médecine* : c'était le *Bibliothécaire* qui était alors *Professeur de Bibliographie Médicale* (1).

« Relativement au *Bibliothécaire*, qui est en même
» temps *Professeur de Bibliographie Médicale* (dit-on,
» p. 17 du même écrit), on reconnaîtra sans peine que
» cette science, *à Paris au moins*, doit être enseignée
» avec étendue ; qu'elle ne pourrait l'être, comme il
» convient, par un Professeur déjà chargé d'une autre
» partie d'enseignement, et que l'on pourrait encore
» moins lui confier le soin d'une Bibliothèque aussi
» nombreuse, aussi importante que celle de l'École (2).
» Ajoutons que cette Bibliothèque est publique, qu'une
» foule d'Élèves y abonde assidûment, et que pour
» les diriger dans leurs études, ou les conduire à la
» connaissance des livres, il ne faut pas moins tous
» les soins d'un Professeur particulier, que pour les
» guider, en Botanique, dans l'étude des plantes
» et les herborisations. »

Ce qu'on avait déjà fait pour la *Bibliographie Médicale*, et le désir de voir créer une chaire de *Méthodologie* analogue à celle de certaines Universités allemandes, attestent que déjà quelques hommes instruits appréciaient toute l'étendue de la difficulté de

---

(1) *Ibid.*, p. 17.
(2) Notez qu'à cette époque la Bibliothèque de l'École de Médecine de Paris n'avait guère que de 12 à 15,000 volumes tout au plus.

la science, ainsi que la grande utilité qu'il y avait à ce que la saine Philosophie présidât à l'analyse scientifique, dont l'institution de chaires, toutes bien distinctes les unes des autres, devait être le résultat.

Mais, malheureusement, ces idées de quelques bons esprits étaient alors si loin d'être généralement adoptées, que, peu de temps après, sans le talent, l'éloquence et la fermeté de THOURET, l'École de Paris, elle-même, eût été anéantie sous les coups que lui portaient des hommes très-puissants, mais trop peu éclairés pour pouvoir justement apprécier une pareille institution.

Le beau Discours que prononça THOURET, Président en remplacement de PEYRILHE, lors de la première séance solennelle et publique qui eut lieu à Paris, le 21 Vendémiaire an VII (1), à l'occasion de l'ouverture de l'École, fut, en effet, un service des plus signalés rendu par ce courageux Médecin. Il n'eut pas moins à faire qu'à lutter contre les inculpations que, du haut de la tribune législative, des *Représentants du Peuple* dirigeaient contre cet établissement (2) !

Imbus, sans doute, des principes de quelque Chirurgien de troisième ordre, dont l'esprit était inca-

---

(1) 14 Octobre 1799.
(2) Voy. SABATIER. *Recherch. historiq. sur la Fac. de Méd. de Paris, depuis son origine jusqu'à nos jours.* Paris, 1835; in-8° p. 106-7 et 8.

pable de conceptions élevées , les *Représentants* dont il s'agit , voulant *que l'École n'enseignât qu'à panser les plaies , couper les membres , et guérir les fièvres ,* exigeaient (chose étrange !) qu'on leur fournît d'*habiles praticiens* , tout en *défendant* qu'on s'occupât , plus long-temps encore , à former ce qu'*avec dérision* ils appelaient *des savants*.... !

Mais que dis-je ? ils étaient en contradiction avec eux-mêmes !... BARAILLON ne s'écriait-il pas , que : sans la *connaissance de l'influence des constitutions atmosphériques , des diverses complications , des crises dans les maladies , et des constitutions épidémiques ,* qu'il jugeait , lui , *indispensable* (et il avait raison), la *Médecine n'était qu'un art assassin ?* Eh ! je vous le demande , y a-t-il , dans la partie la plus transcendante de la Science , des notions d'un ordre plus élevé que celles dont ils croyaient l'acquisition facile , pour ceux même à qui *ils défendaient d'ÊTRE SAVANTS* !.

L'École de Paris se composait alors des hommes les plus remarquables de l'époque , dans leurs spécialités respectives , qui , ayant déjà rendu les services les plus signalés , donnaient encore ces belles espérances , que presque tous ont depuis si heureusement réalisées. Il faut en convenir : le pouvoir organisateur avait montré beaucoup de discernement , et même de véritable génie , quand il avait confié : l'Anatomie et la Physiologie , à CHAUSSIER et DUBOIS ; la Chimie et la Pharmacie , à DEYEUX ; la Physique et l'Hygiène , à HALLÉ et PINEL ; la Pathologie Externe , à CHOPART

et PERCY ; la Pathologie Interne , à DOUBLET (1) et
BOURDIER ; l'Histoire Naturelle Médicale, à PEYRILHE
et RICHARD ; la Médecine Opératoire, à SABATIER et
BOYER ; la Clinique Externe, à DESAULT ; la Clinique
Interne, à CORVISART et LECLERC ; la Clinique de Perfectionnement, à PELLETAN et LALLEMENT ; les Accouchements, à ALPHONSE LEROY et BAUDELOCQUE ; la
Médecine Légale et l'*Histoire de la Médecine*, à LASSUS
et MAHON.

Et cependant, CALÈS ne fut pas moins ardent que
BARAILLON , dans son attaque contre les nouvelles
Écoles de Médecine, puisque, n'étant certainement
point à même de justement apprécier le mérite des
hommes, tous au moins très-recommandables, que
nous venons d'énumérer, il ne craignit pas de dire :
« qu'il faudrait peut-être s'occuper d'*ostraciser* ceux
» qui, *dans un pareil enseignement, se permettaient*
» *d'exercer l'art de guérir; ou les désirer, au moins,*
» *au milieu des ennemis de la patrie, pour en éclaircir*
» *les rangs !.... »*

C'est ainsi, pourtant, que furent jugées, par des
Représentants du Peuple, ces mêmes célébrités scientifiques auxquelles l'Empire dut bientôt une grande
partie de son vif éclat et de sa gloire immortelle !

Grâces à l'éloquent Discours de THOURET, et aux

---

(1) Il enseignait avec distinction ; mais il ne fit qu'*un seul Cours :*
une affection cérébrale aiguë termina sa vie, le 5 Juin 1795.

démarches actives de FOURCROY, le projet de la Commission d'Instruction-Publique, tendant à supprimer plusieurs branches importantes de l'enseignement, qui eût été si fatal aux Écoles de Médecine, fut abandonné ; le tableau des chaires resta tel qu'il était au moment de l'organisation ; et les branches de l'art de guérir, qui s'y trouvaient désignées, furent jugées *indispensables, dans un Système Complet d'Enseignement Médical* (1).

C'est dans ce Discours, constituant un fait historique des plus remarquables pour les annales de la Médecine française, à la fin du XVIIIme siècle, que THOURET *fit sentir toute l'utilité de la Médecine Légale, jusqu'alors inconnue à l'École, et qui n'avait jamais été enseignée,* au moins en France ; et *qu'il fit ressortir les avantages de l'étude de la Bibliographie Médicale, et de l'Histoire de la Médecine, aussi importante,* dit-il, *par les erreurs qu'elle apprend à éviter, que par les enseignements utiles qu'elle transmet* (2).

THOURET aurait voulu encore que l'*Histoire de la Médecine et la Bibliographie Médicale* eussent *deux chaires distinctes,* qui leur fussent spécialement affectées (3).

L'Orateur alla même plus loin, dans l'exposé de ses hautes vues progressives sur l'enseignement mé-

---

(1) Voy. SABATIER, ouvr. cit., p. 108.
(2) *Ibid.* p. 108.
(3) *Ibid.* p. 109.

dical, puisque déjà, à cette époque, il jugea *nécessaires* : une *chaire d'Anatomie Pathologique*, qui ne devait être fondée que trente-six ans après, selon les vœux et par la dotation à jamais mémorable du célèbre DUPUYTREN, pour être d'abord et si dignement occupée par son élève et ami, M. CRUVEILHIER (1): une chaire pour les *maladies rares* ; une autre pour l'*Exposé de la Doctrine d'*HIPPOCRATE, dont le maintien a été depuis vainement demandé par M. DE MERCY, dans un écrit plein de vues utiles (2); et qu'*il réclamait, en outre, une chaire de Philosophie Médicale* « qui, disait-il, *devrait rendre à l'Art de* » *si grands services, en lui apprenant à perfectionner* » *les différentes méthodes de son enseignement.* »

En 1808, SUE, *Bibliothécaire et Professeur de Bibliographie*, étant passé à la chaire de Médecine Légale, le Ministre de l'Intérieur supprima la chaire de Bibliographie, et l'École nomma l'*Aide de Bibliothèque* MOREAU, à la place de SUE, comme *Bibliothécaire* (3).

---

(1) BAUMES établit aussi une chaire d'Anatomie Pathologique dans son projet publié en 1814. (Voy. *De l'Instruction-Publique dans ses rapports avec l'enseignement des Sciences et Arts appelés libéraux, en général ; et de la Médecine en particulier.* Montp., 1814, in-8°, pag. 48. Il la réunit à la Clinique Externe.

(2) Voy. *De l'Enseignement Médical, etc., suivi d'un nouveau plan d'organisation des Sociétés de Médecine et de Chirurgie et des études médicales,* POUR LE MAINTIEN DE LA CHAIRE D'HIPPOCRATE, *fondée aux Écoles de Médecine de Paris. Paris, 1819, in-8°.*

(3) SABATIER, ouvr. cit., p. 143

Il est infiniment probable que la chaire de *Bibliographie Médicale* n'a été alors *supprimée* que parce que, mal à propos séparée d'avec l'*Histoire de la Médecine*, l'enseignement qui y était attaché devait être dépourvu d'agrément et d'intérêt, quels que fussent d'ailleurs le talent et le zèle du Professeur.

Dans son écrit sur l'*Instruction-Publique*, etc., déjà cité, le Professeur BAUMES avait publié un plan d'organisation pour les deux seules Facultés de Médecine qui lui semblaient devoir être maintenues dans le royaume.

Mais, dans ce projet, le Professeur de Montpellier aurait voulu qu'un seul de ses collègues eût été chargé d'enseigner *la Médecine Légale et Politique*, et en outre l'*Histoire de la Médecine*...... Il n'aurait plus manqué que d'y joindre aussi la *Bibliographie Médicale*... !

On sent bien que, dans le temps prescrit, un pareil enseignement, supposé bien fait, serait *absolument impossible*, aujourd'hui surtout, que la *Médecine Légale*, même débarrassée de la *Toxicologie Médicale*, présente encore, avec tant d'importance, une si vaste étendue. Ce plan présente néanmoins des vues réellement précieuses.

La conservation d'un enseignement pour l'*Histoire de la Médecine* n'est pas le seul avantage que tout homme impartial y reconnaîtra facilement, même aujourd'hui. L'union de l'*Histoire des constitutions épidémiques* à l'Hygiène, eût rendu cette dernière beaucoup *plus médicale* qu'elle ne l'était ; en rapprochant la *Médecine d'*HIPPOCRATE de la *Clinique Interne* , on eût restitué , à l'édifice médical , la base naturelle qu'on n'avait pas su lui conserver ; enfin , en plaçant , à côté l'un de l'autre , l'*enseignement de l'Anatomie Pathologique* et celui de la *Clinique Externe* , en 1814 , c'était , en quelque sorte , lire dans l'avenir ce qui devait être si brillamment exécuté , à Paris , sous le Décanat à jamais mémorable de M. ORFILA , en 1835.

Dans l'École de Montpellier , c'est seulement pendant les années 1822 , 23 et 24 , que M. MÉNARD , mon prédécesseur , a fait des Cours réguliers d'*Histoire de la Médecine* et de *Bibliographie Médicale* , en qualité de *Bibliothécaire de la Faculté* , *et en vertu d'une autorisation du Ministre de l'Instruction-Publique* (1).

DUMAS n'avait fait jadis , il y a près de 40 ans , que quelques leçons de *Bibliographie Médicale* , qui furent bientôt interrompues pour n'être plus reprises; et quant à M. PRUNELLE , quoiqu'il ait pris le titre de *Professeur de Médecine Légale* et *d'Histoire de la*

---

(1) Ayant été , moi-même , un des auditeurs les plus assidus de ces Cours , je saisirai avec empressement cette occasion de témoigner à M. MÉNARD une reconnaissance à laquelle il avait tant de droits , par la chaleur et la netteté de son débit , la pureté et l'élégance de son style , et surtout les recherches nombreuses et profondes qui faisaient le principal caractère de ses leçons.

Médecine dans les plus remarquables de ses savantes
publications (1) ; quoique d'ailleurs il eût l'esprit,
le talent, et les vastes connaissances philologiques,
historiques et bibliographiques nécessaires, pour qu'il
eût pu faire, *s'il l'eût voulu*, un excellent Cours de
ce genre : il est constant qu'il n'a jamais fait des
leçons ni d'*Histoire de la Médecine*, ni de *Bibliogra-*
phie Médicale dans cette École.

A Paris, le dernier Professeur de *Bibliographie*
Médicale et d'Histoire de la Médecine, MOREAU (de
la Sarthe), mort le 13 Juin 1826, n'a pas été encore remplacé.......

Cet homme estimable, doué d'autant de science
et de philanthropie que de probité, devait cependant
être bien convaincu du besoin qu'avait l'enseignement médical des sciences qu'il avait lui-même professées, puisqu'à une époque où tout intérêt personnel
est anéanti, *après sa mort*, il a voulu, par un article de son testament, que sa Bibliothèque devînt
le prix de l'Élève en Médecine qui, dans un Concours Public, aurait *montré le plus de savoir dans*
la Littérature et la Philosophie Médicales (2).

---

(1) M. PRUNELLE a pris le titre de *Professeur* de Médecine Légale
et d'*Histoire de la Médecine*, quand il a publié ses Discours : sur
la Médecine Politique en général, *etc.* Montpellier, 1814, in-4° ;
sur les *Études du Médecin*, *etc.* Paris et Montp., 1816, in-4°, etc.

(2) SABATIER, ouv. cit., p. 288. — On sait qu'à la suite d'un Concours brillant, le prix partagé a été dévolu à M. DEZEIMERIS, coo-
pérateur du *Dictionnaire Historique de la Médecine ancienne et*

Après 1830, la Commission, chargée, par le Ministre de l'Instruction-Publique, de l'examen de toutes les questions relatives à l'organisation de la Faculté, a si bien senti l'utilité de l'*Histoire de la Médecine*, qu'elle en a fait l'objet d'une des cinq chaires nouvelles dont elle demandait la *création* ou le *rétablissement* dans son rapport (1).

Il est un passage de cet excellent écrit, beaucoup trop afférent à notre sujet, pour que nous puissions nous dispenser de le transcrire ici en entier :

« On pourrait regarder, y est-il dit (2), la créa-
» tion d'une chaire d'*Histoire de la Médecine*, comme
» un simple rétablissement de ce qui était. La di-
» vision adoptée par l'ancienne Faculté, porte, en
» effet, une *chaire de Bibliographie* et même d'*His*-

---

moderne, Sous-Bibliothécaire de la Faculté de Médecine de Paris; et M. Risueño de Amador, alors Élève de la Faculté de Montpellier.

(1) La Commission, composée de MM. Cuvier, Président, Richerand, Duméril, Andral, Husson, Jules Cloquet, et Jules Guérin, Rapporteur, propose, comme dispositions préliminaires: 1° de révoquer les ordonnances des 21 Novembre 1822 et 2 Février 1823; 2° de maintenir les Professeurs qui étaient attachés à la Faculté avant l'ordonnance de suppression; de réintégrer ceux des Professeurs encore vivants qui avaient été éliminés; enfin, de maintenir les cinq Professeurs régulièrement nommés depuis 1823.

Cette Commission demande en outre vingt-sept Professeurs pour la Faculté de Paris, et propose la *création de cinq nouvelles chaires*, parmi lesquelles s'en trouve une pour l'*Histoire de la Médecine* (*).

(2) page 25.

(*) Sabatier, ouvr. cit., p. 277.

3

» toire de la Médecine. Cette chaire, qu'on avait
» regardée jusque-là comme d'une utilité tout-à-fait
» secondaire, doit, éclairée par l'esprit philosophique
» de notre époque, jeter le plus grand éclat sur la
» science, et raviver des germes ensevelis sous des
» débris ignorés. C'est moins l'Histoire des livres
» que des choses qu'elle aura pour objet ; et s'il est
» vrai que le cercle des erreurs soit aussi borné que
» le cercle des vérités, ce sera déjà rendre un grand
» service à la Médecine que de l'avertir et de la ga-
» rantir, par les révélations de l'Histoire, du retour
» des erreurs passées. »

L'Ordonnance du 5 *Octobre* 1830, ainsi provo-
quée, répondit aux principaux vœux de la Commission.

Mais pour ce qui concernait le *rétablissement*, à
Paris, et la *création* dans les provinces, de la chaire
d'*Histoire de la Médecine*, que la Commission *réclamait, afin de répondre aux progrès de la Science et
au besoin de la Société*, il fut désigné, comme étant
nécessaire, *un rapport spécial qui devrait être fait incessamment pour y pourvoir......* ; et ce rapport n'a
pas été fait jusqu'ici (1).

---

(1) SABATIER, ouvr. cit., p. 280. — Voy. *Rapport de la Commission chargée, par M. le Ministre de l'Instruction-Publique, de
l'examen préparatoire de toutes les questions relatives à l'organisation de la Faculté de Médecine de Paris.* M. JULES GUÉRIN,
Rapporteur. Paris, 1830, in-4°.

Conséquente avec elle-même, la Commission dont nous parlons, avait décidé que les questions, sur l'*Histoire de la Médecine*, qui devraient être adressées aux Élèves, feraient partie du 5ᵐᵉ examen (1), sans doute parce que des notions *Historiques Médicales* doivent toujours avoir autant d'étendue et de profondeur que possible.

Sans cet Enseignement, il faut en convenir, on ne pourrait jamais faire à un Élève, au moment des examens, une seule question d'*Histoire de l'Art ou de la Science* : d'abord, il y aurait de l'injustice à agir ainsi; et d'ailleurs, si un Examinateur témoignait du mécontentement, à l'occasion d'une réponse peu exacte sur cette matière, il serait à craindre que le Candidat ne lui fermât à l'instant la bouche, en lui disant avec franchise et politesse : « Ce que vous » me demandez, aucune de nos trois Facultés de » Médecine françaises ne l'enseigne!...... Eh! com- » ment pourrais-je le savoir, moi qui n'ai pu aller » l'étudier à Naples..... ? »

Mon dessein, Messieurs, dans cette première séance, a été principalement de faire connaître l'État où se trouvaient partout, au XIXᵐᵉ siècle, l'*Histoire de la Médecine*, la *Bibliographie Médicale*, et leur *Enseignement*, en devenant, en quelque sorte, l'organe des vœux que l'on formait en tous lieux, pour que cette

---

(1) *Ibid.*, p. 33.

branche importante des connaissances médicales, fût
dorénavant mieux cultivée qu'elle ne l'a été jusqu'à
ce jour.

Ma tâche, pénible sans doute, mais glorieuse, si
j'ai le bonheur de vous attirer auprès de moi, de vous
rendre attentifs, et de vous plaire, en m'efforçant de
vous instruire, sera désormais de combler, au moins
dans cette Faculté, la vaste lacune que depuis trop
long-temps l'Enseignement Médical y présentait.

Je n'ai point aspiré à prononcer un Discours solennel, dont des périodes arrondies, des figures de
Rhétorique scintillantes, et de nombreux et hardis
élans oratoires, dussent faire les principaux frais :
c'est la modeste CLIO, plutôt que CALLIOPE ou MEL-
POMÈNE, que j'ai voulu secrètement invoquer à mon
aide.

Cette première Leçon ne doit donc être pour vous,
Messieurs, que la *Préface*, ou, si vous l'aimez mieux,
l'*Avant-Propos* obligé d'un travail de très-longue
haleine, exigeant des recherches, aussi nombreuses
que pénibles, dans les écrits d'une multitude d'auteurs
de tout temps ainsi que de tous lieux ; et dont, après
quelques autres généralités aussi indispensables, la
série de Cours annuels, que j'ai l'intention de faire,
développera successivement les principaux détails.

La Séance prochaine sera consacrée à l'*Histoire Critique des Épigrammes, des Satyres et des Sarcasmes,
dirigés contre la Médecine, depuis les temps les plus reculés jusques à* MOLIÈRE, et qui tendraient sans cesse

à affaiblir la juste idée que l'on doit avoir de son *utilité* : beau sujet que M. le Professeur LORDAT n'a dû qu'effleurer dans son Cours de cette année, mais que nous sommes dans l'obligation de traiter à fond, nous, qui nous trouvons placé sur un autre terrain, et dans une position toute différente.

Ce sera seulement dans une des Séances suivantes, qu'après avoir bien précisé le but que nous aurons toujours en vue, nous indiquerons quel sera l'esprit qui dirigera sans cesse nos pas.

Nous nous contenterons de dire, pour le moment, que :

« *Amicus* PLATO, *amicus* ARISTOTELES, *magis amica veritas* »

sera constamment notre devise.

DEUXIÈME LEÇON.

SOMMAIRE.

Histoire Critique des *Épigrammes, Satyres et Sarcasmes* dirigés contre les Médecins et contre la Médecine, depuis les temps les plus reculés. — 1° DÉMOCRITE et TIBÈRE. — 2° Grammairiens contemporains d'HIPPOCRATE. — 3° ASCLÉPIADE de Pruse. — 4° CATON, le Censeur. — 5° PLINE. — 6° MARTIAL. — 7° PÉTRARQUE. — 8° MONTAIGNE. — 9° BACON. — 10° LIONARDO di Capoa. — 11° Dom Francisco de QUEVEDO VILLEGAS et LE SAGE. — 12° MOLIÈRE.

—

L'intention formelle et bien arrêtée que nous avons de publier, quand la réflexion l'aura suffisamment mûrie, une *Histoire Pragmatique de la Médecine* qui ait réellement autre chose de *Pragmatique* que le nom, nous impose l'obligation de remonter assez haut, dans nos considérations historiques, pour que ce travail étant lui-même plus complet, l'Enseignement public, qu'il constitue, soit plus digne tout à la fois, et de cette Ancienne École Hippocratique, et de la charge tout honorable dont le Ministre de l'Instruction-Publique a bien voulu nous investir.

Contre l'attente de quelques-uns d'entre vous, peut-être, le sujet que nous traiterons, dans deux séances, sera pour nous une occasion de rappeler un bon nombre de principes généraux, soit d'Étiologie, soit de Pathologie, soit de Thérapeutique.

Il n'est qu'un seul genre de sujets devant lesquels

nous nous ferons une loi de reculer toujours : ce sont ceux qui n'offrent absolument rien de Médical.

On aurait grand tort de regarder, comme ne devant point faire partie de l'*Histoire de la Médecine*, la considération chronologique des faits historiques les plus saillants de toute époque, ayant pour but l'affaiblissement ou la destruction de la juste idée que l'on devait avoir de l'*utilité* de cette Science : l'*Histoire critique des épigrammes, des satyres, des sarcasmes* qui furent de tout temps dirigés par des hommes de mérite fort différent, contre la Médecine et les Médecins, est réellement *inhérente* à l'*Histoire de la Science*, dont elle est même une partie essentielle.

Les agressions dont l'Art de guérir a été et peut être encore l'objet, sont, sous certains rapports, comparables aux insurrections et aux émeutes des peuples, aux dissidents théologiques et aux schismes : mais que serait l'*Histoire d'un Royaume* dans laquelle les émeutes et les insurrections du peuple, aux diverses époques, n'entreraient point en ligne de compte ? Que serait une *Histoire Ecclésiastique* dans laquelle les dissidents religieux, les persécutions et les schismes ne seraient comptés pour rien ? Existerait-il par hasard quelqu'un qui osât dire que le beau livre du grand BOSSUET, sur *les Variations des Églises Protestantes* (1), ne devrait point faire partie de l'*Histoire Ecclésiastique* ?

---

(1) Paris, 1688, 2 vol. in-4°.

1° DÉMOCRITE semble avoir été un des premiers détracteurs de la Médecine : selon quelques auteurs
anciens, malgré tant de sagesse sous bien d'autres
rapports, il *aurait eu coutume de railler cette science.*
Mais, malheureusement, il ne nous reste rien des
écrits de ce Philosophe justement célèbre, ce qui
est cause que nous ne pouvons pas connaître avec
précision comment il exprimait ses pensées satyriques ;
et que même, en se rappelant qu'on lui a souvent
attribué un bon nombre d'actes ou de propos qu'il
n'a jamais ni faits ni tenus, on serait porté à penser
que ses prétendues épigrammes, contre l'Art de guérir, ne sont nullement de son fait. Quand bien même
il aurait dit à HIPPOCRATE que *tous les hommes devaient connaître cette science, et qu'il fallait qu'après
30 ans chacun pût être son Médecin....*; nous ne saurions voir en cela qu'une allusion très-juste à l'Hy-
giène-Privée, au lieu d'une satyre dont la Médecine
proprement dite dût réellement s'offenser.

Quant à TIBÈRE, qui semblerait, d'après le texte
de SUÉTONE (1), avoir adopté ce sentiment prétendu
de DÉMOCRITE, s'il a voulu aussi détracter de la Médecine, que ne peut-on dire de lui que *c'est là tout
le mal qu'il a fait à l'humanité !*

---

(1) « *Valetudine prosperrimâ usus est, tempore quidem princi-*
» *patûs pene toto propè illœsa : quamvis à trigesimo œtate anno*
» *arbitratu eam suo rexerit,* sine adjumento consiliove Medico-
» rum. » SUÉTON., *lib. III, e. LXVIII. Lugdun. Batav. et Ro-*
terod., 1667, *in-8°.*

2ᵉ A peine les ouvrages du Père de la Médecine avaient paru, que leur auteur les vit attaquer par des Philosophes et des Grammairiens, c'est-à-dire par des gens de lettres de cette époque, qui faisaient, eux aussi, la Médecine en *amateurs*.

Ces anciens critiques, n'ayant dans la tête, ni les faits, ni l'ensemble de connaissances nécessaires pour être à même d'attaquer les propositions fondamentales de la Doctrine d'HIPPOCRATE, prirent le parti moins dangereux pour eux, de la dépriser indirectement, en affectant de regarder, comme problématique, l'*existence de la Médecine Interne*.

« Nous ne voyons pas cette Médecine en elle-
» même, disaient-ils, dans leur suffisance? Nous ne
» pouvons en reconnaître la réalité que par les effets,
» par les cures qu'elle aurait évidemment opérées.
» Or, *qui nous répondra que les guérisons sont l'effet*
» *de l'Art et non pas celui de la Nature* (1) ? »

Tel était l'argument que regardaient comme *victorieux* des Grammairiens qui, pour avoir usé d'un peu de logique, s'imaginaient avoir ainsi écrasé la Médecine Interne !

HIPPOCRATE ayant répondu à cette agression dans son livre intitulé : *De l'Art ;* et le Professeur LORDAT (2)

---

(1) Cette vieille réflexion a été reproduite, souvent même comme une *nouveauté*, toutes les fois qu'à diverses époques, on a voulu s'opposer à l'adoption de quelque découverte thérapeutique.

(2) Voyez : *De la Perpétuité de la Médecine, ou de l'identité des principes fondamentaux de cette Science, depuis son établissement jusqu'à présent*, etc. Montp, 1836, in-8°, pag. 11, 12 et 13.

ayant encore ajouté, à la défense du Vieillard de Cos, des réflexions qui l'ont beaucoup fortifiée, dans le Cours même de cette année, nous nous dispenserons de faire sur ce point de nouvelles réflexions, devenues désormais inutiles.

3° On ne manque presque jamais de comprendre ASCLÉPIADE, de Pruse, en Bithynie, parmi ceux qui ont dirigé leurs traits satyriques contre l'Art de guérir; mais on devrait au moins user d'une distinction qui, lorsqu'il s'agit de ce personnage, est absolument indispensable. Dire du mal de la Médecine d'HIPPOCRATE, mais dire beaucoup de bien de celle qu'il avait adoptée lui-même, telle était la règle de conduite de l'ASCLÉPIADE dont il est ici question : c'est-à-dire qu'il faisait de son temps ce que beaucoup de charlatans plus ou moins adroits, plus ou moins titrés, ont fait depuis son époque jusqu'à la nôtre.

En raillant et en faisant allusion surtout à HIPPOCRATE, il osait dire que : *la Médecine des Anciens n'était autre chose qu'une méditation sur la mort.* « C'est » ainsi, disent avec raison et LECLERC et GOULIN, » qu'ASCLÉPIADE s'efforçait de jeter le ridicule sur la » Doctrine d'HIPPOCRATE, tandis que celle qu'il dé- » bitait lui-même méritait la censure la plus vive (1). »

Malgré les plaisanteries de cet ancien Médecin,

---

(1) Encyclop. méth. (Médecine.) ASCLÉPIADE, art. de GOULIN, p. 328.

sur les jours critiques et les crises ; sur la marche et la terminaison naturelles des maladies ; et sur la seule vraie thérapeutique qui découle nécessairement surtout de ces dernières considérations : les Médecins, réellement *Praticiens*, n'ont pas manqué, à quelque époque que ce fût, de juger et la vraie Médecine et le Vieillard de Cos d'une tout autre manière.

Après avoir parlé de l'avantage que l'on trouve si souvent, dans la Pratique Médicale, à *laisser mener la Maladie par la Nature, au lieu de s'obstiner, au contraire, à vouloir toujours mener la Maladie et la Nature*, FOUQUET ajoute, dans ce beau *Discours sur la Clinique* (1), que tout Praticien consciencieux devrait sans cesse méditer : « On sent donc combien, » sous ce point de vue, il importe d'*observer*, dans » plusieurs cas, cette *sage expectation, malgré l'épi-* » *gramme du Rhéteur* ASCLÉPIADE. C'est par cette voie » qu'HIPPOCRATE est parvenu à déterminer le terme » qu'ont plusieurs maladies, relativement à leurs » genres et à leurs espèces, et à régler la conduite » du Praticien dans le traitement. »

4° Dans un ouvrage qui, malgré sa prolixité, est instructif, rempli de citations curieuses et de détails intéressants sur les Cabinets d'Antiques, les Musées, les Bibliothèques, etc., CLAUDE CLÉMENT nous rappelle (2) que CATON, le Censeur, cet ennemi impla-

---

(1) *Montp., an XI*, gr. in-4°, p. 26.
(2) CL. CLEMENTI, *Musei et Bibliothecæ exstructio, instructio,* etc. *Lugdun.*, 1635, in-4°, p. 341.

cable de la royauté, *n'aimait pas plus les Médecins que les Rois et les Reines.*

On trouve, dans la vie que PLUTARQUE nous a laissée de ce Romain si célèbre par son amour pour sa patrie et sa haine pour les ennemis de son pays, qu'il *regardait les Médecins Grecs comme des bourreaux brûlant et tranchant à tort et à travers, et auxquels il fallait bien se garder d'accorder sa confiance, parce que,* disait-il, *comme* HIPPOCRATE, *ils avaient prêté serment de ne jamais servir les ennemis de leur nation, et même de les assassiner à l'aide de la Médecine !....*

L'exaltation et l'enthousiasme, qui, souvent, engendrent les plus grandes vertus, sont fréquemment aussi la source des plus noires calomnies et des plus cruelles injustices.

Les hommes, à imagination ardente, sont souvent susceptibles de fautes, que des esprits plus calmes ne commettent jamais. Ce sentiment de CATON l'Ancien nous paraîtrait dépendre d'une erreur de jugement qui, en supposant qu'il eût jamais lu le serment d'HIPPOCRATE, lui aurait fait voir dans cet écrit autre chose que ce qui s'y trouvait réellement. Mais nous ne devons pas craindre d'aller plus loin sur cet objet, aimant mieux dire, hardiment, que CATON l'Ancien n'avait jamais lu le serment d'HIPPOCRATE, dont il ne connaissait probablement l'existence que par ouï-dire. Il est infiniment probable, en effet, que s'il avait eu jamais occasion de le lire, son âme, toute de feu, n'aurait éprouvé qu'un seul sentiment, l'ad-

miration la plus forte, devant cette œuvre immortelle qu'une philanthropie toute cosmopolite a pu seule réellement suggérer. Du reste, le serment de l'Ancienne École de Cos est, à très-peu de chose près, celui que l'on peut entendre prononcer, tous les jours, dans le Sanctuaire de l'École de Cos moderne (1).

CATON avait sans doute confondu la fausse idée qu'il pouvait avoir du serment d'HIPPOCRATE, avec le souvenir peu précis de la réponse faite par ce grand homme aux envoyés du Roi de Perse, qui, si elle était authentique, constituerait un des beaux traits de la vie du plus célèbre des Médecins Grecs.

Quant au livre de Médecine que CATON le Censeur avait lui-même composé pour sa famille, je ne serais point étonné qu'il eût alors inspiré à quelque poète un vers plein de justesse, dont le suivant :

« La critique est aisée et l'Art est difficile »

ne serait qu'une traduction.

Il recommandait la *musique* et les *amulettes* contre les luxations...... !

_____

(1) Dans la salle des actes, au-dessus du bronze antique représentant le buste d'HIPPOCRATE, se lisent ces mots : *Olim Cous, nunc Monspeliensis* HIPPOCRATES. Malgré les réflexions critiques qui ont été dictées par la lecture de cette inscription, lorsque des Étrangers surtout l'ont remarquée, l'on est forcé de convenir que le défaut de modestie qu'on y trouve devient chaque année moins sensible, à cause du progrès de la Philosophie Médicale, qui met à même de mieux apprécier la fixité des Dogmes de la *Doctrine de Montpellier*, si fort en contraste avec la mobilité extrême des principes que présente la Médecine partout ailleurs.

Doit-on s'étonner, après cela, de voir PLUTARQUE lui-même donner à entendre que *la Science prétendue* de CATON l'Ancien, en *Médecine, avait été funeste à sa femme et à son fils !*

Voilà cependant comment exerçait lui-même l'Art de guérir, ce CATON, si difficile pour la Médecine d'autrui, et qui, tout grave qu'il était, avait eu, momentanément, assez peu de sagesse pour dire, en parlant des Médecins de son temps, que « les Grecs, » jaloux de la gloire des Romains, n'ayant pu les » vaincre en pleine campagne, leur envoyaient des » bourreaux qui les tuaient dans leur lit (1).... »

5° Ce qui doit atténuer les griefs de PLINE envers les Médecins, c'est que la plupart de ses traits tombent sur des exceptions qui n'infirment en rien la considération générale. Que nous importe, à nous, que VECTIUS VALENS n'ait eu, selon PLINE, pour principal mérite que celui d'avoir été l'amant de MESSALINE (2) ? Que pourrait contre le Corps Médical lui-même cette fameuse inscription tumulaire : *turbâ se Medicorum perisse.....* (3) ! quand bien même on aurait saisi toutes les occasions de la reproduire qui se

---

(1) « *Jurârunt inter se barbaros necare omnes Medicinâ.* » CAT. *Sec.* PLIN., *Nat. Hist., lib. XXIX.* 7.

(2) *Lib. XXIX.* 5. On voit dans les *Annales* de TACITE (livre II), que ce VECTIUS VALENS, un des principaux intrigants de la Cour si orageuse de CLAUDE, fut puni de mort avec les autres complices de cette courtisane, dont l'opprobre a immortalisé le nom.

(3) PLIN., *ibid.*

sont présentées depuis cette époque, et par le souvenir de laquelle PLINE semblerait avoir voulu détruire à jamais les *Consultations Médicales*, si fort
utiles lorsqu'on sait faire un bon choix? Bien plus,
quand même il existerait de nos jours, comme du
temps de PLINE, des opérateurs que leur goût naturel pour les incisions et les brûlures, source de
jouissances pour eux, dût plutôt faire appeler *bourreaux* que Chirurgiens : nous ne saurions penser que
PLINE, concluant du particulier au général, ait pu
être réellement convaincu, lorsqu'il a présenté *les
Médecins*, sans exception, comme des gens qui se livraient, toute leur vie, à une sorte de *trafic de nos
âmes* (1).

Dire d'ailleurs, avec PLINE, que les fautes *ne sont
point celles de l'art, mais bien celles des gens qui
l'exercent*, c'est convenir implicitement qu'il peut
exister de *bons Médecins :* que la civilisation les forme
donc, et les conserve ; et que le peuple, ainsi que
tant de gens plus haut placés, qui, sur ce point,
sont eux-mêmes *peuple*, aient assez de sens pour
s'adresser aux *bons Médecins*, en laissant prudemment de côté ceux qui ne seraient pas suffisamment
instruits.

Serait-ce trop exiger, et de l'un et des autres,
que vouloir qu'ils sussent apporter dans le choix de

(1) *Ibid.*

leur Médecin, quand ils sont malades, l'attention et le discernement dont ils font usage, lorsqu'il s'agit de choisir un bon procureur et un bon avocat, à l'occasion d'un procès ?

Eh ! qui les plaindrait d'avoir perdu même une bonne cause, s'ils s'étaient adressés comme tout exprès à des gens ignorants !

Il est, du reste, une phrase de PLINE, que le plus ancien des Historiens français de la Médecine, BER-NIER, avait déjà remarquée et citée dans son ouvrage (1), et qui réhabilitera sans doute le Naturaliste et Encyclopédiste romain, dans l'esprit des Médecins de tous les temps. Malgré ses satyres et ses sarcasmes contre les Médecins, PLINE est forcé de convenir que *la Médecine commande même à ceux qui sont en position de commander aux autres, et qu'elle donne des lois même à ceux qui les font* (2).

6° L'épigramme de MARTIAL contre SYMMAQUE, si souvent répétée par des gens mal-intentionnés pour les Médecins, n'est guère piquante que lorsqu'on en force le sens. Elle n'attaque réellement que les Médecins manquant de la prudence et des précautions qu'ils devraient toujours avoir, en examinant leurs malades, surtout quand ils les font ensuite explorer par leurs Élèves.

---

(1) *Essais de Médecine où il est traité de la Médecine et des Médecins*, etc. Paris, 1689, in-4°, p. 20 et 21.

(2) Cité par BERNIER, p. 20.

On peut s'en convaincre par le texte même de
l'auteur, dont les jeux de mots ou les fines plaisanteries sont presque toujours *au moins très-difficiles
à traduire* :

> « *Languebam : sed tu comitatus ad me*
> » *Venisti centum*, SYMMACHE, *discipulis*,
> » *Centum me tetigere manus Aquilone gelatæ.*
> » *Non habui febrem*, SYMMACHE, *nunc habeo* (1). »

Loin d'écarter cette citation dans l'intérêt de la
cause dont nous nous sommes constitué l'avocat, nous
avons été bien-aise d'y faire remarquer une circonstance précieuse pour l'*Histoire de la Clinique Interne*.
On voit que déjà, du temps de SYMMAQUE, les praticiens avaient coutume de se faire accompagner,
dans leurs visites, par de nombreux Élèves qu'ils
instruisaient auprès des lits mêmes de leurs malades,
à l'imitation du chef de l'École Méthodique, de THES-
SALUS, qui, d'après GALIEN (2), aurait su, le premier,
sentir tous les avantages de cet enseignement.

Cette circonstance remarquable n'avait pu échapper
au savant FOUQUET, qui, comme il le dit lui-même (3),
était dans l'usage de la signaler à ses Élèves, dans les
premières leçons de cet enseignement clinique régulier
dont il peut être regardé comme le fondateur, quoi-

---

(1) MART. *Epigr. Lugdn. Batav.* 1656, *in-8°*, *lib. V, IX.*
(2) *Vid.* GALEN. *meth. med., lib. I, p.* 37.
(3) Disc. cit., p. 8.

que l'illustre BARTHEZ en eût eu l'idée avant lui (1).

7° Tout ce que dit le tendre amant de LAURE, contre les Médecins, dans sa lettre adressée à CLÉMENT VI, alors malade, n'est guère qu'une répétition de ce que PLINE avait dit d'injuste, d'irréfléchi ou d'inexact, terminée par le conseil que PÉTRARQUE donne à ce Pape, de choisir, pour placer en lui toute sa confiance, le *Médecin qui lui serait le plus attaché* (2).

8° Il est un philosophe du XVIᵐᵉ siècle qui a écrit contre les Médecins avec une liberté, je dirai presque un *cynisme*, dont on est étonné; mais qui aussi, est un exemple fort singulier de contradictions nombreuses et d'incohérences d'idées peut-être encore plus surprenantes : ce philosophe, c'est MONTAIGNE.

« Je suis au rebours des aultres, dit cet auteur, » car je les mesprise bien tousiours...... (3). »

Convenait-il, nous le demandons, que ce célèbre penseur regardât la Médecine comme n'étant bonne à rien, uniquement parce qu'il existait des maladies incurables !

« Je suis aux prinses, dit-il, avec la pire de » toutes les maladies, la plus soudaine, la plus dou-

---

(1) « C'était en vain, dit BARTHEZ, en parlant du Cours de Méde- » cine Clinique, dans le Discours sur le Génie d'HIPPOCRATE (p. 30), » que, dans l'ancien ordre de choses, *nous avions sollicité un éta-* » *blissement aussi utile.* »

(2) Voy. *vie de Fᶜ* PÉTRARQUE, *Vaucluse*; 1786, *in-8°, portr.,* p. 184.

(3) Voy. *ses OEuvres; Paris*, 1807, T. I, p. 202.

» loureuse, la plus mortelle, la plus irrémédiable ;
» j'en ai déjà essuyé cinq on six bien longs et pé-
» nibles accès, etc. (1). »

Les railleries et l'injuste mépris qu'une hydropisie
incurable avait suggérés à l'Empereur ADRIEN, envers ses Médecins (2), une pierre vésicale, dont l'extraction était alors au-dessus des ressources de l'Art,
les inspira, *momentanément*, à MONTAIGNE, que, vers
la fin de sa carrière douloureuse, cette cruelle maladie plongea dans un vrai désespoir.

MONTAIGNE ignorait que la Nature humaine a par-
fois des tendances funestes, constituant des maladies
qui, sans être incurables, comme celle dont il était
atteint, s'accompagnent cependant d'un grand danger,
quoiqu'elles soient d'ailleurs souvent susceptibles
d'être victorieusement combattues : les fièvres intermittentes pernicieuses en sont la preuve.

MONTAIGNE ne se doutait pas que c'était précisément dans ces maladies, dont le nom seul suffit pour
faire pressentir toute la gravité, que le Médecin
guérit, presque à coup sûr, ou bien laisse mourir,

----

(1) Chapitre *de la ressemblance des enfants aux pères.*

(2) Cet Empereur, désespéré de voir inutiles les soins et les remèdes que lui prodiguaient les nombreux Médecins qu'il avait voulu
consulter, se serait moqué d'eux, selon SAINT ÉPIPHANE ('), et
aurait même composé une lettre satyrique contre leur personne et
contre leur profession.

(') *Vid.* EPIPHAN. *De Ponder. et Mens.* C. XIV, p. 170.

selon qu'il donne, ou qu'il néglige de donner, le spécifique alors si clairement indiqué : le *quinquina*.

Malgré son apparente prédilection pour l'ignorance (1), et le bel et flatteur exemple de stoïque fermeté que, d'après PYRRHON (2), MONTAIGNE signale à l'homme dans le *pourceau*, on n'en cherchera pas moins à s'instruire, de plus en plus, au risque de mieux connaître et de plus craindre le danger, en ressemblant d'autant moins au burlesque prototype de stoïcisme qu'ont fait proposer, ou un accès de délire philosophique, ou peut-être même le seul désir de se singulariser.

Peut-on parler autrement d'un auteur, quelque grave qu'il soit d'ailleurs dans beaucoup d'autres circonstances, lorsqu'il s'exprime ainsi qu'il suit : « Les bêtes nous montrent assez combien *l'agitation* » *de notre esprit* nous apporte de maladies : ce qu'on » nous dit de ceux du Brésil, qu'*ils ne mouraient* » *que de vieillesse*, et qu'on attribue à la *sérénité* » *et tranquillité de leur air*, je l'attribue plutôt à la » *tranquillité et sérénité de leur âme* deschargée de » toute passion, pensée et occupation tendue ou » desplaisante ; comme gens qui passaient leur vie » en une *admirable simplicité et ignorance, sans lettres,* » *sans loy, sans roy, sans religion quelconque* (3). »

(1) Voy. *OEuv.* cit., T. III, p. 127 et 128.
(2) *Vid.* DIOG. LAERT. *de vit. et morib. philos.*, etc. 1535, *in-16*. *Vit.* PYRRH., *lib. IX.*
(3) Voy. *OEuv.* cit., T. III, p. 129 et 130.

MONTAIGNE était-il plus raisonnable quand il disait, d'après PLATON, qui ne l'était guère plus que lui sur ce point : « ..... que pour estre vray Médecin, il » serait nécessaire que celui qui l'entreprendrait *eust* » *passé* par toutes les maladies qu'il veult guarir, et » par tous les accidents et circonstances de quoi il » doibt juger (1). »

En procédant à la connaissance de la Médecine d'après de pareilles idées, il est aisé de sentir, que, si l'on commençait son instruction par la *phthisie aiguë*, la *fièvre jaune*, le *choléra-morbus indien*, ou la *peste*, on aurait du moins la satisfaction d'avoir bientôt terminé ses études, de manière ou d'autre.

Ce qu'il y a de singulier, c'est que MONTAIGNE dit ensuite : « au demourant j'*honore les Médecins*, non » pas suivant le précepte *pour la nécessité....*, mais » pour l'amour d'eulx-mesmes, en ayant veu beau- » coup d'honnestes hommes et dignes d'être aimez. » Ce *n'est pas à eulx que j'en veulx, c'est à leur* » *art......* (2). »

Comme on le voit, MONTAIGNE fait ici l'inverse de PLINE, qui, n'en *voulant point à l'Art lui-même*, en voulait, au contraire, beaucoup à *ceux qui l'exer- çaient.....* !

---

(1) *Vid.* PLAT., *de republ.*, *lib. I*, et MONTAIGNE, *OEuv.* cit., T. VI, p. 103. — On peut voir, dans le même lieu, l'étrange con-clusion qu'il tire de l'extension de cette pensée....!
(2) Voy. *OEuv.* cit., T. IV, p. 364.

Il faut cependant en convenir : les satyres et les sarcasmes dirigés par MONTAIGNE, contre la Médecine, ne l'empêchèrent pas d'avoir recours aux eaux minérales les plus renommées de la France, de l'Allemagne et de l'Italie, pour tâcher du moins d'adoucir les souffrances occasionnées par sa cruelle maladie. Aussi, dit avec raison M. RICHERAND : « du moment » qu'il s'agit de sa maladie, notre sceptique devint » le plus crédule des hommes, et la plus ridicule des » femmelettes (1). »

Deux phrases réellement remarquables, dans lesquelles MONTAIGNE se peint lui-même, seront cause que nous nous dispenserons de pousser plus loin cette réfutation :

« Je suis, dit-il, tantôt sage, tantôt libertin ; tantôt » *vrai*, tantôt *menteur ;* chaste, impudique, puis li- » béral, prodigue, avare, et *tout cela selon que je* » *me vire.* » Et puis il se reproche à lui-même « que » ses *jugements de la veille ne sont jamais ceux du* » *lendemain.* »

Après de tels aveux, la sévérité de notre réfutation serait devenue vraiment cruelle si elle eût été poussée plus loin.

9° BACON a été injuste envers la Médecine. Mais comme il n'était pas compétent, et que, d'ailleurs,

---

(1) *Des erreurs populaires relatives à la Médecine. Paris*, 1812, *in*-8°.

sous tant de rapports, il a rendu de si grands services aux Sciences, surtout à la Philosophie : on doit facilement le lui pardonner.

1° Le célèbre Chancelier d'Angleterre a manqué de justice envers la Médecine, quand il l'a désignée comme *une des Sciences les plus conjecturales*, qui, en outre, n'était encore qu'*ébauchée*.

La sévérité de ce jugement doit paraître d'autant plus étonnante chez ce grand homme, qu'*il reconnaissait*, néanmoins, *qu'on avait des principes fixes sur les indications générales du traitement, quoiqu'on manquât le plus souvent de remèdes, d'un effet sûr, pour remplir les indications, dans tel ou tel cas.*

Dispensant un Avocat de gagner même une bonne cause, il aurait exigé, lui aussi, que le Médecin fût responsable de tous ses actes....!

La raison ordinaire, si faible, quoique si souvent et si légèrement reproduite, en faveur d'un pareil sentiment, est que, dans les procès, on n'agite le plus souvent que des questions de fortune, tandis que, dans le traitement des maladies, les *questions* sont ou *de vie ou de mort*......

Ne dirait-on pas, en effet, que les questions d'*honneur*, autrement importantes que les questions de fortune et de vie, ne doivent être comptées pour rien, quoiqu'elles soient si fréquemment la matière dont s'occupent les Tribunaux et les Cours royales !

2° Prêt à proclamer dans toute occasion les vastes connaissances et le véritable génie du Baron de Vérulam , nous n'avons pas craint néanmoins de décliner sa compétence en fait de Médecine.

On ne saurait disconvenir que , par son coup d'œil d'aigle , BACON n'ait embrassé l'ensemble de la Médecine aussi bien que celui des autres sciences , de manière à découvrir les nombreux vides qu'elle présentait dans divers points , en désignant , en outre , la nature et le genre des travaux qu'elle réclamait pour son perfectionnement : mais , quand il s'est engagé trop imprudemment dans les détails , le défaut de connaissances positives , qui lui eussent été indispensables , l'a fait tomber dans de graves erreurs.

Rien n'atteste mieux l'incompétence de BACON , en Médecine , que le *vœu qu'il formait de voir établir, pour chaque maladie , un plan de traitement fixe et détaillé , une règle à laquelle le Médecin pût toujours se conformer avec confiance* (1). BACON oubliait , ou peut-être même avait toujours ignoré , quand il parlait ainsi , que deux maladies ne sont jamais parfaitement semblables ; que la nature est très-*variable* , nous dirons plus , *capricieuse* , dans ses réactions ; que l'influence des circonstances extérieures , et celle des complications, qui ne sont jamais les mêmes , accroissent et fortifient encore toutes les difficultés du problème.

---

(1) Il y a long-temps que les utopies tendant à réduire la pratique médicale à un calcul purement mathématique ont été appréciées ce qu'elles valent.

3° Mais ces défauts, et d'autres bien plus considérables encore, doivent disparaître devant les nombreux et signalés services qu'il a rendus.

Il a tiré de l'oubli la marche convenable à suivre, dans la recherche de la vérité, qui est celle qu'Hippocrate avait lui-même tracée. Son *Novum Organum* ne périra jamais.

Comme le dit le Dr Marquis : « si Bacon n'a point » créé de nouveau système, il a détruit une foule » d'erreurs, et démontré une source féconde de vé- » rités..... Sa réputation a peut-être été *moins po-* » *pulaire que s'il se fût fait chef de secte* ; mais il a » certainement *mieux servi l'Humanité* (1). »

Ce grand homme comparait ingénieusement le *sa-* *voir humain*, à une *pyramide*, *dont l'observation et* *l'expérience font la base, et dont la Métaphysique est le* *sommet* : faisant déjà une critique prophétique de nos grands hommes de l'époque, qui « *commencent encore* « *à bâtir la pyramide par le sommet....* (2) »

Bolingbroke répondait à ceux qui lui parlaient de l'avarice du célèbre Marlborough : « c'était un si » grand homme, que j'ai oublié ses vices. » La postérité devra faire une réponse analogue, quand on lui parlera des défauts de Bacon.

10° Le Royaume de Naples a fourni, dans le XVIIme siècle, un détracteur de l'Art de guérir, dont le scep-

---

(1) *Biogr. méd. de Paris* (art. Bacon). T. I, p. 472.
(2) *Ibid.*, p. 471.

ticisme et les arguments, défavorables surtout à la *certitude de la Médecine*, sembleraient mériter d'autant plus d'attention de notre part, qu'il était lui-même Médecin, et qu'il sut s'attirer l'estime de la Reine CHRISTINE, de Suède : ce détracteur est LIONARDO DI CAPOA.

Cet auteur qui, par sa fondation de l'Académie des *Investigati*, de Naples, et par la publication de son savant traité sur les redoutables vapeurs qui s'élèvent du sol dans certaines grottes humides de l'Italie (1), a réellement des droits à la reconnaissance des gens instruits, n'aurait pu manquer de se faire une réputation brillante, s'il avait su, dans ses investigations et ses nombreuses expériences, comprimer ses préventions irraisonnées, et préférer la vérité à cette rage de se singulariser, dont il a été possédé presque toute sa vie.

On est étonné qu'avec un goût aussi décidé pour la Chimie, LIONARDO DI CAPO A ait pu soutenir qu'il *était absolument impossible de connaître la cause des effets que les médicaments produisent* (2). La manière d'agir, physique et chimique, de certains médicaments est depuis long-temps très-bien connue. Cet auteur aurait dû ne parler que des spécifiques et des

---

(1) *Lezioni intorno alla natura delle mofette. Neapoli*, 1714, *in-*8°.

(2) Voy. *Raggionamenti intorno alla incertezza de' medicamenti. Neapoli*, 1695, *in-*4°.

médicaments analogues par leur mode d'action, pour qu'il eût pu avoir parfaitement raison.

Mais c'est surtout dans son *Parere* (1) que sa haine envers la Médecine et les Médecins se montre dans tout son jour.

Un scepticisme outré, qui lui fait voir des *incertitudes* jusque dans les vérités mathématiques les mieux démontrées, précipite cet auteur dans des absurdités inconcevables.

Selon lui, les Médecins, dont tout le mérite n'est guère qu'une *élégance de style, ont fait peu de progrès dans l'Art de guérir.... !*

Ce qu'il y a de remarquable, dans la manière dont il relève un grand nombre de prétendues fautes d'HIPPOCRATE et de GALIEN, c'est la conviction qu'elle donne aux lecteurs, que ce n'était pas pour des esprits de la trempe de celui de LIONARDO, qu'HIPPOCRATE et GALIEN avaient certainement voulu écrire !

On doit s'attendre naturellement à voir l'enthousiaste iatro-chimique, détracteur et contempteur de la Médecine ancienne, ne reconnaître d'autres patrons que BAZILE VALENTIN et le fougueux et vain PARACELSE : et c'est, en effet, ce qui arrive.

Son 6ᵐᵉ livre est surtout celui où il donne un

---

(1) *Del parere del Signor* LIONARDO DI CAPOA, *divisato in otto raggionamenti, ne' quali narrandosi l'origine el progresso della Medicina e l'incertezza della medesima si fa manifesta. Neapoli,* 1714, 2 *volum. in-8°.*

libre cours à sa rage contre les Médecins : il n'est
pas de crimes, vrais ou faux, dont il ne les charge
pour les rendre odieux (1).

Ce simple historique paraîtra certainement, à qui
que ce soit, l'équivalent d'une bonne réfutation ;
aussi ce ne sera que par une sorte de luxe que nous
y ajouterons encore le jugement que M. Casimir
Broussais a porté lui-même de cet auteur, dans son
Atlas Historique et Bibliographique de la Médecine (2) :
« Tout cela, dit-il, n'est qu'un *libelle furibond* contre
» la Médecine. »

Comme il ne s'agit ici nullement d'*Ontologie*, et
que d'ailleurs, en pareille matière, le fils de l'auteur du Traité de l'*Irritation et de la Folie*, nous
semble être un juge très-compétent, espérons que
tous ceux qui nous écoutent voudront bien, ainsi
que nous, s'en rapporter complètement à M. Casimir
Broussais sur cet objet.

11° Nous ne pouvons passer sous silence un auteur qui, par son esprit et son originalité, devait
nécessairement faire honneur à l'Espagne. Nous indiquerons seulement ici, sans entrer dans plus de

---

(1) Voy. HERM. BOERRHAAV. (*Method. stud. medic. Amstelædam.*,
1751; *in-4°*, T. 2, p. 982); ÉLOY (*Dict. histor. de la Méd. anc. et
mod. Mons.* 1778, *in-4°*, T. I, p. 534 et suiv.); DEZEIMERIS,
OLLIVIER et RAIGE-DELORME (*Dict. histor. de la Méd. anc. et mod.
Paris*, 1828, *in-8°*, T. I, p. 628), qui ont su justement apprécier
LIONARDO.

(2) *Ouvr. sur l'Hist. de la Méd. en génér.*, C. *Écrits généraux.*

détails, les plaisanteries satyriques réunies dans l'ouvrage intitulé : les *Visions de Dom Francisco de* QUEVEDO VILLEGAS, traduites en français par DE LA GENESTE (1).

Il est aisé de voir que ces sorties, loin d'être fort meurtrières, ne sont guère que des déclamations souvent d'un style piquant, il est vrai, constamment faites néanmoins, par ce spirituel écrivain, plutôt pour égayer un instant ses lecteurs, que dans l'intention de diriger une attaque sérieuse contre la Médecine (2).

Le critique espagnol dont il vient d'être question, nous a rappelé, presque malgré nous, les traits satyriques, aussi ingénieux que justes, à l'aide desquels LE SAGE a représenté, pour mieux l'anéantir, au moins pour quelque temps, une Doctrine Médicale étroite, dont le Docteur SANGRADO lui prêtait de si bonne grâce le canevas ; et nous ne dirons rien pourtant de ces plaisanteries à la fois si fines et si profondes.

Nous sommes, nous, le défenseur naturel des

---

(1) *Lyon*, 1686, *pet. in-12.* — Voyez principalement les pages 32, 110, 120, 209 et 350.

(2) Il est, chez les poètes, plus encore que chez les prosateurs, de fines plaisanteries que l'on admire, mais que l'on ne réfute pas.

LUCILE, dans une épigramme grecque, dit que DIOPHANTE ayant vu en songe le Médecin HERMOGÈNE, ne *s'éveilla plus, malgré la vertu d'un préservatif qu'il portait sur lui.*

On trouve dans MARTIAL (*lib. VI, epigr. LIII*) une épigramme fort analogue :

« *In somnis Medicum viderat* HERMOCRATEM. »

Dogmes sacrés des Asclépiades et de la Doctrine de Montpellier , qui , les ayant adoptés pour toujours , les conserve précieusement même aujourd'hui.

Quelle utilité y aurait-il d'ailleurs pour nous, à rompre des lances , avec le spirituel auteur du GIL-BLAS DE SANTILLANE ? La Médecine Hippocratique ne fut jamais la Doctrine contre laquelle LE SAGE a voulu diriger ses coups. L'auteur de GIL-BLAS n'attaqua qu'une hérésie médicale , qui depuis, n'a semblé se redresser, de temps en temps, que pour faire une chute encore plus lourde. Que cette hérésie se défende elle-même , si bon lui semble , et si elle en a les moyens! mais nous qui , voyant ailleurs la vraie Médecine , désirons l'anéantissement de celle que LE SAGE attaqua si bien , nous devons nous dispenser , je crois , de lui prêter le moindre secours.

12° MOLIÈRE a cela de commun avec l'Empereur ADRIEN et MONTAIGNE , qu'il semble n'avoir eu en haine et la Médecine et les Médecins , que parce que , malgré tous les soins de ces derniers, il était constamment malade.

« Ici , dit M. AUGER (1) (après avoir parlé de » l'*Amour Médecin,* représenté pour la première fois » en 1665), MOLIÈRE, dès long-temps malade, et » sans foi aux promesses d'un art dont il n'avait pu » obtenir l'adoucissement de ses maux , *déclare à*

---

(1) *Biogr. univers.* de MICHAUD (art. MOLIÈRE), T. XXIX, p. 306.

» *ceux qui l'exercent une guerre qui ne doit finir qu'avec*
» *sa vie*, puisque nous le verrons mourir au champ
» d'honneur en combattant contre eux. »

On peut se convaincre de l'antériorité à cette date
des préventions de MOLIÈRE contre la Médecine.

Dans l'excellente *Histoire de la vie et des ouvrages
de* MOLIÈRE (1), dont M. TASCHEREAU a bien voulu
enrichir notre littérature, il est dit : « On a assez
» généralement regardé l'*Amour Médecin* comme le
» premier acte d'hostilité de MOLIÈRE contre la Faculté.
» Dom JUAN du *Festin de Pierre* avait déjà porté de
» dangereux coups aux Médecins (2). »

Dans une scène de l'*Amour Médecin* (3), LISETTE
dit à SGANARELLE : « que voulez-vous donc faire,
» Monsieur, de *quatre Médecins?* n'est-ce pas assez
» d'un pour tuer une personne ? » Cette plaisan-
terie de MOLIÈRE a été certainement suggérée par
le souvenir de l'ancienne inscription tumulaire dont
parle PLINE : *turbâ se Medicorum perisse*, et qui,
légèrement modifiée, orna plus tard le tombeau du
satyrique Empereur ADRIEN.

Nous ne commettrons pas néanmoins la faute d'entreprendre une réfutation sérieuse du poète dramatique, nous gardant bien surtout d'imiter PERRAULT,
qui s'éleva contre le *Malade imaginaire*, et eut la

---

(1) Paris, 1825, in-8°, portr. et *fac-simile*, p. 115.
(2) *Le Festin de Pierre*, act. III, sc. I.
(3) Acte II, sc. I.

simplicité d'appuyer sa critique sur ce passage de l'Ecclésiaste : *honora Medicum propter necessitatem* (1). On se moqua de lui , comme des Médecins (2) ; et l'on pourrait bien aussi se moquer de nous-mêmes.

D'ailleurs MOLIÈRE fait l'aveu de ce que présentent de constamment exagéré ses agressions, surtout contre la Médecine , puisqu'il dit en 1669 , dans la préface. de son dernier chef-d'œuvre , de *Tartufe* : « La Médecine est un art *profitable* , et *chacun la* » *révère comme une des plus excellentes choses que nous* » *ayons* , etc.... » ; passage qu'il ne faut point oublier , quoique plus tard notre auteur ait raillé de nouveau les Médecins, dans son *Malade imaginaire.*

Du reste , on a bien reconnu que les Essais de MONTAIGNE avaient fourni à MOLIÈRE plus d'un de ses traits malins.

On serait étonné que MOLIÈRE eût été l'ami intime du Docteur DE MAUVILLAIN , si l'on ne savait aussi qu'il n'écoutait pas plus ses conseils pour cela.

Ils étaient un jour l'un et l'autre à Versailles , au dîner du Roi , dont MOLIÈRE était *Valet-de-chambre* , quand le Prince dit à ce dernier : « Voilà » donc votre Médecin ? Que vous fait-il ? — Sire , » répondit MOLIÈRE , nous raisonnons ensemble ; il

---

(1) *Ecclesiast.* , *cap.* 38 , *I.*
(2) *Vie de* MOLIÈRE *par* PETITOT. (*OEuvr. de* MOLIÈRE , *Paris* , 1812, *in-*8° , T. I , p. 68.)

» m'ordonne des remèdes, je ne les fais point, et
» je guéris (1). »

Ce qu'il y a de positif, c'est que MOLIÈRE n'aurait
pu, au moins impunément, ni parler, ni surtout
agir de la sorte, s'il avait été atteint ou d'un ca-
tarrhe suffocant, ou d'une apoplexie, ou d'une fièvre
intermittente pernicieuse : c'est principalement dans
ces cas que le Médecin instruit, s'il a le temps d'a-
gir, peut montrer, en plein jour, l'immense pouvoir
que la science met à sa disposition.

D'après les portraits hideux que font GUY–PATIN,
BUSSY–RABUTIN et M. TASCHEREAU, des quatre Médecins de la Cour de LOUIS XIV (2), si fort ridiculisés
par MOLIÈRE, loin que l'on ait la moindre envie de
chercher à laver de pareils hommes des sanglants reproches dont une critique sévère, mais juste, a sali
l'histoire de leur vie, on voit, au contraire, avec
satisfaction, que le philosophe dramatique les a stig-
matisés, en arrêtant par là, peut-être à l'avantage
de l'Humanité, plusieurs Docteurs, tout aussi peu
délicats, qui, sans lui, n'eussent pas craint de marcher sur leurs traces.

Mais il est impossible que le Corps Médical entier
eût, à cette époque, le degré d'ignorance et de per-

---

(1) Voy. GRIMAREST, *vie de* MOLIÈRE, *Paris*, 1705, p. 78.— *Ména-
giana*, *édit. de* 1715, T. IV, p. 7. — VOLTAIRE, *vie de* MOLIÈRE,
1739, p. 23.

(2) DAQUIN, DESFOUGERAIS, GUÉNAUT et ESPRIT. Voyez TAS-
CHEREAU, ouvr. cit., pag. 118 et suiv.

versité de ceux de ses membres dont il vient d'être question : aussi demeurons-nous convaincu que Mo- LIÈRE, qui, à l'imitation de LIONARDO DI CAPOA, avait satyrisé et ridiculisé des hommes méprisables, en dévoilant leur honteux charlatanisme, n'eut ja- mais l'intention, quelque imprudentes et hardies que fussent ses spirituelles saillies, d'outrager les Méde- cins de tous les temps, et d'être surtout souveraine- ment injuste envers la Médecine.

On peut dire, hautement et sans crainte, qu'en agissant ainsi contre des gens si peu honorables et si peu instruits, MOLIÈRE n'a pas plus déconsidéré la vraie Médecine qu'il n'a attaqué de véritables Médecins.

Les personnages ignorants, ridicules et sots de toutes les époques, constituant, à vrai dire, les *cari- catures de l'Art*, ne doivent point être confondus avec ces auteurs classiques, si recommandables par leurs écrits, et ces respectables praticiens, immorta- lisés par une philanthropie désintéressée, qui sem- blent n'avoir existé que pour le bonheur de l'Huma- nité et le perfectionnement de la Science, et qui ont des droits imprescriptibles à la reconnaissance des siècles qu'ils ont précédés.

Quand on voit, de nos jours, des Médecins atta- cher un certain mérite à manier gravement une canne de luxe; affecter de parler par signes grotesques, quoiqu'ils ne soient point muets; mettre une im- portance extrême à substituer, dans une consultation

verbale, *la limonade cuite à la limonade crue*.... (1),
et dicter, d'un ton emphatique et plein de solennité,
la formule du *plus simple de tous les remèdes* (2) : on
ne serait pas fâché, ne fût-ce que pour ce seul motif,
de voir MOLIÈRE ressusciter, afin qu'il pût encore,
non pas livrer au mépris (ce qui serait trop fort),
mais tourner un peu en ridicule (ce qui serait plus
juste) les Médecins de notre siècle, qui, malgré
les avertissements du passé, s'obstineraient encore à
vouloir ressembler aux Médecins du XVIIme siècle,
surtout par leur mauvais côté.

C'est à la dégradation que l'Art a subie entre les
mains de certaines gens, et non à la Science elle-
même, que MOLIÈRE s'est attaché dans toutes ses
sorties contre la Médecine en général. Aussi ne
pouvons-nous que louer M. BOISSEAU, lorsque, parlant des théories de ces Médecins du XVIIme siècle,
il n'a pas craint d'appeler *ridicules explications* celles
« que le génie de MOLIÈRE, aidé du bon sens d'un
» Médecin, avait immolées sur la scène...... (3) »

Dans son *Discours sur le Génie d'*HIPPOCRATE (4),

---

(1) « Le Journal des Savants rapporte l'anecdote de deux Mé-
» decins qui se battirent pour régler la manière dont serait cuite
» une pomme qu'ils venaient de prescrire à leur malade. » (*En-
cyclopediana*, p. 671.) C'est bien le cas de dire, avec HORACE :
Teneatis risum amici.....!

(2) DUMAS accusait BAUMES d'avoir pris, dans une consultation
verbale, le *ton de la tragédie, pour dicter la formule d'un lavement.*

(3) Encyclopédie de M. COURTIN. (Médecine) page 15.

(4) pag. 52, not. 22.

qui est lui-même un *œuvre de Génie*, le célèbre
Barthez avait déjà dit, en parlant des détracteurs
de la Médecine : « on ne doit point comprendre dans
» cette liste Molière, dont les plaisanteries ont juste-
» ment tourné en ridicule le jargon scientifique de
» certains Médecins. »

TROISIÈME LEÇON.

SOMMAIRE.

Histoire critique des épigrammes, des satyres et des sarcasmes dirigés contre les Médecins et contre la Médecine, depuis Molière jusqu'à nos jours. — 13° ROCHESTER. — 14° PIRON. — 15° ROUSSEAU. — 16° GILIBERT. — 17° VOLTAIRE. — 18° SPRENGEL pseudo-ARCÉSILAS. — Conclusions principales des critiques : 1° incertitude des modes d'action de la Médecine ; 2° instabilité de ses principes. — Réfutation de ces deux assertions.

—

13° Passant en revue les critiques de tout temps, qui ont exercé leur malignité contre la Médecine, il serait difficile de ne point mentionner ce Jean WILMOT, Comte de Rochester, si remarquable, comme poète, que VOLTAIRE le préférait sans balancer à notre BOILEAU; mais qui était bien plus célèbre encore par son ingratitude, son inconduite, ses mœurs infâmes, ses débauches perpétuelles, son courage d'abord et son insigne lâcheté par la suite, son athéisme renforcé, et surtout par ce cynisme éhonté qu'il apposait, en guise de cachet, sur ses actes souvent révoltants, ou même sur ses crimes les plus odieux.

Comment ce singulier personnage aurait-il pu s'empêcher de dire du mal et des Médecins et de la Médecine, lui, pour qui rien n'était sacré ; lui qui déchirait aussi bien, dans ses cruelles satyres, les femmes de la ville que les dames de la cour; qui sacrifiait sans hésiter jusqu'à son meilleur ami, à la vanité ou à la satisfaction puérile de lâcher une mauvaise pointe, un bon mot, ou une saillie spirituelle; mais qui heureusement fut toujours si déconsidéré, qu'on ne se crut presque jamais dans l'obligation d'en être offensé.

Que penser d'un homme qui, forcé de prendre un nom autre que le sien, ne trouvait pas de meilleur moyen de se bien mettre dans l'esprit de ceux qu'il approchait, qu'en disant : « qu'il ne comprenait pas » que le feu du ciel ne fût point tombé sur Whitehall, » *vu qu'on y souffrait des garnements comme* ROCHES-» TER.... ! » Il disait cela lui-même.... !

La réfutation des détractions du Comte de ROCHESTER, contre la Médecine, ne se trouve-t-elle pas complètement, quoique implicite, dans le jugement qu'avait coutume de porter, sur lui-même, ce témoin complaisant des licencieuses orgies de CHARLES II ?:

14° La Médecine a été aussi en butte aux traits d'un de nos meilleurs poètes du dernier siècle, dont les saillies et les épigrammes, aussi spirituelles que celles de ROCHESTER, en différaient pourtant en ce que, au lieu d'offenser personne, elles excitaient, ordinairement, l'admiration et le sourire, chez ceux même qui en étaient l'objet. Ce satyrique, c'est l'auteur de la *Métromanie* : c'est PIRON.

Voici quelle est l'épigramme, pleine de sel et de véritable esprit, que ce poète a dirigée contre la Médecine, *probablement quand il se portait bien* :

« Dans un *bon* corps *Nature* et *Maladie*
» Étaient aux mains. Une aveugle vient là :
» *C'est Médecine* ; une *aveugle étourdie*
» Qui croit , *par force* , y mettre le holà.
» A droite , à gauche , ainsi donc la voilà
» Sans savoir où , qui frappe à l'aventure
» Sur celle-ci , comme sur celle-là ,
» Tant qu'une enfin céda. *Ce fut Nature !* »

Rien n'est plus commun que de voir, même des gens de mérite , se laisser entraîner , par des sophismes , dans lesquels ils ne remarquent pas que l'on a très-peu logiquement conclu du particulier au général.

L'épigramme de l'auteur de la Métromanie est sans contredit *jolie* et *fort spirituelle* ; mais au lieu de s'adresser à la Médecine de tous les temps et de tous les lieux , elle n'attaque que des Doctrines médicales que nous n'avons nul intérêt à défendre , et pour lesquelles nous n'aurions plus que de l'indifférence, si elles ne venaient, de temps en temps , se mêler et nuire à nos Dogmes antiques à la manière de l'ivraie, qui , sans la prudence de l'agriculteur , se développerait et s'accroîtrait peu à peu au milieu du bon grain qu'elle appauvrirait de plus en plus (1).

---

(1)   « *Grandia sæpe quibus mandavimus hordea sulcis*
       » *Infelix* lolium......... *dominatur.* »
                    Virg. *Eclog. V*, 37.
       « .... *interque nitentia culta*
       » Infelix lolium *et steriles dominantur* avenæ. »
                    Virg. *Georg. I*, 154

Cette pièce de vers semblerait bien plutôt n'avoir été faite que pour critiquer, par une sorte de prévision prophétique, toutes les Doctrines Médicales, qui, *contrariant sans cesse les efforts de la Nature*, ne sauraient être regardées comme *orthodoxes*, précisément parce que leur esprit, leurs procédés et leurs méthodes, sont diamétralement opposés aux dogmes fondamentaux des Écoles ancienne et moderne de Cos.

On sait bien qu'un des préceptes les plus importants de la *Doctrine de Montpellier*, qui n'est que la *Médecine Hippocratique rajeunie*, prescrit, aux Médecins rangés sous cette bannière, de favoriser, dans le traitement des maladies, *la marche et les tendances critiques et médicatrices de la Nature*, dont ils doivent être presque toujours les *Ministres*, et fort rarement les antagonistes ou les ennemis ?

S'il existe donc une Médecine qui s'oppose constamment au cours ordinaire et à la terminaison naturelle et heureuse des maladies, qui nie la possibilité des efforts médicateurs et des crises, parce qu'elle-même s'obstine sans cesse à les empêcher ; qui, enfin, par un effet de la Thérapeutique vicieuse qu'elle adopte, ne sait jamais affaiblir la violence du mal qu'en affaiblissant beaucoup plus encore le malade : c'est à elle et nullement à la nôtre que s'adresse l'épigramme de PIRON.

15° Quel dommage que l'un des plus grands Philosophes, et, peut-être, l'écrivain le plus remarquable du XVIIIme siècle, en l'honneur de qui l'*Assemblée nationale* avait décrété l'*érection d'une Statue*, ayant, sur son piédestal, pour devise : *vitam impendere vero......*, ait aussi exercé contre la Médecine son esprit et ses talents, ou plutôt son inquiétude morale, son humeur bizarre, et, pour mieux dire, son état habituellement maladif.

C'est dans son *Émile* (1) que le Philosophe de Genève a rassemblé tous les *traits* dont il a voulu blesser profondément les Médecins. Examinons avec quelque détail, pour mieux les apprécier, la force d'impulsion à laquelle ils ont obéi, et surtout le degré de trempe et d'acuité du fer qui les termine.

« *Un corps débile affaiblit l'âme*, » dit Rousseau.

D'abord il ne serait pas impossible de prouver que des facultés intellectuelles très-développées, et une force d'âme extraordinaire, ont souvent accompagné les corps les plus chétifs ; tandis que l'intelligence la plus bornée et les sentiments les plus vils se sont souvent rencontrés dans les corps les plus vigoureux, comme on l'a presque toujours observé chez les gladiateurs de l'ancienne Rome : et ensuite, quand bien même cette proposition n'aurait point été un paradoxe, Rousseau aurait dû sentir que le Médecin, pouvant fortifier à volonté le corps dans une foule

_____

(1) *Collection complète des OEuvres de* J.-J. Rousseau. Genève, 1782, in-8°, T. VII. (Émile ou de l'*Éducation*, pag. de 52 à 57.)

de circonstances, aurait eu la faculté de fortifier aussi l'âme, quand il l'aurait voulu dans ces mêmes cas.

D'ailleurs, le Philosophe de Genève, s'il n'eût eu un goût des plus prononcés pour le sophisme, aurait-il pu faire découler de l'*influence affaiblissante d'un corps débile sur l'âme*, le *prétendu empire de la Médecine*? Et aurait-il dû, surtout, regarder *cet Art* comme *plus pernicieux aux hommes que tous les maux qu'il prétend guérir*?

De plus, Rousseau est évidemment ici en contradiction avec lui-même : deux pages plus loin (1), il parle d'une *Médecine qui guérit*.....! Elle existe donc cette Médecine.....? Et néanmoins, non-seulement elle ne serait bonne à rien, mais encore elle serait *nuisible* !

« Je ne sais, pour moi, dit-il, de *quelle maladie* » nous *guérissent les Médecins ;* mais je *sais qu'ils nous* » *en donnent de bien funestes*, la *lâcheté*, la *pusilla-* » *nimité*, la *crédulité*, la *terreur de la mort :* s'ils » *guérissent le corps*, ils *tuent le courage*. Que nous » importe qu'ils fassent marcher des cadavres ? Ce » sont des *hommes* qu'il nous faut, et *l'on n'en voit* » *point sortir de leurs mains*. »

Rien ne saurait attester, mieux que ce passage, combien sont différentes l'une de l'autre, la beauté du style, et la justesse des pensées !

---

(1) *Loc. cit.*, p. 54.

Est-il bien prouvé qu'il n'ait jamais existé de gens *lâches*, *pusillanimes*, *crédules*, et *craignant la mort*, qui, ayant été constamment bien portants, se soient passés de Médecins *toute leur vie*? Serait-ce, par hasard, parce qu'ils ont eu des Médecins, que les animaux faibles, quelle que soit d'ailleurs leur espèce, fuient les animaux plus forts qu'eux, dont ils sont menacés de devenir la proie?

JEAN-JACQUES regarde les Médecins comme *incapables de guérir une maladie quelle qu'elle soit....!*

On croirait presque, en vérité, que, dans un de ses accès de sophisme, il aurait eu l'idée de nous prouver, qu'après un combat meurtrier, ce qu'il y aurait de mieux à faire, serait d'abandonner à eux-mêmes, au lieu de les panser, ou de les opérer, les blessés nombreux qui couvriraient le champ de bataille, pêle-mêle avec les mourants et les morts !

Convenons que cet œuvre de perfection de JEAN-JACQUES, son ÉMILE, aurait été bien avancé, si, ayant une *cataracte*, une *hernie étranglée*, une *luxation*, une *fracture oblique*, une *fièvre intermittente pernicieuse*, ou une *apoplexie*, l'habile précepteur avait jugé convenable de s'en rapporter complètement à la Nature, qui aurait alors été, *seule*, chargée d'opérer cette guérison. La *cécité*, un dégoûtant *anus anormal*, une *difformité gênante et des plus disgracieuses*, un *raccourcissement de membre*, ou une *claudication*, l'*imbécillité*, la *paralysie*, ou la *mort*, eussent été les beaux avantages que l'Élève n'aurait pas manqué de

devoir à l'excellent jugement de celui qui aurait osé
diriger ainsi toutes ses actions.

Une chose que l'on a de la peine à concevoir, tant
elle est singulière, c'est que, dans le même instant,
notre Philosophe *refuse de convenir, et convient néan-*
moins, que les Médecins guérissent : cela résulte évidemment de ces deux membres de la même phrase :
« je ne sais, pour moi, de quelle maladie nous gué-
» rissent les Médecins..... » et de : « *s'ils guérissent*
» *le corps*, ils tuent le courage (1). »

En rapportant l'*avantage d'une guérison que le Mé-*
decin opère à la mort préalable de cent malades (2),
ROUSSEAU regarde comme impossible qu'un jeune Docteur, instruit auprès d'une bonne Faculté, puisse
traiter heureusement le premier malade qu'il rencon-
trera dans la carrière de la Médecine–pratique.... !
L'absurdité d'un pareil raisonnement m'ôte même
l'idée de prendre l'inutile peine de le réfuter. « La
» *Science qui instruit*, dit-il, et la *Médecine qui guérit*,
» sont *fort bonnes* sans doute ; mais *la Science qui*
» *trompe* et la *Médecine qui tue*, sont *mauvaises* (3). »

Si ROUSSEAU n'a voulu attaquer ici que les *mau-*
vais Médecins et les *Maîtres ignorants, paresseux,*
manquant de philosophie, qui n'enseignent rien d'utile
à leurs disciples, nous les lui livrons sans difficulté,
et de la meilleure grâce. Malheureusement on serait

---

(1) *Loc. cit*, pag. 52.
(2) *Ibid.*, p. 53 et 54.
(3) *Ibid.*, p. 54.

tenté de croire, d'après le passage cité, que, du temps de JEAN-JACQUES, le Gouvernement avait ordonné aux Colléges et aux Écoles de Médecine d'enseigner à grands frais, aux Élèves, *la Science qui trompe* et *la Médecine qui tue ;* en leur interdisant l'étude de la *Science qui instruit* et de *la Médecine qui guérit*....... ! ce qui ne peut certainement avoir existé.

Quant à la bizarre idée qu'avait eue ROUSSEAU de demander que la *Médecine*, supposée *infaillible*, vînt auprès des malades *sans le Médecin*, auquel *toutes les fautes devraient être rapportées,* dans cette hypothèse (1), il y a long-temps qu'elle a été appréciée à sa juste valeur, mais particulièrement par CORVISART, et par le Professeur GERBOIN de Strasbourg (2).

Lorsque certains beaux esprits reproduisent cette pensée de ROUSSEAU : *qu'il faudrait que la Médecine vînt sans Médecin*, ils ont tort de s'arrêter en si beau chemin : que n'exigent-ils aussi, comme le disait CORVISART, *que les maladies viennent sans malades ;* et, en poursuivant cette ridicule idée, *que la physique vînt sans Physiciens, les Arts sans Artistes, etc......* autant vaudrait demander *le monde sans personne*....!

Y a-t-il moyen de répondre à cela autrement que

---

(1) *Ibid.*, p. 54.

(2) *Discours sur la Philosophie Médicale, sur sa nature, son étendue et ses limites.* Prononcé à Strasb., à l'occasion de l'ouverture de l'année scolaire, le 8 Brumaire an XIV.

l'ont fait et CORVISART et GERBOIN , en s'écriant : *quelle pitié....* !

Ne trouveriez-vous pas *admirable* le beau conseil que donne JEAN-JACQUES de *n'appeler le Médecin que quand la vie est dans un danger évident ; car alors,* dit-il, *il ne peut faire pis que de tuer....* ? Ne serez-vous pas, en outre, aussi justement surpris qu'effrayès, en le voyant répéter encore, dans la même page (1), que *le Médecin surtout* ne doit être *appelé qu'à l'extrémité....* !

Qui ne sait que bien des maladies ne deviennent plus ou moins promptement mortelles, que parce que les Médecins, appelés trop tard, n'ont pu alors employer efficacement les remèdes qui, plus tôt, eussent été réellement utiles !

Au lieu de présenter, pour ainsi dire, comme des bourreaux, les Médecins qui ne peuvent plus être d'aucune utilité, quand on ne les appelle que pour *constater des agonies,* il serait bien plus rationnel de donner cette qualification aux précepteurs qui, s'avisant d'avoir une opinion sur des matières auxquelles ils sont tout-à-fait étrangers, auraient le tort grave et commettraient la faute, si souvent irréparable, de n'appeler jamais les Médecins, alors que la maladie, ne faisant que commencer, serait, par cela seul, dans un grand nombre de cas, très-facilement curable.

---

(1) *Ibid.*, p. 56.

Il faut bien être le paradoxal ROUSSEAU, pour voir *toute la Médecine* dans l'*Hygiène*, seule partie précisément de cette Science que chacun pourrait le plus facilement connaître sans l'avoir jamais apprise ; et surtout pour ajoûter, presque immédiatement après : « Encore l'*Hygiène* est-elle *moins une science qu'une* » *vertu* (1) ! »

Tel fut ROUSSEAU dans presque tous ses écrits : le *paradoxe*, mais surtout le *sophisme*, forment son principal caractère. Ce goût inné pour les propositions difficiles à démontrer, se manifesta surtout lorsque, à l'occasion du programme de l'Académie de Dijon, qui venait de paraître, ROUSSEAU eut consulté DIDEROT sur le parti qu'il prendrait pour traiter la question : « *Le parti que vous prendrez*, lui dit ce philosophe, *c'est celui que personne ne prendra.* — *Vous avez raison*, répliqua JEAN-JACQUES (2). »

On sait bien d'ailleurs que le caractère de ROUSSEAU était encore aigri par une mélancolie profonde et une maladie de vessie *incurable*. Les maux qu'il éprouvait, et auxquels il ne trouvait point de remèdes, l'exaspéraient encore davantage contre la Médecine et les Médecins.

---

(1) *Ibid.*, p. 57.

(2) La question était conçue en ces termes : « *Si le rétablissement* » *des Sciences et des Arts a contribué à épurer les mœurs ?* » C'est en soutenant la négative avec beaucoup d'éloquence qu'il remporta le prix.

On doit dire cependant, que, malgré ses préventions contre cette science, ROUSSEAU l'a soutenue de
toute son éloquence, en rappelant aux mères un des
plus sacrés de leurs devoirs, et en leur prescrivant
de s'en acquitter du ton le plus propre à se faire
obéir.

Il se repentit, d'ailleurs, sur la fin de sa carrière,
d'avoir *calomnié*, comme il le dit lui-même, *une
science aussi utile à l'Humanité.*

On sait bien que, dans un épanchement de cœur,
il dit alors à BERNARDIN-DE-St-PIERRE : « Si je faisais
» une nouvelle édition de mes ouvrages, *j'adoucirais
» ce que j'ai écrit sur les Médecins : il n'y a pas d'état
» qui demande autant d'études que le leur; par tout
» pays*, ajoute-t-il, *ce sont les hommes le plus véri-
» tablement savants* (1). »

Un bon nombre de ces critiques, pour qui la raille-
rie est un des plus vifs plaisirs de ce monde, et qui
s'étaient malignement empressés de graver dans leur
souvenir ce que ROUSSEAU avait écrit contre la Médecine, quand il était jeune, regardent comme non-
avenu, ou *ignorent*, peut-être même, ce qu'il crut
devoir réellement penser de cette Science, alors qu'il
était vieux !

16° En 1772, GILIBERT, de Lyon, publia, à Neuchâtel (2), un ouvrage intitulé : « *L'Anarchie médi-*

---

(1) Voy. BERNARDIN-DE-St-PIERRE, *Études de la Nature*, T. IV.
(2) En trois vol. in-12.

» cinale, ou la *Médecine considérée comme nuisible à*
» *la société;* » mais, malgré ce que disposerait à
penser la rédaction de son titre, ce livre n'est qu'un
tableau des abus de l'Art, et nullement une satyre
dirigée contre la science : si ç'avait été ainsi, il est
infiniment probable que son auteur, qui était pour
le naturisme et l'expectation en Médecine (1), ne l'aurait point, comme il l'a fait, dédié au célèbre HALLER.

17° VOLTAIRE parlait plus sensément de la Médecine que ne l'avait fait J.-J. ROUSSEAU. Pour être à
même de la bien apprécier, il l'avait attentivement
considérée, tant sous le rapport de l'*Art* que sous
celui de la *Science*; et s'il avait fort bien jugé ce
que les abus de l'Art présentaient de mauvais, ce
que la Science elle-même avait d'excellent ne lui
avait point échappé.

« Il est vrai que régime vaut mieux que Méde-
» cine, dit-il dans son *Dictionnaire philosophique* (2).
» Il est vrai que, *très-long-temps*, sur cent Médecins
» il y a eu quatre-vingt-dix-huit charlatans. Il est
» vrai que MOLIÈRE a eu raison de se moquer d'eux.
» Il est vrai que rien n'est plus ridicule que de voir
» ce nombre infini de femmelettes, et d'hommes non
» moins femmes qu'elles, quand ils ont trop mangé,

---

(1) Voy. sa dissertation : *De naturâ medicatrice*, soutenue à
Montpellier ; voy. aussi l'*Autocratie de la Nature*, ou 1ᵉʳ *Mémoire
sur l'énergie du Principe Vital pour la guérison des maladies chirurgicales. Lyon*, 1785, in-8°.

(2) T. VI, p. 174, édit. de BEUCHOT.

» trop bu , trop joui , trop veillé , appeler auprès
» d'eux , pour un mal de tête , un Médecin , l'in-
» voquer comme un Dieu , lui demander le miracle
» de faire subsister ensemble l'intempérance et la
» santé , et donner un écu à ce Dieu qui rit de leur
» faiblesse. »

Mais VOLTAIRE ajoute immédiatement après :

« Il n'est pas moins vrai qu'un bon Médecin nous
» peut sauver la vie en cent occasions , et nous rendre
» l'usage de nos membres. Un homme tombe en apo-
» plexie , ce ne sera ni un Capitaine d'infanterie,
» ni un Conseiller de la Cour-des-Aides qui le gué-
» rira. Des cataractes se forment dans mes yeux ,
» ma voisine ne me les lèvera pas. »

Comme on le voit , nous avons eu raison de dire
que si VOLTAIRE a reconnu et dévoilé les abus de
l'Art , il a su du moins justement apprécier tous les
avantages de la Science.

18° Vers la fin du dernier siècle, il a paru dans
le *Nouveau Mercure Allemand* , sous le faux nom
d'ARCÉSILAS (1), un article critique *sur la Médecine
considérée comme Science et comme Art,* qui semblerait avoir fait sensation.

Comme , d'après son propre texte, SPRENGEL paraît adopter les idées de ce faux ARCÉSILAS , qu'il aurait dû appeler *pseudonyme* , et non *anonyme* , comme
il le fait , nous allons dire quelques mots en réfutation des principales idées de cet auteur.

_____

(1) 1795 , cah. 8.

Le faux ARCÉSILAS « *révoque en doute la certitude*
» *de l'Art de guérir*..... Il *fait voir*, avec beaucoup
» de pénétration et de finesse, dit SPRENGEL (1), que
» les Médecins *ne connaissent jamais* les *changements*
» eux-mêmes *que produisent les maladies*, et que *la*
» *guérison de ces dernières ne s'opère, dans aucun cas,*
» *d'après des règles scientifiques.* »

SPRENGEL convient cependant que cet ARCÉSILAS
« s'est rendu *coupable de beaucoup d'inconséquences,*
» et de *plusieurs assertions dépourvues de vérité, en*
» *soutenant* que l'*Anatomie est inutile* et la *recherche*
» *des circonstances commémoratives superflue.* »

Nous ne pouvons qu'être étonné du jugement sévère que porte SPRENGEL, sur le savant HUFELAND,
dans cette occasion ; mais nous serions bien plus surpris encore, si, prenant le parti de la Médecine à
laquelle ARCÉSILAS *venait d'enlever le voile magique*
qui couvrait sa nudité, comme le dit SPRENGEL, HU-
FELAND eût répondu, *avec animosité et d'une manière*
superficielle, à un homme aussi facile à réfuter et à
attaquer, que celui dont nous venons de faire connaître les principales idées relatives au sujet qui nous
occupe.

Bien plus, nous sommes réellement affligé de voir
que SPRENGEL traite d'*insensé* un auteur anonyme du
parti d'HUFELAND, qui, dans une de ses réponses

---

(1) *Hist. de la Méd.*, *trad. par* JOURDAN, *revue par* BOSQUILLON ;
Paris, 1815 et suiv., T. VI, p. 387 et 388.

au *pseudo*-ARCÉSILAS, est assez sage pour l'envoyer étudier de nouveau la Pathologie auprès de SPRENGEL lui-même.

Que dire, en effet, à un Médecin qui, *révoquant en doute la certitude de l'Art de guérir*, ignorerait encore que les préparations antispasmodiques ou narcotiques, appropriées aux divers cas, selon la nature des indications, calment les douleurs, comme par enchantement, dans une foule de circonstances? Que dire à un homme de l'Art qui, dans le traitement de certaines fièvres intermittentes pernicieuses, méconnaîtrait qu'avec du bon quinquina, ou les préparations bien faites qu'on en retire, le Médecin prudent et instruit est, pour ainsi dire, maître de guérir ou de laisser périr son malade ?

Les preuves contraires au faux ARCÉSILAS seraient peut-être encore bien plus fortes, bien plus nombreuses, et surtout bien plus palpables, si, au lieu d'avoir été prises dans la Médecine interne, la seule Médecine externe en eût fait tous les frais.

Nous ne pouvons nous imaginer que l'ARCÉSILAS dont il s'agit, quel qu'il fût, pût s'obstiner encore, de nos jours, à *nier la certitude* qui caractérise le *traitement de tant de maladies chirurgicales*, telles que *quelques anévrismes, certaines hernies, luxations, collections de pus tout-à-fait extérieures ; l'extraction* d'un bon nombre de *corps étrangers* presque *sous-cutanés,* etc., etc.

Nous ne voyons pas en quoi pourront offenser l'ex-

cellent conseil, donné à propos, d'*apprendre l'Anatomie, si l'on ne l'a jamais suc, et d'*étudier de nouveau cette première base de la Médecine, pour se la
rappeler, si déjà on l'avait eu apprise* : quand bien
même on y aurait joint l'avis profitable de recom-
mencer les études de Pathologie externe, *vu l'insuffi-
sance ou la nullité de celles qui auraient été faites jusqu'à
ce jour*.

.D'abord Arcésilas a très-grand tort quand il soutient que *nous ne connaissons jamais les changements
que produisent les maladies :* il est des états morbides
dont la partie purement physique, qui les constitue
presque en entier, est, au contraire, *parfaitement
connue :* les luxations, les fractures, les hernies,
l'engagement de certains corps étrangers dans nos ouvertures naturelles, sont de cette catégorie. Et quant
aux maladies internes *sui generis*, dont nous igno-
rons la cause essentielle, et que nous avons le bonheur de pouvoir combattre victorieusement par des
spécifiques, dont nous ne connaissons guère mieux
le mode d'action, il serait fort possible que nous
ne gagnassions pas grand'chose à connaître la cause
essentielle du mal, d'une part, et de l'autre, le mode
d'action intime du remède. Avec de bons spécifiques
pour tous nos états morbides, analogues à ceux que
nous possédons contre quelques-uns d'entre eux, nous
pourrions probablement, sans danger, faire l'aban-
don généreux des connaissances transcendantes dont
il était question il n'y a qu'un instant.

Nous ne pouvons que blâmer ARCÉSILAS, et SPREN-
GEL lui-même qui adopte ses idées, quand il avance :
« *que la guérison des maladies ne s'opère*, DANS AUCUN
» CAS, *d'après des règles scientifiques.* » Malgré tout
le respect justement dû à la mémoire et aux ouvrages
du savant SPRENGEL, nous ne pouvons pas nous empêcher de dire ici qu'une pareille assertion, en fait
de *Thérapeutique Générale*, est une des hérésies médicales les mieux conditionnées qui aient jamais
existé.

Dire que « la guérison des maladies *ne s'opère*,
» DANS AUCUN CAS, *d'après des règles scientifiques*, »
c'est évidemment reconnaître qu'il n'existe absolument aucun traitement, capable de guérir, qui ne
doive être rapporté, *dans tous les cas*, au *seul empirisme* : or, cette idée est par trop arriérée, surtout
dans le XIXme siècle.

Il est à craindre que SPRENGEL n'ait pas plus réfléchi, quand il a écrit, dans ce passage, l'expression
règles scientifiques, qu'il n'a dû le faire lorsqu'il a mis
le mot *anonyme*, au lieu du mot *pseudonyme*, pour
désigner le *faux* ARCÉSILAS.

Nous nous croyons dans l'obligation de dire, nous,
n'en déplaise à l'ARCÉSILAS du *Nouveau Mercure Allemand*, et au savant SPRENGEL lui-même, que tout ce
qui ne peut se rapporter au pur empirisme, en Thérapeutique, constitue, selon nous, les *règles scientifiques d'après lesquelles* le Médecin, réellement instruit,
guérit très-souvent et soulage presque toujours, quoique

Arcésilas et Sprengel aient pensé et écrit que l'*on ne guérissait, d'après ces mêmes règles scientifiques, dans aucun cas*, ou, ce qui revient au même, *jamais* (1).

Il nous suffira de rappeler ici quelques principes fondamentaux de Thérapeutique Générale, pour faire sentir, de bonne heure, qu'il y a peu de mérite de notre part à avoir raison dans une discussion de ce genre, où nos adversaires se trouvent placés sur un terrain défavorable et dans une position gênante, n'ayant d'ailleurs à leur usage que des armes d'un assez mauvais choix.

Loin de penser comme Sprengel, nous dirons, au contraire, que le degré d'estime et de considération, dû au Médecin, est précisément en rapport avec le nombre des *règles scientifiques créées par lui, ou acquises au moyen de l'étude et de la réflexion*, et qu'il doit avoir constamment bien classées et convenablement ordonnées dans sa tête.

Nous voyons, nous, des *règles scientifiques*, suggérant et dirigeant le traitement des maladies, *partout où l'Empirisme aveugle et pur ne se trouve pas*.

Ce sont des *règles scientifiques*, fondées sur des notions physiologiques de solidarité fonctionnelle, qui nous portent à affamer certains malades par une diète sévère, soit pour faire résorber plus facilement des collections séreuses ; soit pour résoudre plus promptement certaines tumeurs ; soit encore pour

_____

(1) Voy. ouvr. cit., T. VI, p. 388, note 2.

faire pénétrer, par les vaisseaux absorbants de la
peau, des molécules graisseuses et métalliques, qu'ils
refusaient d'admettre tant que les malades étaient
nourris aussi abondamment qu'à l'ordinaire.

L'invention et le maniement des instruments de
Chirurgie, ainsi que presque toute la Thérapeutique
Chirurgicale et Tocologique, ne sont que le résultat
ou l'application de *règles scientifiques*, établies lente-
ment et à l'aide d'observations, de réflexions fortes
et soutenues; ou, si l'on veut, la conséquence de considérations philosophiques d'un ensemble de faits plus
ou moins nombreux.

Enfin, les *Méthodes*, soit *naturelles*, soit *analytiques*, si utiles dans le traitement des maladies com-
pliquées et des cas pathologiques les plus difficiles,
ne sont elles-mêmes constituées que par le rapprochement de nombreuses *règles thérapeutiques scientifiques*, pour ainsi dire individuelles, dont les préceptes généraux, appelés, dans nos anciens auteurs,
canons pratiques, ne sont que de rigoureuses déduc-
tions.

Quant aux assertions de l'Arcésilas Germanique,
ayant pour but de présenter l'*Anatomie* comme *inutile* (1), et *la recherche des circonstances commémoratives des maladies comme superflue*.... (2) : il y aurait
une petitesse *enfantine* à descendre jusque-là dans

---

(1) Sprengel, ouvr. cit., T. VI, p. 388.
(2) *Ibid.*

une réfutation. Il nous suffira de rappeler que l'on ne pourrait pas plus être Chirurgien, si l'on ignorait l'Anatomie, que l'on ne serait à même d'être Médecin, si l'on négligeait la recherche des circonstances commémoratives et des nombreuses causes prédisposantes ou occasionnelles qui, dans tant de circonstances, jettent un si grand jour sur le Diagnostic des maladies.

Loin donc d'imiter SPRENGEL, en trouvant *insensé* le conseil donné, par un auteur anonyme, à ARCÉSILAS, *d'aller de nouveau étudier la Pathologie, nous ne pouvons, au contraire, que fortement l'approuver.*

Bien plus, si SPRENGEL eût vécu encore, nous n'aurions pas craint de dire à ARCÉSILAS qu'il aurait agi prudemment en se faisant enseigner la *Thérapeutique Générale* surtout, par un Professeur autre que lui.

La conclusion de tout ceci est facile à déduire.

On voit clairement que si nous nous sentons plein de considération pour une *Philosophie Médicale*, ce n'est certainement ni pour celle de l'ARCÉSILAS Allemand, ni pour celle de SPRENGEL lui-même, quelque disposé que nous soyons d'ailleurs à reconnaître le mérite de ces deux auteurs sous d'autres rapports.

On verra plus tard que ce reproche, fait au savant SPRENGEL, n'était point le seul que nous nous fussions proposé de lui adresser.

Si maintenant nous jetons un coup d'œil d'en-

semble sur les critiques, les épigrammes, les satyres
et les sarcasmes dirigés depuis long-temps contre la
Médecine, et que nous avons rapidement passés en
revue, il sera aisé de sentir qu'en ne tenant compte
que de ce qu'ils offrent de plus raisonnable, ils tendent surtout à faire ressortir : 1° *l'incertitude que
présente la Médecine dans les modes d'action qu'elle
exerce sur le corps humain malade ; et 2° le peu de
fixité que beaucoup de gens croient voir dans les principes fondamentaux de cette science :* argument qui a
été reproduit sur tous les tons, suivant le genre d'esprit et le caractère de ceux qui ont jugé à propos de
s'en servir.

1° Pour ce qui concerne l'accusation d'*incertitude*,
elle est fondée si l'on fait ainsi allusion au défaut de
certitude physique ou mathématique de la Médecine.

Il est positif qu'en Médecine, la *certitude*, par laquelle on se laisse diriger, est constamment un rapprochement de *probabilités plus ou moins nombreuses*,
c'est-à-dire *une certitude morale*, et jamais une véritable
certitude physique ou *mathématique*. Cette dernière est
le caractère exclusif des seules sciences rigoureusement
exactes. Mais quoique la Médecine n'ait pour principe de ses déterminations qu'une *certitude purement
morale*, il ne faudrait pas se laisser entraîner par
quelques esprits superficiels, d'une trempe trop faible pour être juges compétents en pareille matière,
et s'imaginer, pour cela, que la Médecine n'est qu'un
Art tout-à-fait *conjectural*, qui ne constitue point une

Science : on ne disputerait certainement pas le titre de *Sciences* à la *Sratégie*, à la *Politique*, à la *Métaphysique* et à la *Morale ;* et néanmoins la certitude qui leur sert de base et de point d'appui ne diffère en rien de la *certitude de la Médecine*.

Du reste, nous ne laisserons point échapper cette occasion de dire que, malgré tout le soin qu'a eu ALMELOVEEN de s'appuyer sur divers passages de PLATON, d'ARISTOTE, d'HIPPOCRATE, de CELSE, de GALIEN et de Sᵗ AUGUSTIN, pour tâcher de prouver que la Médecine était un *Art* et *non pas une Science*, il lui a été impossible de nous convaincre sur cet objet (1).

2° Quant au *peu de fixité*, ou, si l'on veut, aux *variations que beaucoup de gens croient voir dans les principes fondamentaux de la Médecine*, on trouvera qu'elles ne sont qu'apparentes, si, mettant de côté, une fois pour toutes, les systèmes dont la conception précoce reconnaît pour cause l'intérêt personnel plutôt que l'amour de la vérité, on dirige toute son attention sur ce qui est réellement la *Science*, c'est-à-dire sur la *vraie Médecine*, en étudiant surtout les divers degrés de développement successif qu'elle a présentés, à différentes époques, avant d'avoir atteint le point de perfection auquel elle est arrivée de nos jours. Un beau passage de BACON rendra plus facile l'intelligence complète de cette pensée.

---

(1) Voy. *Inventa nov—antiqua*, *Amsteled.*, 1684, in-8°, *p.* 1 *et seqq.*

« Il y a deux chemins qui peuvent conduire à la
» vérité, dit le Chancelier d'Angleterre. Par l'un on
» s'élève de l'expérience à des axiomes très-généraux ;
» ce chemin est déjà connu : par l'autre, on s'élève
» de l'expérience à des axiomes qui deviennent gé-
» néraux, par degrés, jusqu'à ce qu'on parvienne à
» des choses très-générales. Ce chemin est encore en
» friche ; parce que les hommes se dégoûtent de
» l'expérience, et veulent aller tout d'un coup aux
» axiomes généraux, pour se reposer.

» Ces deux chemins commencent tous les deux à
» l'expérience et aux choses particulières ; mais ils
» sont d'ailleurs bien différents : par l'un on ne fait
» qu'effleurer l'expérience ; par l'autre on s'y arrête :
» par le premier, on établit, dès le second pas, des
» principes généraux et abstraits : par le second, on
» s'élève par degrés aux choses universelles, etc. (1) »

Les Systèmes ou les Doctrines Médicales, établis au
moyen de la première des deux marches que BACON
indique, ont toujours quelque chose de défectueux
dans leur constitution intime : ce sont des syllogismes,
non-seulement tronqués, mais encore vicieux, dans
lesquels, par l'effet d'un grand effort, passant à pieds
joints sur la *mineure*, on se trouve trop éloigné de
la *majeure*, qu'on a presque entièrement perdue de
vue, quand on en tire la conséquence.

---

(1) *Encyclop. méthod.* (Philosoph. anc. et mod.) T. I, p. 301.

Que les systèmes construits de la sorte présentent des inexactitudes, des vices de raisonnement, et des erreurs, quand on les examine en eux-mêmes, et qu'ils soient très-différents les uns des autres, et même quelquefois opposés entre eux, quand on les considère comparativement, il est naturel qu'on s'y attende : cela ne pouvait être qu'ainsi. Il fallait bien que la solidité de l'édifice se ressentît du petit nombre et de la qualité des matériaux que l'on avait employés, ainsi que de la précipitation avec laquelle l'ouvrage avait été fait.

Mais examinons maintenant comment pourraient être, dans leurs divers degrés de développement successif, les Systèmes ou les Doctrines qui auront été construits en suivant l'autre marche.

En poursuivant la même métaphore, nous dirons qu'ici, non-seulement le syllogisme est complet, mais encore que les trois membres réguliers qui le composent sont dans des proportions convenables et parfaitement en rapport entre eux.

Appliquons ces généralités à la Médecine, afin que, plus clairement exposées, elles puissent aussi être plus aisément comprises.

Il n'y a qu'*une seule Doctrine Médicale* qui puisse être rigoureusement construite d'après ces principes : cette Doctrine, qui est *une*, comme la vérité, ne saurait être *multiple* : en suivant la marche dont il s'agit, toute *multiplicité* attesterait, au contraire, ou *inexactitude* dans l'observation des faits sur lesquels les propositions premières auraient été établies, ou *jugement faux* des rapports mutuels qui auraient été observés entre elles, ou, enfin, *erreur plus ou moins grave*, mais toujours *réelle* et *évidente*, dans les conséquences qui auraient été tirées des prémisses.

Après cela, comme, dans cette manière de procéder, *on s'élève de l'expérience à des axiomes qui deviennent généraux par degrés, jusqu'à ce qu'on parvienne à des choses très-générales*, comme le dit BACON, il est aisé de concevoir que, dans cette étude, divers individus, doués d'une force de tête différente, pourraient s'arrêter, dans la possession de la science, à des degrés de différentes hauteurs, sans que néanmoins celui qui aurait complètement embrassé et bien conçu cet ensemble scientifique, dût voir des dissidents imaginaires là où il n'existerait, en réalité, que des progrès plus ou moins avancés dans l'étude d'une science qui, au fond, serait rigoureusement toujours la même.

Gardez-vous de jamais oublier que, dans la pratique de la Médecine surtout, il est des *variations de théorie*, des *changements de moyens thérapeutiques*, des *irrégularités de méthodes*, des *contradictions*, et des *oppositions d'idées doctrinales* qui ne doivent paraître telles qu'au peuple; il suffit d'avoir une éducation libérale, même ordinaire, pour les reconnaître, les juger et les apprécier comme elles doivent l'être. L'homme instruit et initié aux dogmes fondamentaux de la *véritable Doctrine Médicale*, trouvera toujours, dans la connaissance précise et approfondie de l'esprit des diverses méthodes thérapeutiques, tous les arguments dont il aurait besoin pour les justifier, s'il en avait réellement l'intention.

Ce n'est, en effet, que chez des paysans sans éducation ou même sans intelligence, et chez les citadins qui pourraient leur ressembler, que le charlatanisme ou le désir de nuire à un confrère, abusant de la simplicité et du défaut d'instruction des gens, ont pu faire penser que, dans le traitement de certaines maladies, la substitution de l'eau de poulet à l'eau de veau, prescrite d'un ton d'oracle, constituait un véritable changement de méthode thérapeutique.

Mais on sent bien, à plus forte raison, que la conviction des gens du peuple, dans les circonstances dont il s'agit, devient absolument inébranlable lorsqu'ils voient deux Médecins traiter la même maladie par des moyens thérapeutiques *diamétralement opposés;* d'où ils ne manquent pas de conclure, avec empressement, que l'un des deux Docteurs est un *ignorant*, et l'autre un *homme fort habile* : ce qui, dans quelques circonstances, les porte encore *à commettre une double erreur !*

Dans les cas dont il s'agit ici, le Médecin qui, comme on le dit, *sait son métier*, et a de la conscience, ose penser, et même déclarer hautement s'il le faut, dans l'intérêt de la réputation d'un confrère estimable, que, quoique diamétralement opposés par leur nature, les moyens thérapeutiques successivement employés contre le même état morbide, tendent néanmoins vers le même but et remplissent la même indication, puisque c'est l'esprit d'une seule méthode thérapeutique qui les dirige.

Qui ne sait que, pour calmer l'odontalgie, l'application d'une forte chaleur ayant manqué le but que l'on se proposait, l'impression subite de l'eau froide qu'on y substitue réussit quelquefois parfaitement ? Qui ne sait encore que certaines névralgies qui avaient long-temps résisté à des applications émollientes, relâchantes, légèrement anodynes d'abord et plus tard fortement narcotiques, cèdent ensuite à des applications locales fortement excitantes ou irritantes, telles que le vésicatoire, le sinapisme, le cautère actuel (1) ?

Il est évident que, dans toutes les circonstances analogues, des moyens thérapeutiques, même de nature opposée, amèneraient d'une manière égale un résultat avantageux, pourvu qu'ils eussent le pouvoir de causer une impression brusque, énergique et douloureuse, comme tous les moyens thérapeutiques dits *métasyncritiques* ou *perturbateurs*.

C'est par l'effet d'une erreur du même genre, qu'on a pu croire la Médecine des *Anciens* fort différente, dans ses dogmes fondamentaux, d'avec la Médecine des *Modernes*.

---

(1) Voy. la *Gaz. Méd.*, 1836.

On verra moins de variations dans les principes de l'Art de guérir considéré à différentes époques, à mesure qu'on acquerra plus de solide instruction, et que l'on connaîtra l'*Histoire de la Médecine* mieux qu'on ne le fait presque généralement aujourd'hui.

Il y a déjà plus de 40 ans que le célèbre HUFE-LAND sentait tout ce qu'aurait d'important et d'utile une *Thérapeutique comparée*, c'est-à-dire un paral-lèle entre la *Médecine Ancienne et Moderne* (1); mais nous ne sachons pas que ce savant Allemand ait jamais réalisé ce projet.

Avant HUFELAND, BACCHANELLI (2), HEBENSTREIT et BARCKER avaient non-seulement conçu, mais encore *réalisé* cette idée; et depuis que le projet d'HU-FELAND a été divulgué, Guillaume SPRENGEL, mettant à profit un travail que son père avait laissé inachevé, et plus tard William FALCONER, ont fait des publications d'après les mêmes vues.

L'ouvrage de BACCHANELLI, curieux par le rapprochement qu'il fait des sentences aphoristiques des Grecs et des Arabes sur des points importants de Médecine pratique, contient de judicieux préceptes ainsi que des réflexions utiles, et peut fournir des matériaux excellents à qui voudrait traiter le même sujet.

---

(1) Voy. SPRENGEL, ouvr. cit., T. I, préface de M. JOURDAN, p. xxxj.

(2) *De consensu Medicorum in curandis morbis, libri 4. Lutetiæ*, 1554, *in-16.*

HEBENSTREIT a poursuivi ce parallèle dans presque tous les sujets importants de la Médecine, comme on peut le voir par les 32 *specimina* publiés d'abord séparément, et que GRUNER a réunis et livrés à l'impression, à Halle, en 1779 (1).

La comparaison soutenue de Guillaume SPRENGEL, dont M. JOURDAN a publié une traduction à la suite de l'*Histoire de la Médecine*, ne se rapporte qu'à la Chirurgie (2); tandis que celle qu'a publiée William FALCONER, dans les *Mémoires de la Société royale de Médecine de Londres* (3), ne roule que sur *la conformité de la pratique des Anciens avec celle des Modernes, concernant le morbus cardiacus*, qui paraît n'être autre chose que le *typhus nerveux* de SAUVAGES.

Mais BARCKER est, de tous ces auteurs, celui qui s'est fait le plus connaître par son *Essai sur la conformité de la Médecine Ancienne et Moderne dans le traitement des maladies aiguës* (4) : ouvrage digne de la réputation dont il jouit aux yeux des vrais praticiens, quelque circonscrit qu'il soit, puisque l'auteur n'examine cette conformité de doctrine qu'*en ce qui concerne les maladies aiguës*.

---

(1) *Pathologia, etc.* Voyez Biogr. méd., T. V, p. 110.

(2) Voy. SPRENGEL, ouv. cit., T. VIII et IX.

(3) Vol.VI; 1805. *Sketch of the similitary of ancien to modern Practice concerning the* Morbus cardiacus. Voyez-en un extrait dans les *Annales de Littérature Médicale étrangère*, par KLUYSKENS et VRANCKEN, T. III, p. 241.

(4) Trad. de l'Anglais par SCHOMBERG, et commenté par LORRY. Paris, 1768, in-12.

Cet écrit de BARCKER est d'autant plus précieux, qu'il semblerait avoir été spécialement consacré à la démonstration de la *vérité* et de l'*utilité* d'une *proposition pérenne*, ou, si l'on aime mieux, d'un *dogme fondamental de Médecine pratique* que M. le Professeur LORDAT a formulé de la manière suivante :

« La force vitale conserve le système et guérit les
» maladies : le *Médecin* est *habituellement* le *ministre*
» ou le *directeur de cette force*, et rarement son con-
» tradicteur (1). »

Nous dirons, en rappelant une distinction de la plus haute importance, développée par M. LORDAT dans son dernier Cours, que les critiques dirigées contre la Médecine n'ont atteint que *la partie conjecturale de cette science*, et nullement ce qu'elle a de *fixe*, de *permanent*, de *pérenne*, c'est-à-dire de ce qui en constitue le *fond*.

Aussi, disait, avec raison, notre BORDEU : « PLINE,
» MONTAIGNE et autres ne nous ont pas plus ébranlés
» que PÉTRARQUE et MOLIÈRE : toutes leurs décla-
» mations n'ont servi qu'à faire distinguer les vrais
» Médecins de ceux qui ne le sont pas. »

HIPPOCRATE, ou, du moins, comme s'exprime BARTHEZ, l'auteur du livre hippocratique *de Arte*, avait déjà dit justement : « que les détracteurs de

---

(1) 1ʳᵉ *Leçon* du Cours de Physiologie de 1835 à 1836.

» la Médecine ne l'avaient calomniée que parce qu'*ils*
» *ne la connaissaient pas* (1) ! »

Nous examinerons, dans la séance prochaine, si
les épigrammes, les satyres et les sarcasmes dont
nous avons cru devoir tracer un précis historique
succinct et rapide, ont pu affaiblir la juste idée que
l'on devrait toujours avoir de l'*utilité*, de la *dignité*
et de la *haute origine de la Médecine*.

_____

(1) BARTHEZ, Discours sur le Génie d'HIPPOCRATE; in-4°, p. 27.

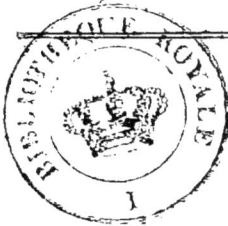

QUATRIÈME LEÇON.

SOMMAIRE.

I. *Utilité* de la Médecine, 1° *par rapport aux grandes réunions d'hommes* : 1° pendant les épidémies ; 2° contre les maladies endémiques ; 3° dans les conseils de recrutement; 4° dans les questions Médico-Légales ; 5° en Police Médicale; 6° en Hygiène Publique et Privée. — 11° *Utilité* par rapport aux individus malades pris isolément : 1° Thérapeutique et ses divisions rationnelles ; 2° appréciation de la santé chez les anciens ; salutations anciennes et modernes ; 3° Médecins, autrefois Rois et Prêtres ; 4° mortalité plus grande chez les peuples manquant de Médecins ; 5° refus d'HIPPOCRATE à ARTAXERCE ; 6° publications de Mémoires par les Sociétés ou Académies de Médecine ou de Chirurgie. — 111° *Utilité* par rapport aux autres Sciences, telles que: 1° la Jurisprudence; 2° l'Économie Politique ; 3° la Psychologie ; 4° la Morale ; 5° les Sciences accessoires ; 6° utilité de la Médecine reconnue de tout temps par les hommes les plus recommandables ; 7° Médecins appelés par les détracteurs de la Médecine, *quand ils sont malades.*
II. *Dignité* de la Médecine. — Médecine unie autrefois au Sacerdoce. — Récompenses, honneurs, priviléges, etc., dont les Médecins ont joui de tout temps ; monuments publics qui leur ont été consacrés. — Ascendant qu'ils ont exercé sur les Rois ou Empereurs. — Considération accordée aux Archiâtres.—Rois Médecins. — Ecrits nombreux sur la *Dignité* de la Médecine.
III. *Haute origine* de la Médecine. — Dieux Tutélaires de cette Science, ou Médecins. — Idée analogue chez les Juifs et les Chrétiens. — Adoption de ce sentiment par FOUQUET.

Les épigrammes, les satyres et les sarcasmes dirigés, tour à tour, contre les Médecins et contre la Médecine, par des Historiens, des Philosophes, des Poètes et des Orateurs, ont été passés en revue, dans les deux leçons précédentes, pour être eux-mêmes sévèrement examinés, critiqués et jugés, parce que nous avons bien senti toute leur importance et tout leur danger.

Quelque indirectes qu'elles fussent, ces agressions n'en tendaient pas moins, en effet, à complètement déconsidérer l'*Histoire de la Médecine*, et à présenter cette Science comme vaine et superflue, en s'efforçant constamment d'affaiblir d'abord, et d'anéantir ensuite, la juste idée que l'on devait se faire de son *utilité*, de sa *dignité* et de sa *haute origine*.

Voyons jusqu'à quel point nos divers assaillants, de toute époque, ont atteint leur but : si, par hasard, ils avaient réussi, ce serait bien la peine à nous d'entreprendre l'HISTOIRE *d'une science inutile à l'homme malade, incapable d'attirer une juste considération à ceux qui l'exercent ou la professent, et indigne de la haute origine que les antiques annales, les anciens Poètes et les Mythologues se sont plu à lui attribuer* dans la nuit des temps.

Nous nous occuperons donc successivement des trois sujets qui viennent d'être indiqués, puisque l'exacte appréciation de l'*Histoire de la Médecine* doit en être la conséquence rigoureuse.

I. Les ennemis de la Médecine sont-ils bien parvenus à prouver que cette Science était *inutile à l'humanité*? Nous pouvons bien répondre à cela qu'il n'est, pour ainsi dire, pas une seule page de l'Histoire de cette Science, et pas une seule visite dans un hôpital de Clinique, qui n'attestent le contraire : mais dans la position où nous sommes, nous ne manquerions pas d'être répréhensibles, si nous nous contentions de ces deux seuls genres de preuves. Nous devons aspirer ici à donner une démonstration moins triviale, et surtout beaucoup plus complète.

Médecine dérive du mot latin *medicari*, qu'il faut traduire par *remédier*, *apporter quelque remède*, plutôt que par *soulager*, ou *guérir*.

Il aurait été à souhaiter que la Médecine eût pu *guérir*, ou même *soulager constamment...*! C'est peut-être parce qu'il a été malheureusement convaincu du contraire, que Frédéric BÉRARD l'a définie : « Une » Science qui guérit quelquefois, soulage souvent, » et console toujours. »

Cette définition, que l'on peut prendre sans danger au pied de la lettre, porte déjà elle seule le caractère d'une grande utilité.

N'aspirant nullement à épuiser un sujet aussi vaste, nous nous contenterons de faire ressortir l'*utilité de la Médecine*, en considérant successivement l'influence qu'elle exerce : 1° sur les grandes réunions d'hommes, c'est-à-dire sur les peuples ; 2° sur les individus isolément ; 3° sur les autres Sciences.

1° 1° Un des États avec lesquels nous avons des relations très-multipliées, devient-il tout d'un coup le théâtre des ravages d'une épidémie contagieuse, la Médecine donne ordre aussitôt de recevoir dans les lazarets, que sa prévoyance avait fait construire d'après ses propres plans, les vaisseaux venant des lieux suspects, qui y subissent les quarantaines dont elle abrège ou prolonge la durée, selon qu'elle le juge nécessaire. A l'intérieur, elle provoque la formation de cordons sanitaires, pour les faire établir ensuite sur les points qu'elle-même a choisis.

Son amour de l'humanité est loin d'être encore satisfait. Elle nous rappelle et excite même, au besoin, nos devoirs envers les Puissances amies, que l'épidémie moissonne, et provoque la formation de ces Commissions Sanitaires, composées de Docteurs et d'Élèves aussi instruits que dévoués, qui vont, au péril de leur vie, étudier la contagion dans son foyer même, afin de pouvoir plus sûrement l'éteindre ; et qui, s'ils manquent leur but, apprennent plus d'une fois à mourir avec résignation et courage, à ceux dont ils auraient voulu prolonger les jours, aux dépens de leur propre existence.

2° La Médecine ne rend pas de moindres services quand elle s'attache à prévenir les maladies endémiques et épidémiques, en maintenant la pureté de l'atmosphère dans les lieux où un grand nombre d'individus se trouvent forcément accumulés, en faisant dessécher les marais, les marécages, les étangs, sources de fièvres graves périodiques, sous des types divers (1); en exigeant la propreté des rues ; en s'assurant de la bonne qualité des boissons et des comestibles, et en choisissant le mode et le lieu des sépultures, après avoir pris toutes les précautions conve-

---

(1) *Vid.* PANAROL ; *vid. et.* LANCISI , *de noxis paludum effluviis, cap. I, p.* 190.

nables pour que des individus, morts *en apparence* , ne fussent point exposés au danger d'être enterrés vivants.

3° Éclairant la juste sévérité des conseils de re-crutement, elle dévoile les maladies simulées des conscrits, désignés par le sort, qui voudraient se sous-traire au service dû à la patrie, en tâchant de faire partir, à leur place, des hommes qui, sans ce méfait, n'auraient pas craint d'être injustement arrachés à leur famille.

4° Les lumières que notre profession fournit sont encore invoquées dans les circonstances délicates où le crime consommé revêt le costume et prend le mas-que des *monomanies homicides, incendiaires*, etc., pour éviter ce glaive de la loi qui manque si rarement alors les victimes qui lui sont dévolues.

5° C'est encore aux lumières de notre Art que s'a-dresse la Morale-Publique, tolérant par force, mais voulant aussi restreindre, autant que possible, dans leur sphère d'activité incessante, certains cloaques sociaux, que la classe dépravée de toute réunion d'hommes a rendu désormais indispensables ; et dont la suppression, brusque surtout, ne manquerait pas de rendre plus communs les crimes que leur main-tien a rendu moins nombreux, sans pouvoir jamais les détruire.

6° Quand bien même l'on n'aurait point senti, de bonne heure, combien la Médecine était utile pour guérir les maux qu'entraînent le luxe, l'abus des

mets exquis , des boissons délicieuses , des plaisirs
énervants de tout genre , en un mot , auxquels la
faible humanité n'est que trop disposée , il est un
point de contact de cette science , sinon avec la Philosophie , du moins avec les Philosophes , qui est certainement un des premiers que ces hommes , adonnés
à l'étude et à la méditation , ont dù nécessairement
apprécier aussitôt qu'ils l'ont aperçu.

Comme CELSE en a fait lui-même la remarque , il
était naturel aux *hommes d'études et de lettres* de s'attacher , avec un intérêt tout particulier , à la connaissance d'une science seule capable de rétablir leur
santé , toutes les fois que les méditations et les veilles
l'auraient trop affaiblie , pour qu'ils *pussent* encore
se livrer à leurs travaux intellectuels.

II° 1° L'utilité de la Médecine ne trouve pas une
démonstration moins évidente , dans la considération
de la Thérapeutique rationnelle qu'elle dirige contre
les divers états morbides des *individus pris isolément.*

C'est ici que la Diététique , la Pharmaceutique , la
Chirurgie et leur sage application constituant les *méthodes naturelles , analytiques* et *empiriques* , si l'on y
joint la *Thérapeutique morale* surtout , rendent des services signalés , au point de paraître quelquefois des
prodiges. Nous ne citerons particulièrement et avec
détail aucune des preuves nombreuses de cette proposition , persuadé que nous sommes que chacun de
nos auditeurs en a une bonne quantité présente à
son esprit. ÉRASISTRATE , arrachant ANTIOCHUS à la

mort, en obtenant de son père SÉLÉUCUS NICANOR , qu'il épouserait sa belle-mère STRATONICE , dont il était éperdument amoureux (1) ; KAAU BOERHAAVE , guérissant les épileptiques de l'hôpital de Harlem , en menaçant de brûler avec un fer incandescent le premier qui aurait une attaque ; l'officier anglais dont parle BOSQUILLON , dans ses savantes notes sur CULLEN , qui , par une colère excitée à dessein , fut guéri d'une fièvre intermittente qu'aucun moyen thérapeutique ordinaire n'avait pu dompter, etc. , etc. : constituent des faits tellement connus aujourd'hui , que les reproduire avec toutes leurs circonstances, serait presque un cachet de stérilité pour un auteur.

Mais, pour être à même de rendre à l'humanité des services de cette importance, le Médecin, ayant fait déjà des études consciencieuses et bien dirigées , ne doit jamais cesser d'étudier l'homme sous les trois points de vue *Physico-chimique, vital* et *moral*, d'abord séparément ; pour profondément méditer ensuite sur les relations qui lient entre eux ces trois ordres de phénomènes indiqués , ainsi que les influences réciproques qu'ils exercent les uns sur les autres.

2° L'utilité de la Médecine a été sentie dans les temps les plus reculés : la manière dont on appré-

---

(1) Ce fait, quoique souvent cité , est loin d'être cependant d'une authenticité qui ne laisse rien à désirer. Voy. Encyclop. méth. (Histoire ANTIOCHUS SOTER , p. 354.) Voy. aussi HOUDART , *Études historiq. et critiq. sur la vie et la Doctrine d'*HIPPOCRATE, *etc. Paris,* 1836 , p. 9.

ciait la santé, chez les Anciens, en est une preuve évidente.

D'après LUCIEN, un des plus anciens peuples connus, les Égyptiens, ne manquaient jamais de faire retentir les salles de leurs festins d'une sorte de chœur sur ces paroles : « ô santé ! tu es le plus grand des » biens (1) ! »

Ὑγιαίνειν, *se bien porter*, était le seul vœu qu'adressait au ciel le brave PYRRHUS, roi d'Épire; et le mystérieux ὑγεια, *santé*, est, pour ainsi dire, l'heureux mot de guet qui, faisant triompher ANTIOCHUS des Galates, ses plus redoutables ennemis, lui mérita le nom de *Soter*, c'est-à-dire *Sauveur*. La *Santé* était regardée, d'ailleurs, comme la plus ancienne des Déesses.

Dans sa *Collection des Sentences*, où se trouvent conservés plusieurs morceaux précieux des anciens Poètes et Philosophes, STOBÉE a consigné la suivante qui est de NICOSTRATE : « La Santé est le plus bel » ornement du corps, le plus précieux des biens, et » celui sans lequel toutes les douceurs de la vie sont » insipides. »

Sanitas tua, a été la manière dont on s'est salué pendant plusieurs siècles en Italie, ce qui rappelait l'usage adopté par les anciens Romains de se saluer en disant *vale* quand ils se quittaient, et de terminer leurs lettres par les mots *valete*, ou *bene valete*. Les

---

(1) Voy. BERNIER, ouvr. cit., p. 15.

anciens Grecs usaient, à Athènes, d'expressions équivalentes (1).

« Dans les provinces méridionales de la Chine, on
» s'aborde avec ces mots : *Y a fan ? avez-vous mangé*
» *votre riz ?* Les Hollandais, regardés comme de grands
» mangeurs, ont un salut du matin commun à tous
» les rangs : *Smaakelyk cèten ? Avez-vous un bon*
» *dîner (2) ?* »

C'est l'extension de cette idée qui fait que, de nos
jours, dans des pays rapprochés du pôle, on se salue
en attirant l'attention de ceux qu'on rencontre et
auxquels on porte de l'intérêt, sur celle des parties
de la figure que le froid menace de faire tomber en
mortification : *prenez garde à votre nez, prenez garde*
à votre oreille.... constituent les salutations en usage
dans ces pays glacés.

« Au Caire, on se demande *comment suez-vous ?*
» parce qu'on regarde une *peau sèche* comme un in-
» dice d'une fièvre mortelle (3). »

Le grave : *como estad usted..... ?* des habitants de
la Péninsule ; et le : *comment vous portez-vous ?* de
nos compatriotes, qui expriment assez bien, l'un la
fierté et la majesté espagnoles, et l'autre la grâce et
la légèreté françaises, ne sont que des expressions

---

(1) Χαίρε ou εὖ πρᾶττε, ce qui revient au *salve* et au *vale* des *Romains.*

(2) Dict. des Orig. (Salut.)

(3) Dict. des Orig. (Salut.)

d'un autre genre , manifestant au fond le même sentiment.

On le sent : cette appréciation de la *Santé* atteste nécessairement, pour les mêmes époques, non–seulement l'existence , mais encore l'utilité reconnue d'une Médecine.

3° On serait tenté de croire que, dans la formation des Sociétés, le gouvernement des affaires, la religion et la Médecine ont été souvent en même temps l'apanage des hommes expérimentés et âgés , qui d'ailleurs ont inspiré le plus de confiance par la sagesse de leur conduite. Eh bien ! nous ne devrions pas être étonnés que, même alors , la Médecine eût pu être réellement utile , quoiqu'elle ne consistât encore qu'en des pratiques superstitieuses , souvent même ridicules, mêlées à un commencement de Thérapeutique *purement morale.*

4° PLINE a dit , et MONTAIGNE a répété d'après lui, que les Romains se passèrent de Médecins *pendant 600 ans.* Mais en cela PLINE , MONTAIGNE et des auteurs plus rapprochés de nous, qui n'ont été que leurs échos sur cet objet, ont commis une *erreur grave.* Jacques SPON (1), DRELINCOURT (2), BAYLE (3), et VOLTAIRE (4) entre autres, remarquent avec raison ,

---

(1) *Recherches curieuses d'antiquité.* Diss. 27, p. 442.
(2) *Apologia medica , p.* 47 , *ed.* 1693.
(3) *Dict. histor. et crit.* (édit. varior.) T. XII , notes sur PORCIUS, p. 279 , col. 1.
(4) *Dict. philos.*, édit. de BEUCHOT , T. V, p. 175.

que PLINE aurait dû dire *plus de* 500 *ans*, ce qui n'est pas la même chose. ARCHAGATUS, premier Médecin Grec, qui, au rapport de PLINE, soit venu à Rome, y arriva, en effet, l'an de la fondation de cette ville 535 (1), 219 ans avant J.-C., un an avant la seconde *Guerre Punique*, sous le Consulat de MARCUS-LIVIUS SALINATOR, et de LUCIUS-ÆMILIUS PAULUS.

Il serait facile de prouver, sans faire beaucoup de recherches, qu'indépendamment des prêtres, qui, chez les Romains, s'occupaient de Médecine, comme semblent l'avoir fait avant eux les prêtres des Égyptiens, et après eux ceux des Gaulois et des anciens Germains, il existait encore, à Rome, de véritables Médecins, dont la profession était bien distincte de toute autre, long-temps avant que le Médecin Grec ARCHAGATUS fût venu se fixer dans cette ville.

DENYS D'HALICARNASSE nous apprend que, pendant la peste de l'année 282 de la fondation de Rome, qui se montra encore plus cruelle dans cette ville que dans tout le reste de l'Italie, aucun secours humain ne procura le moindre succès ; que les pestiférés, *auxquels on prodiguait toute sorte de soins*, périssaient aussi bien que ceux que l'on avait abandonnés, parce que les *Médecins*, *trop peu nombreux*, *ne pouvaient suffire à tant de malades* (2).

---

(1) Et non 534, comme on le dit dans la *Biographie Médicale de Paris* (T. I (ARCHAGATUS), p. 299). — On voit par les *Fastes Consulaires*, que, l'an 534 de la fondation de Rome, c'étaient L.-VÉTURIUS PHILO, et C.-LUTATIUS CATULUS qui étaient Consuls.

(2) *Antiquit. roman., lib. IX, p.* 595.

Mais ce n'est point là la seule inexactitude ou la seule assertion légèrement avancée que l'on soit en droit de reprocher à PLINE. Quand le savant encyclopédiste Latin prétend qu'il était *mille nations* qui, pour n'avoir pas de Médecins, ne manquaient pas cependant de Médecine (1), il aurait été fort en peine de les énumérer, ainsi que le fait remarquer fort judicieusement RICHTER (2). Et puis, il est encore bien plus répréhensible, selon nous, lorsqu'il donne clairement à entendre que l'*on mourait beaucoup moins à Rome quand cette ville n'avait point de Médecins.*

La Médecine, ou plutôt la petite Chirurgie, extrêmement simple, à laquelle ont donné lieu les premières plaies faites accidentellement, surtout quand elles ont été légères, a dû être de bonne heure de la compétence de tout le monde. C'est là ce qui explique pourquoi nous voyons, dans PLUTARQUE, GRYLLUS *regarder comme généralement connu que les Égyptiens étaient tous Médecins.*

Mais autant les blessures, surtout légères, ont été facilement curables dans les premiers temps de formation des sociétés humaines, autant les blessures de quelque gravité ont été funestes, uniquement parce qu'on manquait alors des connaissances médico-chirurgicales qui eussent été indispensables, pour qu'on

(1) *Lib. XXIX, c. I, edit.* Bipont.
(2) *Opuscul. medic.*, *T. II, p.* 406.

pût aisément les guérir (1). VOLTAIRE l'a très-bien senti, quoiqu'il ne fût pas Médecin lui-même, quand il a dit : « Le peuple Romain se passa plus de 500 » ans de Médecins. Ce peuple alors n'était occupé » qu'à tuer, et ne faisait nul cas de l'art de conserver » la vie. Comment donc en usait-on, à Rome, quand » on avait la fièvre putride, une fistule à l'anus, » un bubonocèle, une fluxion de poitrine ? *On mou-* » *rait* (2). »

On demandera peut-être *comment on fait chez les peuples sauvages où il n'existe aucune sorte de Méde-* *cine ?* — On fait, chez ces peuples, ce qu'on faisait chez les anciens Romains à l'époque dont vient de parler VOLTAIRE : *on y meurt.*

Un écrit plein d'intérêt, inséré, par M. PARISET, dans le *Journal Universel des Sciences Médicales* (3), sous le titre de *Médecine des peuples sauvages*, nous apprend que les *morts accidentelles provenant du dé-* *faut de Médecins, sont une des principales causes de* *l'état languissant de la population de ces contrées. Un* *grand nombre de femmes y périssent, elles et le pro-* *duit de leur conception, dans les douleurs de l'enfan-* *tement ;* et si elles sont assez heureuses pour échapper à ce premier danger, il est *commun de les voir, après*

---

(1) Les plaies d'artères considérables ont dû, elles seules, faire périr un nombre infini de blessés qui n'auraient point succombé de nos jours.

(2) *Dict. Philosoph.*, T. VI, p. 175, édit. BEUCHOT.

(3) 3me année, n° 25.

l'accouchement, *succomber à une hémorrhagie* qu'on n'a *ni les moyens*, *ni peut-être même l'idée d'arrêter*.

Des épidémies varioleuses exercent, chez ces peuples, les ravages les plus considérables.

Par l'effet de *fractures*, de *luxations*, de *hernies*, qu'on *n'a point réduites*, des hommes, à la fleur de l'âge, deviennent *infirmes*, *contrefaits*, et quelquefois des *objets de dégoût et d'horreur* pour ceux de leurs semblables au milieu desquels ils passent leur vie.

5° Le refus d'HIPPOCRATE à ARTAXERCE, malgré les brillants avantages que lui proposait ce puissant monarque, est une preuve aussi éclatante de l'amour du Vieillard de Cos pour sa patrie, que de l'immense *utilité* dont la véritable Médecine aurait pu être aux Perses, que moissonnait alors une affreuse épidémie pestilentielle (1).

6° A des époques plus rapprochées de nous, l'utilité de la Médecine trouve sa démonstration dans la publication d'*Histoires et de Mémoires* de Sociétés savantes nationales ou étrangères, dans lesquelles la division consacrée à la Médecine et à ses diverses

---

(1) L'*utilité* de la Médecine, dans les pays en proie à une épidémie meurtrière, n'en serait pas moins incontestable, quand bien même l'authenticité de ce fait serait loin d'être démontrée, à cause du caractère apocryphe de la lettre alléguée par SORANUS, et dans laquelle HIPPOCRATE serait censé avoir écrit lui-même au Roi de Perse par l'intermédiaire de son Satrape HYSTANES (*).

(*) Voy. FRERET, *Chronolog.*, T. VIII, p. 55 et 56; HOUDART, *Étud. historiq. et critiq. sur la vie et la Doctrine d'*HIPPOCRATE. Paris, 1836, in-8°, p. 45 et 50.

branches, occupe une étendue qui s'accroît sans cesse en raison du nombre d'années qui s'écoulent ; publications en tête desquelles la France verra toujours avec orgueil : l'*Histoire et les Mémoires de l'Académie Royale des Sciences*, établie, en 1666, par les soins de COLBERT ; l'*Histoire et les Mémoires de l'Académie Royale de Chirurgie*, fondée par LA PEYRONIE, en 1731 ; les Mémoires de la *Société Royale de Médecine ;* ceux de la *Société Médicale d'Émulation*, fondée en l'an IV; et ceux que l'*Académie Royale de Médecine* publie, de nos jours, pour conserver les travaux originaux de notre époque qui ont été réellement utiles au progrès de la Science, et auxquels elle donne ainsi un caractère d'authenticité.

Nous croyons pouvoir signaler encore comme autant de preuves analogues d'une utilité nationale incontestable, dictées à la fois par l'amour de l'humanité et de la science, ces écrits pleins de Philosophie Médicale, publiés en divers temps par les Écoles de Montpellier (1), de Paris et de Strasbourg,

---

(1) Voyez l'écrit réellement *hippocratique* publié sous ce titre : *Opinion de l'École de Montpellier sur la nature, la marche et le traitement de la fièvre observée dans les hôpitaux de cette commune pendant les six premiers mois de l'an VIII.*, Montp., an VIII, in-4°, auquel MM. ROGERY et CAIZERGUES, alors seulement simples Chefs de Clinique, ont néanmoins tant contribué. — Voyez aussi le Rapport des Professeurs BERTHE et VIGAROUS, et l'opinion de l'École de Montp. sur la maladie des habitants de Villetelle en l'an IX, etc., etc.; auxquels on peut joindre l'excellent Rapport sur le choléra-morbus de Paris, publié en 1834, in-4°, et les nombreux écrits *ex-*

à l'occasion des endémies ou des épidémies qui ont
sévi avec plus ou moins de cruauté sur plusieurs
points du Royaume.

C'est surtout à l'époque critique, mais marquée
par tant de victoires, où l'Europe presque entière
était liguée contre la France, que la Médecine rendit
les services les plus importants. Il ne suffisait pas
d'avoir fait surgir du sol français, et comme par
miracle, des armées de héros : il fallait encore les
défendre contre les épidémies qui eussent pu les faire
périr, par milliers, dans nos hôpitaux ou nos am-
bulances. Il fallait leur procurer au moins l'avantage de n'expirer que sur les champs de bataille,
après avoir fait des prodiges de valeur pour la défense de la patrie, afin qu'ils pussent laisser en héri-
tage une gloire immortelle à ceux de leurs frères
d'armes qui, plus favorisés qu'eux de la Fortune,
devaient avoir le bonheur de leur survivre.

III° Continuant à se développer dans sa sphère d'*utilité*, la Médecine ne s'est pas contentée de prévenir
la formation des maladies, et de les guérir ou de les
rendre plus supportables quand elles s'étaient dé-
clarées : elle a été, pour beaucoup d'autres sciences,
un flambeau à l'aide duquel elles ont pu porter une
vive lumière dans les parties jusque-là les plus obscures de leur domaine.

---

professo sur le choléra de nos divers départements, parmi lesquels
ceux de DELPECH et de MM. DUBRUEIL et RECH occupent un rang
si distingué.

1° Lors de la composition de nos Codes, la Médecine a éclairé le Législateur dans l'établissement de certaines lois de la plus haute importance : il nous suffira d'en indiquer ici deux exemples : 1° la loi qui, prenant en considération les caractères, les conditions et les limites de la *viabilité*, règle l'ordre de l'hérédité dans les familles, et établit nettement les cas où l'*infanticide* a été commis ; et 2° la loi concernant l'appréciation du degré de culpabilité dans certains cas morbides, tels que les passions violentes, l'ivresse, le somnambulisme, la folie, etc.

2° Étudiant fortement les aptitudes *vitales*, ainsi que les dispositions *intellectuelles* et *morales*, et décomposant les passions en leurs actes vitaux et moraux constitutifs (1), la Médecine trace les règles les plus convenables des meilleurs systèmes d'éducation ; devine, fait naître et développe souvent un génie *latent*, qui eût pu rester pour toujours inconnu, même de celui qui le possédait ; et maintient la pureté des mœurs dans ces asiles de piété et de vertus, où les sacrifices journaliers qu'on exige de l'Humanité seraient trop pénibles, si l'on n'avait recours à un régime débilitant et à quelque moyen prophylactique permanent du même genre, unis à une série non interrompue de devoirs intellectuels spéciaux, les plus capables de distraire à leur avantage et d'absorber toutes les facultés de l'âme.

---

(1) D'après les idées de M. LORDAT sur la *Doctrina fœderis animi et corporis*, de BACON.

3° La Médecine éclaire la Psychologie par l'ana-lyse naturelle des actes de la cause à la fois intellec-tuelle et morale, auxquels donnent lieu certains états morbides aussi variés que curieux.

Non-seulement il est des maladies dans lesquelles les facultés intellectuelles sont lésées, les facultés morales restant les mêmes, et *vice versâ*; mais en-core il est des états morbides dans lesquels, tantôt *certaines facultés intellectuelles* sont lésées, les autres restant intactes, ou dans lesquels on voit quelquefois *une même faculté*, la *mémoire*, par exemple, être *excellente pour certaines choses*, et être, au contraire, *fort ingrate pour d'autres.*

Je connais un musicien qui ne peut apprendre qu'avec beaucoup de peine les paroles d'une romance, tandis qu'il retient avec une extrême facilité les airs même très-chargés de notes, qu'il entend exécuter.

Adoptant le système de GALL et ses conséquences rigoureuses, voudrait-on maintenant subdiviser l'or-gane de la mémoire, comme on a déjà divisé le cerveau lui-même, afin d'expliquer ainsi anatomi-quement comment on peut avoir de la mémoire pour un ordre de choses, et n'en avoir nullement pour les autres..... ?

4° On a déjà pensé, avec raison, que le spectacle des infirmités humaines faisant apprécier les biens de ce monde à leur juste valeur, aucune science n'é-tait plus propre que la Médecine à donner des leçons de Philosophie.

« La Médecine, avait déjà dit HIPPOCRATE (1), est
» la chose du monde qui mérite le plus qu'on l'es-
» time, quoi qu'en pensent les ignorants ; elle peut
» rendre un homme *accompli dans l'étude de la sa-*
» *gesse* dont elle est la sœur. »

Combien de fois, en effet, voyant tant de maladies
affreuses et incurables, qui conduisent un si grand
nombre de malheureux dans nos hôpitaux, ne se
rappelle-t-on pas l'exclamation du roi prophète, qui
a servi de texte à un des chefs-d'œuvre du grand
BOSSUET : *vanitas vanitatum, et omnia vanitas....* !

5° PINEL et M. BRICHETEAU ont eu raison de dire que
très-souvent les Médecins ont fait faire des progrès
même considérables aux Sciences que l'on désigne,
assez généralement aujourd'hui, sous la dénomination
de *Sciences accessoires :* telles que la Physique, la
Chimie et la Botanique. Il nous serait facile d'ajouter
un grand nombre de noms à ceux de TOURNEFORT,
BOERRHAAVE, LINNÉ, JUSSIEU et CHAPTAL, que nous
pourrions invoquer comme autant de preuves à l'appui de cette assertion.

6° Les détracteurs de la Médecine n'ont pu empêcher que, de tout temps, des hommes célèbres à divers
titres n'aient eu la plus grande considération pour
cette Science.

---

(1) *Vid.* L. *De lege*, etc.... *Vid. et De decenti ornatu....*

HORACE (1) et QUINTILIEN (2) la mirent sans hésiter au premier rang des Sciences *utiles.*

CASSIODORE regardait la Médecine comme beaucoup plus puissante que les richesses, par cela seul que cette Science faisait bien plus que celles-ci ne pouvaient faire (3).

Un Poëte du XVIme siècle, assez irrévérent envers des institutions respectables, et même des personnages revêtus de caractères sacrés, pour que la Congrégation de l'*Index* mît son ouvrage au nombre des livres hérétiques de la première classe, et que son cadavre ait été exhumé pour être *brûlé* : Marcel PALINGÈNE, dont le vrai nom paraît être Pierre-Ange MANZOLLI, ou MAZOLI, avait néanmoins une haute idée de l'utilité de la Médecine.

Voici comment il s'exprime dans son *Zodiacus vitæ humanæ* :

« *Sit bonus et doctus Medicus, Medicina parabit*
» *Sufficiens lucrum domino*, morbosque fugabit. »

Et il ajoute bientôt après :

« Et revocat multos regnum ad PLUTONIS ituros (4). »

DESCARTES, un des plus grands hommes dont s'ho-

---

(1) *Epist. XII,* v. 5.

(2) *In Declamat.*

(3) « *Ibi nos nititur sublevare, ubi nullæ divitiæ, nullæ dignitates* » *possunt subvenire.* » (CASSIODOR.)

(4) PALINGENII (*Marcel.*) *Zodiacus vitæ, etc.* Roterod., 1722, pet. in-8°. — Les lettres initiales des 29 premiers vers du 1er livre de ce poème forment les noms *Marcellus* PALINGENIUS, et l'épithète *Stellatus*, qui désigne le lieu de sa naissance : *Stellata*, dans le Ferrarais.

norent les temps modernes, qui devança NEWTON
dans les plus sublimes découvertes, disait : « que
» l'âme dépendait tellement du tempérament et de la
» disposition des organes du corps, que, si l'on pou-
» vait trouver un moyen d'augmenter sa pénétration,
» ce serait dans la Médecine qu'il faudrait le cher-
» -cher (1). »

Ne soyons pas surpris, d'après tout ce qui précède,
que, dans un *Rapport au Roi*, publié par le *Moniteur*,
le 31 Octobre 1830, un Ministre n'ait pas craint
d'appeler la Médecine *la plus noble des Sciences*, *la
plus utile des professions*.

Parmi les nombreux écrits en faveur de l'utilité
de la Médecine, nous nous contenterons de désigner
ceux de HOECKEL (2), de KUHN (3), de STAHL (4), de
BEVERWICK (5), auxquels nous réunirons les deux
dissertations soutenues dans la Faculté de Paris par
MM. GARIEL (6) et LEJUMEAU-DE-KERGARADEC (7).

---

(1) Voy. *Dict. des Sc. Méd.*, T. XXXI, p. 386.

(2) *Oratio quod nulla ars reperiatur, quæ rei publicæ aut* utilior
aut necessaria magis quam Medicina. (*Vid. Orat. Argentin. T.
I. Argent.*, 1611, *in-8°.*)

(3) KUHNII (J.-E.) *Medicinæ præstantia et* utilitas, *multis ar-
gumentis comprobata. Marb.*, 1705.

(4) *De* potestate *artis Medicæ. Halæ*, 1712, *in-4°.*

(5) BEVEROVICII *Medicinæ encomium*, *ad calc.* Epistolic. quæs-
tion., etc. *Roterod.*, 1665, *in-8°.* — Trad. en français. Paris, 1730,
in-12.

(6) GARIEL (N.-M.-A.), Essai sur la Médecine et son *utilité*
sociale. Paris, 1804, in-4°.

(7) LEJUMEAU-DE-KERGARADEC (A.-J.), Diss. sur la *nécessité* et
la dignité de la Médecine. Paris, 1809, in-4°.

7° Tout ce qu'on vient d'entendre sur l'utilité de la Médecine est encore renforcé par la docilité avec laquelle les détracteurs de cette Science consultent eux-mêmes leurs Médecins pour suivre scrupuleusement les prescriptions qu'ils en reçoivent, *lorsqu'ils sont malades*. Ce n'est pas alors qu'ils oseraient dire, comme on le faisait du temps de PÉTRONNE, que *la Médecine ne sert réellement qu'à rassurer l'esprit de ceux qui y ont recours*.

Si TACITE nous a appris que l'Empereur TIBÈRE était du nombre de ceux de son époque qui, non-seulement incrédules à l'égard de la Médecine, se moquaient encore de leurs Médecins (1), l'Histoire nous apprend aussi que les railleries de cet Empereur, dont on riait et que l'on approuvait peut-être, tant qu'il était en bonne santé, faisaient bientôt place à une confiance aveugle et sans bornes, aussitôt qu'une maladie un tant soit peu sérieuse venait à se déclarer. BORDEU avait bien raison de dire que les *beaux esprits* qui criaient le plus fort contre nous étaient précisément ceux qui cherchaient avec le plus d'empressement, dans notre art, un soulagement qu'ils ne trouvaient pas ailleurs.

Il ne faudrait pas, malgré tout, être aussi dur envers nos détracteurs malades que le fut MALOUIN contre un de ses clients qui avait tâché de le ridiculiser, tant qu'il s'était bien porté : MALOUIN, appelé par ce satyrique malade, alors pusillanime à faire pitié,

_____

(1) *Annalium*, *lib.* *VI*, 46.

eut d'abord l'idée de refuser d'aller à son secours ; mais bientôt l'amour de son devoir et sa philanthropie l'emportant sur ses répugnances , il se rendit auprès de lui : « *je viens* , lui dit-il, *je vous hais* , » *je vous guérirai, et je ne vous verrai plus.* »

II. La considération dont les Médecins ont joui à presque toutes les époques , les honneurs et les titres qu'ils ont su mériter , et les richesses souvent considérables qu'ils ont acquises par leur seul mérite ; tout ce qui constitue, en un mot , *la dignité de la Médecine* , est la suite nécessaire des services signalés , soit privés, soit publics, qu'ont dû rendre tant d'hommes distingués qui ont consacré leur vie à notre profession.

XÉNOPHON (1) nous apprend que les Chinois attribuaient à un de leurs anciens rois l'invention de la Médecine.

Chez les Païens , la *Médecine* et le *Sacerdoce* ne manquèrent pas d'accroître réciproquement leur dignité , comme le dit J.-P. FRANK (2).

Dans des circonstances où les Médecins avaient rendu des services signalés , les Égyptiens ordonnèrent qu'ils seraient récompensés aux frais du trésor public ; et depuis cette époque , beaucoup de nations , dans des

---

(1) *De Instit.* CYR. , *lib. I.*

(2) *Serm. acad. cit.* , p. 11 et 12. — On a pensé que la dignité de la Médecine avait dû diminuer d'une manière sensible à *l'époque où le culte d'*APOLLON *fut séparé de celui des autres Dieux*.....

occasions analógues , ont cru qu'il était juste, sage et honorable de les imiter.

XÉNOPHON nous apprend encore que CYRUS, qui déjà avait eu soin de pourvoir de Médecins son armée et les villes principales de son Empire , avait aussi attaché à sa personne les plus distingués d'entre eux (1).

Le service que rendit DÉMOCÈDE à DARIUS , fils d'HISTASPE , et à ATTOFFA ou ATOSSA , femme de ce roi et fille de CYRUS , furent cause que DARIUS combla de présents ce Médecin de Crotonne ; le fit même quelquefois asseoir à sa table ; lui assigna , dans Suze , une maison magnifique pour logement ; et voulut que , devenu le canal de ses grâces , sa protection fût un moyen sûr de les obtenir.

HÉRODOTE nous apprend , en outre , que DÉMOCÈDE obtint la grâce de plusieurs Médecins Égyptiens , condamnés à mort pour avoir traité sans succès la maladie du roi , qui était , dit-on (2) , une *luxation* du pied accompagnée de vives douleurs.

PLATON , dans son *Gorgias* , donne le pas sur le Commerce , à la *Médecine* , qu'il reconnaît avoir été *justement considérée dans les temps les plus reculés.*

La conduite admirable d'ALEXANDRE envers son

---

(1) « *Persarum civitatibus dari Medicos jam* CYRUS *curavit, et* » *ipse prœstantissimos ad se accivit.* » *De Instit.* CYR. , *lib. I*, p. m. 29.

(2) Il est infiniment probable que cette prétendue luxation du pied n'était qu'une *entorse*, puisque des calmants suffirent pour la guérir.

Médecin PHILIPPE , d'Acarnie , est généralement connue, et honore autant ce héros que le Médecin qui avait su mériter toute sa confiance. On sait qu'ALEXANDRE , sérieusement malade , ne craignit pas d'avaler , d'un seul trait , un breuvage préparé par PHILIPPE , en lui donnant à lire , à l'instant même , la lettre dans laquelle on lui disait que c'était par ce prétendu remède que son Médecin devait l'empoisonner (1).

Le Discours solennel en l'honneur d'HARVÉE , que MÉAD a consigné dans ses œuvres (2), fait connaître toute la considération dont jouissaient les Médecins, soit dans la Grèce, soit dans Rome ; et la dissertation jointe à ce Discours , atteste l'estime publique dont la Médecine et les Médecins étaient en possession à Smyrne, qui , quoi qu'en aient pu dire d'habiles antiquaires ou numismates, a évidemment fait frapper des monnaies ou médailles en leur honneur (3).

---

(1) *Vid.* Q.-CURT. , *De rebus gestis* ALEXANDRI MAGNI *libri. lib.* III, c. V.

(2) *Oratio anniversaria Harveïana.* **Op. omn.** T. II , p. 485.

(3) Des noms de Médecins célèbres figuraient sur des monnaies de Smyrne, avec les effigies d'ESCULAPE et de la Déesse HYGIE (*Vid.* *Op. omn. cit.*, T. II , p. 501 : *Dissert. de nummis quibusdam à Smyrnœis in Medicorum honorem percussis. Cum fig.*

Supposé que MÉAD ait commis des erreurs graves en rapportant à des Médecins quelques monnaies frappées en l'honneur de *Magistrats* , comme d'habiles numismates ont cru l'avoir démontré depuis , il y en aurait toujours un certain nombre qui n'ont évidemment pour but que de perpétuer le souvenir de Médecins célèbres.

Non-seulement les habitants de Cos firent frapper des médailles en l'honneur d'HIPPOCRATE, comme MÉAD nous en fournit la preuve (1), mais encore, selon PLINE (2), toute la Grèce rendit à ce grand homme des honneurs égaux à ceux qu'elle avait décernés à HERCULE, après l'invasion d'une peste qu'il avait prédit devoir venir de l'Illyrie, et pendant la durée de laquelle le Père de la Médecine rendit les services les plus éminents.

PLINE nous rappelle qu'ARCHAGATUS jouit du *droit de bourgeoisie romaine*, et qu'on acheta pour lui, *aux frais de l'état*, une officine dans le carrefour Acilius, afin qu'il pût y exercer sa profession (3).

SUÉTONE nous apprend même que JULES-CÉSAR voulut que le droit de bourgeoisie fût aussi accordé aux autres Médecins Grecs qui vinrent s'établir dans Rome, après ARCHAGATUS (4); et les inscriptions recueillies par MERCURIALIS, sur des monuments antiques en marbre, nous fourniraient, au besoin, des preuves de cette assertion.

SUÉTONE dit encore (5) que l'Empereur AUGUSTE fit une exception en faveur des Médecins, lorsque, pendant une grande famine, il fut réduit à la dure nécessité de chasser de Rome les étrangers. Il était

---

(1) *Vid. Op. omn. cit.*, T. II, p. 489.
(2) *Hist. nat.*, édit. Bipontin., *lib. VII, p.* 37.
(3) *Vid. et.* MÉAD, *Op. omn.*, T. II, p. 492.
(4) *Vid.* SUET. *in vit.* J.-CÆSAR. 42.
(5) *In vit.* AUG. 42.

réservé à cet Empereur de leur accorder bien d'autres distinctions. ANTONIUS MUSA l'ayant guéri d'une maladie du foie qui avait mis ses jours en danger , AUGUSTE et le Sénat lui accordèrent , outre de grandes largesses qui lui furent faites , le *droit de porter un anneau d'or* , distinction qui jusque-là n'avait été permise qu'aux gens de la première condition. Le Sénat , disent de plus SUÉTONE et DION CASSIUS (1) , lui fit élever une statue d'airain qu'on plaça à côté de celle d'ESCULAPE ; et voulant que les faveurs dont on comblait MUSA ne se bornassent pas à lui seul , mais que tous ceux de sa profession fussent honorés à cause de lui , il étendit à ces derniers le privilége de porter l'anneau d'or (2) , en les déclarant exempts des charges publiques et de tous impôts (3).

Mais , comme le dit un des savants les plus recommandables , CASAUBON (4) , *soupçonner seulement que cette faveur a été accordée jusqu'aux esclaves eux-mêmes, serait une grande folie.* Cela ne peut avoir été fait que parce que l'on aura confondu , les uns avec les autres , des individus qui se mêlaient de l'Art de guérir sous des titres fort différents.

ASCLÉPIADE , de Bythinie , Médecin et ami de CICERON , sut acquérir une si grande réputation , que MITHRIDATE , Roi de Pont , lui envoya des Ambas-

---

(1) *Hist , lib. LIII.*
(2) *Vid.* DION., *lib. III*, p. 592.
(3) Voy. aussi ÉLOY, Dict. cit., T. I, p. 136.
(4) *In dict. vit.* SUET. *C. IV.*

sadeurs pour tâcher de l'attirer auprès de lui ; malgré cela, comme le dit PLINE (1), ces offres, tout honorables et tout avantageuses qu'elles étaient, ne furent point acceptées : ASCLÉPIADE refusa de quitter Rome.

Une ancienne inscription, consignée dans les *Recherches curieuses d'antiquité*, de SPON (2), ferait penser qu'un Médecin nommé CALPURNIUS ASCLEPIADES, probablement arrière-petit-fils de celui de Pruse, aurait rendu quelque service public d'une grande importance, sous l'Empereur TRAJAN, puisqu'il en aurait obtenu la *propriété de sept villes*, pour *ses père et mère, pour lui et pour ses frères*, d'après la traduction que SPON a faite lui-même de ce document historique.

EUSÈBE, Évêque de Césarée, celui que l'on a appelé, à juste titre, le *Père de l'Histoire Ecclésiastique*, nous apprend que GALIEN jouissait d'une si grande considération, à Rome, qu'on lui éleva une statue sous le règne de l'Empereur COMMODE ; et que même la vénération que l'on avait pour ce grand Médecin avait été si loin, que plusieurs le regardaient comme un Dieu, et lui rendaient un culte religieux (3). Aussi ALEXANDRE DE TRALLES lui donne-t-il le titre de *très-divin*.

---

(1) *Hist. nat., lib. VII*, 37 ; *edit.* Bipont. T. II, p. 37.

(2) Dissert. 27. Elle a été reproduite dans ÉLOY (ASCLÉPIADE), T. I, p. 199.

(3) *Vid.* EUSEB. *Hist. Ecclesiast., lib. V*, C. *ult.*

Les priviléges honorables accordés aux Médecins par JULES-CÉSAR et par AUGUSTE, confirmés par les Empereurs VESPASIEN, ADRIEN (1) et ANTONIN (2), furent encore augmentés par les Empereurs SÉVÈRE (3), DIOCLÉTIEN et MAXIMINIEN, et confirmés par les Empereurs CONSTANTIN (4), THÉODOSE et HONORIUS.

L'Empereur JULIEN rétablit quelques-uns de ces priviléges qui, à diverses époques, étaient tombés en désuétude (5).

Aussi, dans ses savantes *Dissertations*, SPON rappelle-t-il que les Médecins fort considérés, à Rome, furent souvent les amis intimes des Empereurs.

A l'époque où DAMASCIUS, de Syrie; SIMPLICIUS, de Cilicie; EULALIUS, de Phrygie; PRISCIEN, de Lydie; DIOGÈNES et HERMENIAS, de Phénicie; et Isidore GAZA, qui enseignaient à Athènes, avaient été con-

---

(1) *Leg. ult.*, § *ff*, *de mun. et hon.*

(2) *Leg.* 18, § *ult. ff*, *de mun. et hon.*

(3) *Annonas Medicis ex publico addidit.* JULIANI *Ep. XLV. Opp.* p. 426.

(4) Un rescrit (*rescriptum*) de l'Empereur CONSTANTIN dispense les Médecins, et surtout les Archiâtres, leurs femmes, leurs enfants et leurs propriétés, de toute obligation et contribution publiques; de fournir des logements aux étrangers; de s'occuper de soins autres que ceux de leur profession; défend en outre qu'ils soient traduits en jugement, et ordonne que l'on punisse sévèrement quiconque leur ferait le moindre outrage. (*Leg. VI, Cod. de Profess. et Medic.*)

(5) *Vid.* JULIANI *Epist. XVII, Opp.* p. 384. SUIDAS, T. II, p. 711. — *Vid. et.* J.-P. FRANK, *Serm. academic. De civis Medici in republica conditione atque officiis ex lege præcipuè erutis; in* Delect. *opusc. medic.*, T. II, p. 31.

traints, par la cupidité et l'intolérance de JUSTINIEN, de se retirer à la Cour du roi de Perse, ces savants surent inspirer dans ce nouveau pays une si grande estime, que *ce fut à la seule considération du Médecin Grec* TRIBUNUS, *que* KOSROËS *accorda une suspension d'armes à* JUSTINIEN (1).

Nous ne pouvons nous dispenser d'indiquer ici combien sont honorables et flatteuses les distinctions qui furent l'apanage des *Archiâtres* depuis leur institution, ou des Médecins Principaux, qui, attachés à des Monarques sous des noms divers, ont été en tête de la Médecine des royaumes.

D'après une des inscriptions que le savant GRUTER a consignées dans son recueil (2), VESPASIEN semblerait être le premier qui aurait eu un *Médecin supérieur*, en donnant, à T.-Fl. PÆDERATES ALCIMIANUS, le titre de *Superpositus Medicorum*.

Ce premier Médecin, aussi appelé *Archiatrorum Comes*, jouissait d'honneurs aussi considérables que ceux qui étaient dus aux généraux d'armée.

Chez les Wisigoths, malgré le défaut de civilisation de l'époque, et l'institution de certaines lois d'une barbarie révoltante (3), THÉODORIC avait cependant fait des efforts afin d'accroître la considération

---

(1) Voy. PRUNELLE, Disc. cit., note XI, p. 100.

(2) *Vid.* GRUTER *inscript.*, T. I, p. DXXXI, *inscr.* 7.

(3) *Vid. 4. tit., lib. XI, leg. Wisigoth. apud Lindinbrog.* Cod. leg. antiq. *Francof.*, 1612, in-f°, 204-205.

que l'on avait pour la Médecine, à l'aide des préro-
gatives dont il avait entouré la charge de *Comte des
Archiâtres.* On en trouvera la preuve dans la formule suivie lors de l'élection de ces *Comtes d'Archiâtres,* conservée par CASSIODORE (1), publiée, avec
un Commentaire (2), par le savant MEIBOM, et que
l'on retrouve encore dans le *Sermo Academicus* de
J.-P. FRANK déjà cité (3).

On connaît quelle a été la considération attachée,
dans des temps moins éloignés de nous, à la charge de
Médecin Ordinaire ou Médecin Consultant des Rois ou
Empereurs, ainsi que les titres honorables de *Baron,*
de *Conseiller d'État,* de *Conseillers Intimes,* etc., etc.,
que leur ont mérités leurs services (4); et l'on sait
quelle est, de nos jours, la haute estime dont jouis-

---

(1) *Variar. lect. VI, form.* 19, *p.* 207. *Vid. et.* LAMPE, *Dissert.
historico-juridica de honore, privilegiis et juribus singularibus Medicorum, p.* 43.

(2) J.-H. MEIBOM. *magni* AURELII CASSIODORI *formula Comitis
Archiatror. commentariis illustrata, Helmstadii,* 1668, *in-*4°.

(3) *In Delect. opusc. med.,* T. II, p. 38 et 39.

(4) Quelquefois le bonheur des Médecins de Rois a été loin d'être
sans nuage.

Après la mort d'EPHESTION, ALEXANDRE fit détruire le Temple
d'ESCULAPE, et crucifier un Médecin nommé GLAUCIAS, parce qu'il
n'avait pas voulu quitter un Spectacle Public, pour se rendre auprès
de ce favori pendant sa maladie. (Voy. LE GENDRE, ouvr. cit., T.
I, p. 642 et 643.)

AUSTRIGILDE, Reine de Bourgogne, atteinte de la peste, voulut
que, si elle succombait, son Médecin fût mis à mort; et GON-
TRAN, son époux, eut la cruauté d'exécuter un ordre aussi barbare!
(*Vid.* GREG. TURON., *lib. V, C. XXXVI.*)

sent les *Inspecteurs-Généraux du Service de Santé ;*
et les Créateurs de l'Enseignement Médical dans certains États, où, comme CLOT-BEY auprès du Vice-
Roi d'Égypte , ils occupent ensuite les emplois les
plus distingués.

Mais, bien plus, il n'est presque pas d'Annales de
peuples civilisés qui ne nous fournissent des exemples
de *Rois Médecins.*

On peut voir, dans les ouvrages d'André CLEYER (1)
ou plutôt dans les traductions du père Michel BOYM (2),
ce qui concerne les Empereurs Chinois considérés
sous ce point de vue.

On trouvera des détails sur les Rois d'Égypte qui
ont été Médecins , dans EUSÈBE (3), George SYN-
CELLE (4), Joseph SCALIGER (5), et BERNIER (6) entre
autres.

PLUTARQUE (7) et Fr. PATRICIUS (8) nous disent que
le goût qu'ARISTOTE avait su inspirer à ALEXANDRE

---

(1) *Specimen Medicinæ Sinicæ,* etc. *Francofurt.* , 1682, *in-4° ;
Clavis medica ad Chinarum Doctrinam de pulsibus. Francofurt.* ,
1680 , *in-4°*.

(2) André CLEYER « n'a fait que publier sous son propre nom la
» traduction des livres Chinois de WANG-CHOHO et de quelques au-
» tres , faites par le Jésuite Michel BOYM. » (DEZEIMERIS, etc.)

(3) *Op. cit.*

(4) *Chronographia græco-lat.* Paris , 1652 , in-f°.

(5) *Vid. Canon. Isag. Chronol.* Jos. SCALIG. *ad calcem* EUSEBII.

(6) Ouv. cit. , p. 29. — *Vid. et. Ephem. nat. cur.* cent. VIII,
obs. I. (*Medicina à Regibus Ægypti culta.*)

(7) *In vit.* ALEXANDRI.

(8) *Discus. peripat.* , T. I, p. 3.

pour la Médecine, surtout à une époque où le Médecin Philosophe avait guéri ce héros d'une maladie très-sérieuse, fut tellement prononcé, qu'ALEXANDRE voulut attacher la plus grande considération à la Médecine, et qu'il l'étudia lui-même avec assez de soin, pour posséder bientôt des connaissances théoriques et pratiques très-étendues.

L'étude des plantes vénéneuses et des moyens capables de prévenir ou de détruire leurs effets sur l'économie, étude à laquelle ATTALE, dernier roi de Pergame, et le fameux MITHRIDATE consacrèrent une partie de leur vie, a fait assez généralement regarder ces deux rois comme Médecins. Aussi a-t-on soupçonné que c'était uniquement par *jalousie de métier* (comme on le dit vulgairement) qu'ASCLÉPIADE, de Bythinie, n'avait pas voulu s'attacher au roi de Pont (1).

Quant à notre roi LOUIS IX, que son courage, excité par un intérêt général, faisait regarder comme le modèle des guerriers, et que ses vertus firent ensuite placer au rang des Saints, il devait certainement sentir toute la *dignité* de la Médecine, lui qui, ayant fait construire l'hôpital S'-Nicolas, de Compiègne, *voulut panser de sa propre main le premier*

---

(1) *Vid.* PLUTARCH. *vit.* DEMETR., p. 897. — GALEN. *De antidot.*, *lib. I*, p. 425; et *de composit. medicam. sec. genera.*, *lib. I*, p. 324. — ORIBAS. *Synops. ad* EUSTATH., *lib. III*, p. 70. — MARCELL. Empiric. *de composit. medicamin.*, c. *XXII*, p. 342.

blessé qui y fut reçu (1) : beau prélude de cette cha-
rité chrétienne qui devait plus tard, sous les murs
de Damiette, lui faire panser, avec plus de zèle encore, les plaies pestiférées de ses propres soldats (2) !

S'il n'est plus permis de croire aujourd'hui, comme
on a pu le faire encore du temps de DULAURENT (3),
que les Rois de France avaient *seuls* le privilège de
guérir les écrouelles en *touchant ceux qui en étaient at-
teints*, on sera toujours forcé de reconnaître que ce
n'a pu être que l'idée exagérée de la *dignité* de l'Art
de guérir, qui a porté l'imagination à doter les Rois
de France d'un prétendu privilège, auquel on n'ajou-
tait foi qu'à force de superstition.

L'Histoire nous apprend que plusieurs Souverains
Pontifes avaient exercé la Médecine avant leur exaltation, et que d'autres n'ont pas dédaigné de s'appliquer à l'étude, et en quelque sorte à la pratique de
cette Science, malgré la charge éminente dont ils
étaient revêtus.

Ainsi que le dit ÉLOY (4) : « on trouve, dans le IVme
» siècle, St EUSÈBE, fils d'un Médecin, et Médecin

---

(1) Voyez : *Dissert. Chirurgico-Légale, etc. Montp.*, 1790, *in-8°*.
(Par DUPIN, p. 2.)

(2) Cette circonstance me rappelle une bonne Dissertation, soutenue sous la présidence de HEYNE, intitulée : *De Medicis heroïbus atque heroïbus Medicis.* Viteberg., 1755.

(3) *De mirabili strumas sanandi vi, solis Galliæ regibus con-
cessa.* Paris, 1609.

(4) Ouvr. cité. Papes qui ont été Médecins.

» lui-même; dans le XIIIme siècle, JEAN XXI, grand
» sectateur de la Doctrine des Arabes, et qui avait
» été Médecin de la Faculté de Montpellier. Il a com-
» posé quelques ouvrages, entre autres celui intitulé :
» *Le Trésor des pauvres* (1). NICOLAS V, qui siègeait
» dans le XVme siècle, est mis au nombre des Méde-
» cins par le Jurisconsulte TIRAQUEAU. PAUL II, qui
» fut élevé au Pontificat dans le même siècle, *allait*
» *voir les malades, leur ordonnait des remèdes, leur*
» *prescrivait généralement tout ce qui convenait à leur*
» *état, et le leur fournissait d'une main également in-*
» *telligente et libérale.* »

On sait que la Convention Nationale appela dans
son sein plusieurs Médecins honorables, persuadée
qu'elle trouverait dans leurs têtes les lumières dont
elle avait besoin ; et personne n'ignore que, sous
l'Empire, on distingua toujours parmi les Sénateurs
les savants et ingénieux Médecins, CABANIS et CHAPTAL.

Nous ne devons point être étonnés, d'après cela,
qu'il ait été publié un grand nombre d'écrits sur la
dignité de la *Médecine*. Nous ne ferons qu'indiquer les

---

(1) Cet ouvrage a été aussi attribué à JEAN XXII par quelques
Historiens (*) qui l'ont cru *Médecin*, et auteur, en outre, de traités
sur les *Maladies des yeux*, sur la *Formation du fœtus*, sur la *Goutte*
et sur l'*Hygiène*. (Voy. FELLER, Dict. histor.)

BERNIER nous apprend que déjà, de son temps, on pouvait citer
10 Cardinaux, 3 Archevêques, 23 Évèques, etc., etc., comme ayant
écrit sur la Médecine ou exercé cette profession.

(*) VINK entre autres, *Vid. Amœnitat. philologic.* § III, cap. IV.

plus importants d'entre eux , en désignant ceux de Melch. FEUDIUS (1) , Casp. PEUCER (2) , Jac. JO-KISSI (3), Gregor. BERSMANN (4), Andr. TIRAQUEAU (5), HASE (6) , FADLO (7), CORTES (8), BRENDEL (9) , MOSER, G. KIRSTEN , Jac. BALDE , HELWICH , CHOMEL , HO-BOKAN , Ant.-Fred. BERTINI , HOFSTETTER , GOELICKE, GOLDNER, VOGEL, BODIN , ENKE , et enfin Wolfg. LAZ.

III. Les deux premières parties de notre sujet ayant dépassé les bornes que nous avions d'abord établies , nous nous contenterons de quelques mots seulement sur la *haute origine de la Médecine* , qui , d'ailleurs , a été très-bien traitée dans un grand nombre d'excellents écrits généraux , tels que ceux de BERNIER , LECLERC , BARCHUSEN , SCHULZE , SPRENGEL , etc.

A cette énumération , nous ajouterons : L'écrit plus spécial de HUNDERTMARK , *sur les principaux Dieux tutélaires de la Médecine , chez les Grecs et les Romains* (10), où il est démontré , par l'existence au-

---

(1) *De utilitate et* dignitate *artis Medicæ. Viteb.*, 1548.

(2) *De dignitatis artis Medicæ. Viteb.*, 1562.

(3) *De dignitate Medicinæ. Fr.*, 1563.

(4) *De dignitate et præstantiâ artis Medicæ. Lips.*, 1571, *in-4º.*

(5) *De Nobilitate , cap. XXXI.*

(6) *Diss. de præstantiâ , utilitate et dignitate, etc., studii medici. Regiom.*, 1612.

(7) *Diss. de jure et privileg. Medicor. Basil.*, 1618.

(8) *Apologia por la Medicina. Madrit.*, 1631.

(9) *Dissert. de Medicinâ arte nobilissimâ , etc., etc.*

(10) HUNDERTMARK (Car.-Fred.), *Exercitatio de principibus Diis artis Medicæ tutelaribus apud veteres Græcos atque Romanos. Lipsiæ* , 1735, *in-4º.*

thentique d'anciennes médailles , que HERMÈS , ISIS , CYBÈLE , SÉRAPIS, BACCHUS, ARABUS, MINERVE, DIANE, le Centaure CHIRON , PROMÉTHÉE , TÉLESPHORE , APOLLON , ESCULAPE , HYGIE et PANACÉE , ont été les Divinités fondatrices et tutélaires de la Médecine , d'après la persuasion de ces deux anciens peuples ;

Celui du célèbre Dan. VINK (1) , où l'auteur prouve que , loin d'être les premiers peuples qui eussent assigné une origine divine à la Médecine , les Romains et les Grecs n'avaient fait en cela qu'imiter les Phéniciens et d'autres anciens peuples , qui tenaient eux-mêmes des Égyptiens ces antiques inventions ;

La Dissertation de J.-Dan. MAJOR , sur le Dieu Sérapis (2) ;

Celle de Guillaume MUSGRAVE , sur la *Déesse de la Santé* (3) ;

Celle de Jun. PERRINI (4) , et celle qui a été soutenue sous la Présidence de REINHARDT (5) , sur NEPTUNE , *Médecin ;*

---

(1) *Sect. I, capit. I : De Diis artis Medicæ inventoribus;* dans son excellent ouvrage intitulé : *Amœnitates philologico-medicæ , in quibus Medicina à servitute liberatur. Traject. ad Rhen.,* 1730.

(2) SERAPIS *radiatus Medicus Ægyptiorum Deus ex metallo et gemma. Kil.,* 1685.

(3) *Diss. de Deâ Salute, in quâ illius symbola templa , statuæ , nummi, etc., exhibentur. Oxoniæ ,* 1716, in-4°.

(4) NEPTUNUS, *seu de tutela Medicinæ. Rom.,* 1739.

(5) *De* NEPTUNO *Medico. Erlang.,* 1768.

Les savantes Dissertations de J.-A. SÉBIZ (1), de
SCHWARTZ (2), de GUNZ (3) ; ainsi que le Discours
de Van SEVER (4), et l'écrit de J.-H. JUGLER (5),
sur ESCULAPE ou HYGIE ; auxquels nous pourrons
joindre encore la Dissertation de SCHLOSSER (6), sur
les *Divinités Romaines qui présidaient aux accouchements.*

Beaucoup d'anciens auteurs, Poètes, Orateurs,
Historiens, professaient pour les Médecins la plus haute
considération.

HOMÈRE, dans son Iliade, préfère, sans balancer,
un Médecin à plusieurs Héros.

La Science d'HIPPOCRATE était si admirable, que
PLUTARQUE a osé croire qu'elle était un *présent des
Dieux.*

Dans son hymne si poétique en l'honneur d'APOL-
LON, CALLIMAQUE, ce Prince des Poètes élégiaques
de l'Antiquité, n'a pas craint de dire que c'*était de
ce Dieu* que les Médecins tenaient le *pouvoir qu'ils ont
de retarder l'instant de la mort.*

---

(1) *Dissert. de* ÆSCULAPIO *inventore Medicinæ. Argentor.*, 1669,
in-4°.

(2) *De* ÆSCULAPIO *et* HYGEA *Diis* φιλανθρωπεις. *Altdorf.*, 1725.

(3) *Diss.* Δαιδουχιας *in Sacris* ÆSCULAPII. *Lips.*, 1737.

(4) *Oratio de Honoribus* ÆSCULAPIO *habitis. Goudæ.*, 1749.

(5) *Analecta ad mythum de* ÆSCULAPIO *spectantia.* (*Academ.
Gotting. proposita.*) *Gott. Anz.*, 1800, p. 841.

(6) *De Diis obstetricantibus et circà partum recens editum occu-
patis, ex antiquitate romanâ. Fr.*, 1767.

Dans ses *Tusculanes* (1), CICERON rapporte l'*Origine de la Médecine aux Dieux*.

Selon Claude CLÉMENT (2), le Medecin PHILON n'appelait pas seulement certaines préparations pharmaceutiques *royales* (*regias*), mais encore Θεῶν χεῖρας (*Deorum manus*), *mains des Dieux*.

Quant à MACROBE (3), il place beaucoup au-dessus des autres Sciences la *Médecine*, qu'il regarde comme *sacrée*.

Il est à remarquer que les Païens, les Juifs et les Chrétiens reconnaissent à la Médecine une origine céleste toujours la même, quoique leur manière d'exprimer cette idée fût différente.

« *Dieu*, dit le sage fils de SIRACH, *a créé la Mé-*
» *decine* (4). »

Pourrait-on ne pas trouver ces idées des Païens et des Juifs représentées d'une manière équivalente dans le Christianisme, quand on voit S' AUGUSTIN forcé de reconnaître que c'est à *Dieu seul* que doit être attribuée l'*origine de la Médecine* (5), et le savant AL-

---

(1) *Quest. lib. III*, *Cap. I.*

(2) *Mus. et Bibliothec. extructio*, *instructio*, etc., *p.* 342.

(3) *Saturnal.*, *lib. I.*

(4) Quelques auteurs recommandables, à la tête desquels on peut placer DELIUS (·), ont regardé JÉSUS, fils de SIRACH, auteur de l'*Ecclésiaste*, composé vers l'an 234 avant l'ère chrétienne, non-seulement comme Philosophe, mais encore comme *Médecin*.

(5) « *Corporis Medicina si altiùs rerum originem repetas non in-*

(·) *Synopsis introductionis in Medicinam universam ejusque historiam litterariam. Erlang.*, 1779, in-8°, p. 16.

BERTI (1) rapporter l'institution primitive de la Médecine à l'*Être Suprême*, en nous rappelant que STAHL avait intitulé une de ses Dissertations : *De Deo veræ Medicinæ autore*.

C'est là sans doute encore le motif pour lequel BOERNER n'a pas craint de considérer St COSME et St DAMIEN comme les protecteurs de la Médecine, dans une Dissertation publiée vers le milieu du dernier siècle (2).

Aussi FOUQUET, dans son beau *Discours sur la Clinique* (3), termine-t-il son éloge du grand homme, qui n'était encore, en l'an XI, que *le Premier Magistrat de la République*, par une éloquente allocution, dans laquelle, après avoir demandé à la *Science Sublime de la Médecine*, et à *la Divine Hygiène*, la prolongation de la vie d'un si beau Génie, tout à la fois Artiel, Scientifique, Militaire et Législateur, il s'écrie : « en conservant à la France son Héros, aux » Arts et aux Sciences leur Protecteur et leur appui, » tu n'auras jamais été plus digne de ton *Origine Céleste* et des hommages des mortels. »

» *venitur undè ad homines manare potuerit, nisi à Deo, cui rerum* » *omnium status, salusque tribuenda est.* » (*Ad lib.* 3. *De civit. Dei, Cap.* 12 *atq.* 17.)

(1) *Introductio in universam Medicinam, etc.* Hall., 1718, *in-4°.*

(2) *Commentatio de* COSMO *et* DAMIANO *artis Medicæ Diis olim et adhùc hodiè hinc illincque tutelaribus.* Helmst. 1751.

(3) *p.* 61.

CINQUIÈME LEÇON.

Afin de présenter les faits si variés que nous allons faire passer sous vos yeux, dans un ordre qui permette plus facilement de les distinguer l'un de l'autre, et de les classer plus aisément dans la mé-

moire, nous aurons recours aussi à l'établissement
d'un certain nombre d'*Époques* ou *Périodes*.

Nous dirons même que nous nous sommes trouvé
naturellement disposé plutôt à les multiplier en les
subdivisant, qu'à réduire leur nombre en les faisant
rentrer les unés dans les autres, parce que cette multi-
plication de jalons, établis dans le vaste champ d'une
matière scientifique, nous a paru avoir de très-grands
avantages que n'accompagnait aucun inconvénient
réellement digne d'être pris en considération.

Ce sera donc dans l'intérêt de la matière et des
auditeurs eux-mêmes, que nous établirons *Huit Époques*
ou Périodes principales, c'est-à-dire, autant de lignes
de démarcation bien distinctes, entre les divers temps
de l'*Histoire de la Médecine*. Nous tâcherons de rendre ce Tableau complet, au moins en ce qu'il aura
d'essentiel, quoique d'ailleurs nous ayons été dans
l'obligation de le présenter fort en raccourci.

La Première Époque comprendra les temps antérieurs à HIPPOCRATE; la Deuxième, les siècles qui
se sont écoulés depuis HIPPOCRATE jusqu'à GALIEN;
la Troisième, depuis GALIEN jusqu'à la fondation de
l'École de Montpellier, en 1220 (1); la Quatrième,
depuis 1220 jusqu'à la révolution tumultueuse de
PARACELSE, en 1526; la Cinquième, depuis le temps
auquel florissait PARACELSE jusqu'à la découverte de

---

(1) Voy. ASTRUC, *Mém. pour servir à l'Hist. de la Fac. de Méd.
de Montp. Paris*, 1767, in-4°, p. 17.

la circulation, par HARVEY, en 1619. Les trois autres divisions seront les divisions naturelles des années elles-mêmes, c'est-à-dire les limites des XVIIme, XVIIIme et XIXme siècles, auxquels nous rapporterons, par ordre chronologique, les découvertes, les événements les plus remarquables, ainsi que les Doctrines et Systèmes, fort nombreux, qui leur appartiennent respectivement.

En agissant d'une manière différente, nous aurions été nécessairement contraint de multiplier beaucoup trop les époques.

Ire ÉPOQUE. Comme le dit LE GENDRE, dans son *Traité historique et critique de l'opinion* (1) : « il ne » nous est presque resté que des fables sur l'inven- » tion de la Médecine. »

ESCHYLE l'attribue à PROMÉTHÉE ; PLINE et EUSTHATE, au Centaure CHIRON ; VIRGILE, à ESCULAPE ; OVIDE (2) et la plupart des autres Poètes, à APOLLON.

Les Tyriens, selon PLUTARQUE (3), donnent l'honneur de l'invention de la Médecine à AGÉNOR. DIODORE de Sicile le rapporte à ISIS ; St CLÉMENT d'Alexandrie, à APIS, l'une et l'autre Divinités Égyptiennes, comme on le sait.

Nous laisserons de côté toutes les rêveries scientifiques mystérieuses ou sacrées de l'ancienne Grèce,

---

(1) Paris, 1758, in-12, T. I, p. 600.
(2) *Metamorphos.*, *lib. X.*
(3) *Symposiac.*, *lib. III*, *quæst. I.*

de l'antique Égypte, et de plusieurs vastes régions
Orientales, peut-être encore plus anciennes, qui
nous présentent des Princes, des Sages, ou des Héros
des époques les plus reculées, comme étant devenus
assez parfaits pour avoir été justement élevés au
rang des Dieux.

« Dans son enfance, la Médecine, dit Fouquet (1),
» fut, comme aujourd'hui, l'expression active de cette
» touchante sensibilité, et de ce sentiment puissant
» qui, sans délibération, entraîne, transporte l'hom-
» me vers l'homme souffrant, et s'identifie avec lui. »

Les maladies étant le plus souvent le fruit de la
civilisation, du luxe et des besoins que nous nous
sommes créés, ont dû être, dans l'origine, presque
toutes *externes*, en donnant à ce mot l'acception la
plus directe ; et elles ont dû être par conséquent
susceptibles de guérir ordinairement sans aucun secours (2).

L'*Art de guérir* a consisté d'abord dans la *Chirurgie*, ou, si l'on veut, dans la *Médecine Externe*,
par la raison qu'elle a dû être, comme l'a dit M.
Lordat, *vue, conçue, admirée par tous ceux qui ont
jeté les yeux sur ses principes et sur ses procédés ;*
tandis que la *Médecine Interne* n'est, même de nos
jours, *connue et comprise que par ceux qui l'ont forte-*

---

(1) Discours sur la Cliniq., p. 3.
(2) *Vid.* Platon. *Politic.*, *edit. Basil.*, 1534, *in-f°*, *lib. III*, p.
398. — Rousseau, Émile, livr. I, édit. de Genève, 1782. in-8°.

ment étudiée. Aussi, ajoute ce Professeur, *combien est petit le nombre de ses panégyristes, quand on le compare surtout à celui des panégyristes, souvent même outrés, de la* MÉDECINE EXTERNE !

La *Médecine Interne* n'est venue, en effet, que sept ou huit siècles après que la *Médecine Externe* avait eu son Dieu, ses temples, ses autels, ses Ministres et ses Chantres, c'est-à-dire environ 750 ans après la guerre de Troie, selon PLINE (1).

« Dès l'origine, dans plusieurs cas, dit BLACK (2),
» ce n'était que des amis ou des voisins qui s'assis-
» taient ou qui se conseillaient réciproquement dans
» leurs maladies. »

Comme on peut le voir par la savante dissertation d'HUNDERTMARK (3), chez plusieurs anciens peuples, les Babyloniens entre autres, les malades étaient exposés dans les rues, et il était du devoir des passants de les examiner et de leur donner des conseils, quand l'expérience ou le souvenir du passé les en rendaient capables.

Plus tard, considérée comme une profession distincte, la Médecine n'était guère, en général, qu'un monopole de certaines familles, dans lesquelles, soit en Grèce, soit en Égypte, soit dans l'Inde, l'ins-

---

(1) *Hist. nat., lib. XXIX, C. I.*

(2) *Esquisse d'une Histoire de la Médecine et de la Chirurgie,* etc., trad. par CORAY. *Paris,* 1798, in-8°, p. 25.

(3) HUNDERTMARK (C.-Fred.), *De ægrotorum apud veteres in vias publicas et templa expositione. Edit.* 2ᵈᵃ. *Lips.,* 1749, in-4°.

truction se transmettait des pères aux enfants, par
une tradition mystérieuse, le plus souvent purement
orale (1).

On peut dire que la Médecine a été successivement
populaire, sacerdotale et mystérieuse ; modifiée presque constamment par les systèmes philosophiques contemporains, dont quelquefois l'absurdité et le ridicule n'ont été jugés propres qu'à inspirer de la pitié
à tout bon esprit. La Médecine a été ensuite empirique, dogmatique, méthodique, pneumatique, hu-
morale, astrologique, chimique, mécanique, mathématique, animiste, vitaliste, Browniste, Brous-
siste, électro-chimique, homœopathique, etc. Mais
elle n'a pu récupérer la certitude que d'anciens principes lui avaient donnée dans les cas où ils étaient
applicables, que quand elle est redevenue ce qu'elle
était anciennement : *Médecine Hippocratique.*

Tant qu'elle conserva sa forme *théocratique,* les
Prêtres, abusant de la crédulité et de l'ignorance des
peuples, se donnèrent à peu près partout, dans la
formation primitive des sociétés, comme lisant dans
l'avenir ; comme interprétant eux seuls la volonté des
Dieux. Presque tous les cultes présentent, sous ce
rapport, la plus grande analogie (2).

---

(1) Par une institution de BRAMA, les professions et les métiers
ont continué dans les mêmes familles ou tribus de l'Inde, pendant plus de trois mille ans. (Voy. BLACK, ouvr. cit., p. 26.)

(2) Les jongleurs de l'Amérique, les Schamans de la Sibérie, sont

« Les Prêtres, les Prêtresses, les gardiens des
» temples, et ceux qui préparaient les remèdes, dit
» BLACK, firent du culte d'ESCULAPE un trafic lucra-
» tif ; et il est présumable qu'ils agissaient, dans
» diverses occasions, comme agissent aujourd'hui les
» propriétaires des sources minérales ; ils inventaient
» de fausses histoires, et forgeaient des cures, pour
» augmenter la renommée de l'oracle (1). »

Si l'on en excepte cette partie de l'Art que son
urgence a rendue indispensable de très-bonne heure,
c'est-à-dire, tout ce qui est relatif au traitement des
plaies, des contusions, des fractures, et de l'extraction des corps étrangers, on peut dire que, jusqu'à
la LIIme Olympiade (2), la Médecine, chez les Grecs,
fut exclusivement pratiquée dans les temples.

A cette époque, des Praticiens dont plusieurs portaient le nom de *Périodeutes*, parce qu'ils allaient
exercer leur art de contrée en contrée, se séparèrent
des Philosophes et des familles de Prêtres attachés au
culte d'ESCULAPE et des autres Divinités Médicales ;
renoncèrent aux chants magiques, aux inspirations

---

aussi *Prêtres et Médecins*. La superstition fait regarder leurs con-
vulsions, comme des agitations dont l'esprit divin seul est la cause ;
et les paroles, qui leur échappent alors, comme de véritables oracles.

(1) Ouvr. cit., p. 11. — Il y a tant de charlatans, plus ou moins
titrés, qui n'agissent pas autrement pour se faire une réputation ;
ou pour accroître, ou tout au moins conserver, celle qu'ils se sont
déjà acquise.

(2) De 572 à 569 avant J.-C.

et aux autres pratiques superstitieuses ; et avouèrent publiquement qu'ils guérissaient les maladies par les moyens naturels.

Les *Médecins Populaires* s'attirèrent ainsi (ce qui était inévitable) la haine des Philosophes et des Asclépiades , c'est-à-dire de la famille des Prêtres attachés au culte d'ESCULAPE , Divinité Médicale la plus renommée chez les Grecs , parce que ces Philosophes et ces Prêtres cherchaient encore à cacher le secret de leur association dans l'ombre du mystère. Mais les *Périodeutes* et les autres Médecins , aussi indépendants du joug de la superstition , que des vains systèmes philosophiques de cette époque , finirent par triompher de ceux qui , sous les apparences d'un intérêt général , voulaient les absorber dans un intérêt de caste , tout particulier. « On s'aperçut , dit SPRENGEL , que les » Médecins populaires méritaient plus de confiance » que les jongleurs religieux ou savants (1). »

Comme toutes les Sciences solides , et dont la formation a été régulièrement opérée , la *Science Médicale* , considérée dans sa création et son développement , a eu deux parties bien distinctes , et dont l'une devait être , par sa nature , nécessairement de beaucoup antérieure à l'autre.

Le *hasard* , l'*instinct naturel* , et les événements imprévus , furent les premiers fondements de l'ensemble

----

(1) Voy. SPRENGEL , ouvr. cit., T. I ; p. 270 et 271.

de faits ou d'observations pratiques constituant l'*Art* proprement dit ; mais ce fut seulement beaucoup plus tard que, du rapprochement, de la comparaison et du jugement de faits pratiques plus nombreux, on put tirer ces conséquences générales, ces principes fondamentaux ou ces dogmes, qui, convenablement liés entre eux, constituent seuls la vraie *Science*.

L'*Art* médical, qui, pendant assez long-temps, ne mérita que cette dénomination, se perfectionna par l'effet de diverses circonstances dont nous allons signaler les principales :

1° Le souvenir des observations que l'on avait faites, et des expériences que l'on avait entreprises à titre d'essai, d'après des suggestions de notre instinct ou de celui des animaux ;

2° Les descriptions exactes des maladies, de leur terminaison heureuse ou funeste, des remèdes au moyen desquels on avait obtenu du succès, qui étaient exactement inscrites et religieusement conservées sur les colonnes, les tables votives et les murs des temples consacrés aux Divinités Médicales, et dont nous devons la transmission aux Prêtres mêmes de ces Divinités ;

3° L'exposition, dans les carrefours et les places publiques, des malades qui réclamaient et mettaient à profit les conseils des passants ;

4° L'*Analogisme Pathologique*, ou le rapprochement assez marqué des symptômes de deux états morbides comparés, pour que l'on pût espérer que l'on traite-

rait avec succès le second de ces états morbides,
par les moyens ou remèdes que l'on savait avoir guéri
le premier ;

5° L'inspection des entrailles d'animaux divers,
pendant certains sacrifices ; la coutume d'embaumer
les cadavres; le traitement attentif de beaucoup de
grandes plaies, qui mettait en quelque sorte à jour le
mécanisme jusque-là caché de nos organes ;

6° La tradition scientifique héréditaire dans les familles privilégiées, malgré les graves inconvénients
nécessairement attachés à cet usage.

La première Médecine qui exista fut et devait être
une *Médecine tout Empirique* ; et, aujourd'hui même,
on ne désigne pas autrement l'Art de guérir, tel qu'on
l'exerçait à ces époques reculées.

« Les archives du Monde, dit CLERC (1) nous ap-
» prennent que les Chaldéens, les Assyriens, les Mè-
» des, les Perses (2), furent *les premiers qui culti-*
» *vèrent l'empirisme avec succès;* que, de là, il passa
» en Égypte, dans la Lybie cyrénaïque, à Crotone,
» dans la Grèce, à Gnides, à Rhodes, à Cos et en
» Épidaure. »

---

(1) *Hist. natur. de l'hom. considéré dans l'état de maladie, ou
la Médecine rappelée à sa première simplicité. Paris*, 1767, in-8°,
T. 1, p. 11.

(2) Chez ces anciens peuples, c'étaient les *Mages* qui exerçaient
la Médecine. — Dans les Xme, XIme, XIIme et XIIIme siècles, on a
appelé aussi *Mages* les Médecins qui avaient été s'instruire chez les
Sarrasins d'Espagne. Voy. Encyclop. Méth. (*Médec.*), p. 339.

Comme on le voit, l'Empirisme était déjà *populaire*, quoique l'*École empirique* ne dût exister que plus tard.

Les Philosophes, dont les *Médecins* populaires s'étaient peu à peu séparés, s'occupaient bien de Médecine ; mais ils ne s'en occupaient, comme le dit CELSE (1), que presque tout-à-fait *spéculativement*. C'était pour eux un objet de curiosité naturelle, ou tout au plus un moyen de conserver leur santé, en prévenant les maladies auxquelles pouvaient les prédisposer sans cesse leurs veilles et leurs méditations : voilà comment envisageaient la Médecine THALÈS, PHÉRÉCYDE et PYTHAGORE.

PHÉRÉCYDE est même regardé comme l'auteur du livre de *la diète* qui se trouve parmi les *OEuvres d'*HIPPOCRATE (2).

Plus de 500 ans avant J.-C., PYTHAGORE, après avoir épuisé les connaissances des Égyptiens, alla chercher la Science jusque dans l'Inde, qui en est probablement le berceau ; et trouvant, à son retour, Samos, sa patrie, sous la domination d'un tyran, il se retira à Crotone, où il fonda une des plus célèbres Écoles de l'Antiquité. S'il ne put dégager la Science des idées superstitieuses qui l'avaient infectée, comme on peut le voir par quelques fragments qui

---

(1) *De Medicina, lib. I, præfat.*, edent. KRAUSE. *Lips.*, 1766, in-8°, p. 2.

(2) Voy. ÉLOY (PHÉRÉCYDE).

nous restent de lui, il semblerait du moins avoir jeté les *premiers fondements de l'Hygiène* (1).

Quoique l'on ne connaisse pas précisément le temps auquel vivait EMPÉDOCLE, on sait que ce disciple, ou tout au moins ce sectateur de PYTHAGORE, poussa ses connaissances hygiéniques bien plus loin que son maître. Il sut, en effet, délivrer sa patrie de la *peste* et de la *famine* qui la ravageaient fréquemment, en rendant ingénieusement nulle l'influence de ce vent que les Italiens de nos jours appellent *Sirocco*, qu'il avait reconnu en être la seule cause.

EMPÉDOCLE dénomma le premier l'*amnios*, et découvrit, selon PLUTARQUE, la membrane sentante du limaçon, qu'il considérait comme le point où se réunissaient les sons dans l'organe de l'ouïe ; et il reconnut l'analogie qui existe entre les *graines* des végétaux et les œufs des animaux.

Il créa le dogme des *quatre éléments*, ainsi que les principes fondamentaux de cette Doctrine, purement spéculative ou philosophique et nullement médicale, *du moins encore*, que l'on a appelée de nos jours *Doctrine de la vie universelle*. On verra avant peu les preuves authentiques de cette assertion.

ACRON, qui, s'il n'était pas fondateur de l'École Empirique, quoique bien des auteurs le regardent

_____

(1) Voy. BROUSSAIS, *Examen des Doctr. médic.*, etc. 3ᵐᵉ édit., T. I, p. 3.

comme tel (1), était du moins un *Empirique* instruit,
n'aspira point à expliquer les phénomènes de la santé
et de la maladie, par les *lois de la Physique générale*,
comme le faisaient jadis EMPÉDOCLE, et comme le font,
de nos jours, un bon nombre de Savants Physiciens
ou Naturalistes ; mais, plus sage qu'eux, il ne voulut fonder la Médecine que sur l'observation des faits
qui constituent son domaine, c'est-à-dire, sur des faits
médicaux considérés en eux-mêmes.

Avant HIPPOCRATE, un grand nombre de Méde-
cins rendirent des services réels, en s'occupant d'objets
particuliers.

C'est ainsi que DIAGORAS combattit l'abus que l'on
faisait de l'opium, surtout dans les douleurs d'o-
reille et les inflammations des yeux ; qu'ÆGIMIUS étudia, le premier, le pouls sous le rapport séméiotique ;
qu'EURYPHON multiplia les applications de cautères,
qu'il poussa même beaucoup trop loin, dans le traitement de la phthisie pulmonaire.

Enfin, ICCUS de Tarente réduisit en principe la
Gymnastique Médicale, frayant ainsi la voie à HÉ-
RODICUS, de Sélivrée, qui, comme on le sait, devait

---

(1) PLINE et les Empiriques eux-mêmes le pensaient ainsi. LE-
CLERC regarde ACRON seulement comme fidèle à l'*Empirisme* des
siècles antérieurs, et non comme le fondateur de l'*École Empirique* ;
et TOURTELLE (*) partage ce sentiment : selon cet Historien de la
Médecine, ACRON ne fut que le *défenseur de l'ancien Empirisme*,
contre la Philosophie du temps.

(*) *Histoire Philosoph. de la Médecine*, *T. I*, *p.* 66.

après lui porter cet art à un si haut degré de perfection, et avoir de plus l'honneur insigne de diriger l'immortel HIPPOCRATE lui-même, dans la théorie et la pratique des exercices gymnastiques.

Les anciens Grecs et Romains, aimant avec passion tout ce qui pouvait développer et accroître les forces physiques, avaient des *exercices gymniques religieux, militaires, athlétiques*, et enfin *médicaux*.

HÉRODICUS, Professeur d'une de ces Académies Gymniques, voyant que les exercices fortifiaient le corps, se crut Médecin, et enseigna publiquement une Médecine ayant pour but la guérison de toutes les maladies, *à l'aide des exercices corporels*. Les *exercices les plus violents*, les *frictions*, les *bains*, etc., furent dirigés à tort et à travers contre tous les états morbides, sans en excepter même les fièvres aiguës...! On devine aisément quels durent être les résultats d'une pratique semblable.

Le jugement que porte BLACK de cette ancienne *Médecine Gymnastique* est d'autant plus remarquable, qu'il s'applique assez heureusement aux moyens orthopédiques conseillés, de nos jours, par tant de gens, dont quelques-uns sont réellement des hommes d'un grand mérite. « On ne peut disconvenir, dit BLACK (1), » que ces secours médicinaux, quoique simples en » apparence, ne soient extrêmement utiles, non-

---

(1) Ouvr. cité, p. 28.

» seulement pour conserver la santé, mais encore
» pour guérir diverses maladies chroniques, si on
» ne les appliquait pas indistinctement en les prônant
» d'une manière extravagante, comme cela se fait
» ordinairement à l'égard de la plupart des nouveaux
» remèdes. »

Ce fut seulement alors que la Grèce avait atteint
le plus haut point de sa splendeur, dans ce beau
siècle de PÉRICLÈS, où, malgré les mœurs et la ty-
rannie du gouvernement, les Arts, les Sciences et
la Civilisation reçurent simultanément une impulsion
si considérable, que parut HIPPOCRATE, de la famille des Asclépiades, qui, le premier, sut classer
les faits, les grouper pour en déduire des propositions générales ; établir ces vérités fixes qui constituent les dogmes médicaux, et dont la réunion et
l'enchaînement philosophique composent la partie immuable de la Science.

IIme ÉPOQUE. Si l'*Art Médical* existait avant HIP-
POCRATE, on est forcé de convenir que, quoiqu'il
se soit de plus en plus perfectionné en s'approchant
de l'époque où vivait ce grand homme, *la véritable
science* n'est, pour ainsi dire, née qu'avec le Vieillard
de Cos, si justement appelé le *Père de la Médecine*.

Ne pouvant faire entrer, dans un *Précis historique rapide*, des détails qui seront exposés dans
toute leur étendue quand nous aborderons l'Histoire
des Doctrines ou des Systèmes particuliers, nous nous
contenterons d'émettre ici les propositions suivantes :

1° HIPPOCRATE sépara la *saine Philosophie*, ou, si l'on veut, la *véritable Logique*, c'est-à-dire l'art d'observer, de comparer, de juger et de tirer des conséquences rigoureuses, d'avec ces *Systèmes philosophiques imaginaires* plus ou moins absurdes, ou d'avec ces Cosmogonies, plus ou moins ridicules, de tant de prétendus sages, ses devanciers, qui étaient non-seulement *inutiles*, mais encore *nuisibles à la Médecine*. C'est là ce qu'ont voulu exprimer quelques auteurs, CELSE (1) entre autres, en disant : qu'HIPPOCRATE *sépara la Philosophie de la Médecine*.

2° Mais quand on dit, du Vieillard de Cos, qu'il a introduit la *Philosophie dans la Médecine*, on doit voir en cela la désignation de l'immense service qu'il rendit en portant, dans la Médecine, cette recherche sévère de la vérité, cette logique rigoureuse, cette induction si féconde en précieux résultats, destinées à devenir, entre les mains de BACON, un flambeau impérissable, à l'aide duquel ce grand Philosophe éclairerait les sciences de tous les siècles à venir.

3° HIPPOCRATE sut voir dans le corps humain trois ordres de phénomènes, dont deux, les phénomènes *vitaux* et les phénomènes *moraux* et *intellectuels*,

---

(1) « ...... HIPPOCRATES *Cous, primus quidem ex omnibus me-* » *moriâ dignis, ab studio sapientiæ disciplinam hanc separavit,* » *vir et arte et facundiâ insignis.* » *De Medicinâ, etc.,* ed. KRAUSE. *Lips.,* 1766, *in-8°. Præf.,* p. 3. — On peut voir le développement de cette idée dans l'ouvrage de M. LORDAT, intitulé : *De la Perpétuité de la Médecine,* etc.

étaient pour lui, comme ils devraient l'être pour nous tous même aujourd'hui, *inexplicables par les lois phy- siques et chimiques ordinaires.*

4° Le Père de la Médecine savait très-bien qu'ARIS- TOTE avait appelé la Cause des Phénomènes Vitaux *Principe Vital des Animaux*, ce qu'ignorent même, de nos jours, beaucoup de gens qui néanmoins se piquent d'érudition (1). Il ne parlait même jamais de ce principe d'action, de cet ἐνορμῶν, qu'avec des précautions logiques converties, depuis, en principes philosophiques par BACON ; et en employant des termes tels, que l'on ne pouvait pas penser qu'il préjugeât rien sur la nature de la Cause qu'il professait ne pas connaître dans son essence.

5° HIPPOCRATE s'était fait un *Empirisme Raisonné*, dont l'observation directe de l'Homme en état de Santé et en celui de Maladie était surtout la base.

6° Prenant en considération les causes, les symp- tômes qu'il convertissait en signes pour trouver les indications, la marche et les terminaisons, soit heu-

---

(1) On a souvent discuté sur ce qu'il y a de plus élevé, de réelle- ment transcendant touchant les Doctrines Médicales, en apportant assez peu de précision, dans cette polémique, pour dire que BAR- THEZ *avait créé le Principe Vital....* ! Mais il suffit de comprendre le sens de ces mots pour être aussitôt convaincu qu'une réfutation serait ici tout-à-fait inutile.

Quant à ceux qui, parlant d'une manière à la fois plus exacte et plus correcte, se contentent de dire que BARTHEZ a *inventé l'ex- pression* PRINCIPE VITAL (ce qui est bien différent), ils ne parle- raient certainement pas de la sorte s'ils avaient lu ARISTOTE, que BARTHEZ lui-même signale comme le *premier, peut-être*, qui se soit servi de l'expression *Principe Vital des Animaux.*

reuses, soit fâcheuses des maladies, il était persuadé
que la vraie Thérapeutique consiste, le plus souvent,
dans l'emploi d'une *Méthode Naturelle ;* que le Médecin, vrai Ministre de la Nature, devait presque toujours favoriser ses tendances, ses efforts médicateurs
et ses crises ; et qu'il était rarement dans l'obligation
de la troubler, ou de la contrarier.

HIPPOCRATE ressuscita en quelque sorte la Médecine,
comme le disent PLINE (1), et, d'après lui, ISIDORE de
Séville (2).

PLINE convient lui-même que, depuis la guerre
de Troie jusqu'à celle du Péloponèse, on trouve un
vide de plus de 600 ans, qui permet, à la rigueur,
de regarder l'avènement d'HIPPOCRATE comme la *re-*
naissance de l'Art.

GALIEN dit aussi (3) qu'avant HIPPOCRATE, on n'avait
rien écrit, sur la Médecine, qui méritât la moindre
considération (4).

---

(1) *Op. cit.*, *lib. XXIX, C. I.*
(2) *Vid. Origin.*, *lib. IV, cap. III, in* ISIDORI (D.) *hispalensis*
episcop., *Oper. emendat.* (*à* Joann. GRIAL). *Matriti*, 1778, 2 vol·
in-f°.
(3) *In præm. Definit. medicar.*
(4) Le Docteur CERISE, analysant un écrit du Docteur PINGEON,
dans le *Journal de l'Institut Historique* (Juil., 1836, p. 258),
avance néanmoins que, « 1000 ans avant ce grand homme, il exis-
» tait, chez les Indous, des traités *complets d'Opérations Chirurgi-*
» *cales*, de *Médecine*, de *Toxicologie*, d'*Anatomie....* » et il rappelle
que « AINSLIE ne compte pas moins de 54 traités en Sanscrit sur
» les diverses branches de la Médecine. »

Mais en supposant que, comme a voulu le prouver LECLERC (1), « il ne *soit* pas absolument vrai qu'il » y ait eu, dans la Médecine, une espèce d'inter-» règne depuis ESCULAPE et ses fils jusqu'à HIPPO-» CRATE ; et que l'espace de 600 ou 700 ans, qui s'est » écoulé entre le premier et le dernier, n'*ait* pas été » un espace tout-à-fait perdu, comme quelques-uns » l'ont cru ; » on est forcé de reconnaître que l'*Art* seul s'est maintenu pendant cet intervalle, la *Science* n'étant réellement née qu'avec HIPPOCRATE, comme nous l'avons déjà dit.

Les premiers fondements de la Médecine, considérée comme Science, sont dans les Coaques, le 1er et le 3me livre des Épidémies, le 2me livre des Prorrhétiques (2) ; et, comme le disait BARTHEZ (3), dans les Aphorismes (*si l'on en sépare ceux dont la supposition est évidente*), ainsi que dans le traité sur les *Pronostics*. Ce sont là les bases réelles de la Médecine Pratique.

Aussi, dit encore BARTHEZ (4), « GALIEN nous » assure-t-il (5) que PLATON avait une plus grande » admiration pour HIPPOCRATE que pour aucun des » hommes illustres qui l'avaient précédé. »

---

(1) Ouvr. cit.
(2) Auxquels on doit ajouter les savants commentaires de GALIEN.
(3) Disc. sur le Génie d'HIPPOCRATE. Montp., 1801, in-4°, p. 13.
(4) Disc. cit., p. 39.
(5) *Method. Med.*, *lib. I, cap. II.*

1° Dans l'espace compris entre HIPPOCRATE et GA-
LIEN, l'*Ancienne École Dogmatique*, dont THESSALUS
et DRACON, fils d'HIPPOCRATE, et POLYBE son gendre,
étaient regardés comme les fondateurs, prit aussi le
nom d'*École Hippocratique*, parce qu'elle se vantait
encore de suivre les principes du Vieillard de Cos,
comme elle l'avait fait dans l'origine. Mais déjà ces
premiers successeurs d'HIPPOCRATE possédaient moins
de dogmes que leur Maître, et avaient même laissé
dégrader ceux qui leur restaient, parce qu'ils ne surent
pas, malgré le bel exemple qu'HIPPOCRATE leur avait
donné lui-même, résister à l'envahissement des faux
systèmes philosophiques de l'époque. Le livre *Des Maladies*, les 5me, 6me et 7me *livres des Épidémies*, que
l'on croit devoir à THESSALUS ; le 1er livre des Prorrhétiques, au moins attribué à THESSALUS ou à DRA-
CON ; une partie du livre *De la Nature de l'Homme*,
celui *De la Nature de l'Enfant ;* ainsi que les livres
Du Régime des maladies et *De l'Accouchement au bout
de huit mois*, dont on regarde POLYBE comme l'auteur : pourraient au besoin servir de preuve à cette
assertion.

GALIEN dit positivement de POLYBE, qui exerçait
l'Art de guérir à Cos, qu'il avait adopté d'autres opinions plus modernes.

Parmi les successeurs d'HIPPOCRATE, on compte :
PLATON et ARISTOTE, qui adoptèrent, en ce qui concernait la Médecine, les principales idées du Vieillard
de Cos ; DIOCLÈS de Charyste, qui connaissait les

préceptes du maître bien mieux que plusieurs de ses
condisciples, et qui eut le mérite de *distinguer la
pleurésie d'avec la pneumonie*; PRAXAGORE, qui, dé-
couvrant que le pouls indiquait l'état des forces dans
les maladies, rendit un si grand service à la Séméiotique, en provoquant ainsi les travaux que GALIEN,
SOLANO, NIHEL, BORDEU, FOUQUET, etc., devaient
pousser si loin; CELSE, l'Hippocrate Latin, dont
l'ouvrage est d'autant plus précieux, que les écrits
médicaux des trois siècles qui le précédèrent sont
perdus pour nous (1); ARÉTÉE DE CAPPADOCE, que
FREIND a placé, avec ALEXANDRE DE TRALLES, au
premier rang après HIPPOCRATE; et RUFUS d'Éphèse
qui (chose remarquable!) divisait déjà les nerfs en
ceux du sentiment et ceux du mouvement, et attribuait
la cause du pouls au mouvement du cœur.

2° Si l'on veut porter un peu de lumière dans
l'Histoire des Écoles *Empirique*, dont PHILINUS, de
Cos, fut le fondateur (2), et *Dogmatique nouvelle*,
à laquelle furent attachés HÉROPHILE (3), ÉRASISTRATE

---

(1) M. Cas. BROUSSAIS s'est évidemment trompé quand il a placé
CELSE parmi les *Méthodistes* : on en trouve la preuve dans la
préface de CELSE même, où cet auteur *combat précisément le Mé-
thodisme*. (*Vid.* CELSE, *op. cit.*, *præf.*, *p.* 17.)

(2) Selon GALIEN (*), peu d'accord sur ce point avec CELSE,
qui regarde SÉRAPION d'Alexandrie comme le Chef de cette École.

(3) D'après le tableau de M. Cas. BROUSSAIS, HÉROPHILE appar-
tiendrait à l'École *Empirique de Laodicée*. (*Voy.* Hérophiliens de
Laodicée, 132 ans avant J.-C.)

(*) *Introductio.*

11

et ASCLÉPIADE ; il faut se faire une idée exacte de l'*Empirisme* et du *Dogmatisme purs*.

L'*Empirisme pur* n'existant que dans la mémoire, ne devant rien au raisonnement, est tout dans l'expérience du passé.

Jugeant inutile toute investigation des causes occultes, il néglige, comme n'étant bonnes à rien, l'Anatomie et la Physiologie.

N'ayant pour base que l'expérience du passé, il est muet ou paralysé devant les maladies qui paraissent pour la première fois.

Comme nous l'apprend CELSE (1), en parlant de SÉRAPION, l'*Empirisme* osait déclarer le raisonnement *inutile*, *et la routine la plus aveugle tout-à-fait suffisante*.

L'analogie, sinon *rigoureuse*, du moins *la plus exacte possible*, est son idée mère ; mais lui en faire tirer des conséquences par l'*induction*, serait déjà le rendre *dogmatique*, comme l'a fait M. Casimir BROUS-SAIS (2).

Quant au *Dogmatisme*, également *pur* (il faut s'entendre), il est évidemment le caractère de toutes les Doctrines hypothétiques *imprudemment construites à priori, dans lesquelles l'établissement des principes théoriques précède l'étude et la connaissance des faits*

---

(1) *Op. cit. Lips.*, 1766, *in-8°. Præf. ed.* KRAUSE, *p.* 3.
(2) Voy. Cas. BROUSSAIS, *Tableau hist. de la Méd.* 286. PHILINUS *de Cos*, etc.

pratiques dont ils ne devraient être que la conclusion.

Le *Dogmatisme pur* est, en un mot, l'opposé de l'*Empirisme pur* : celui-ci est *tout expérience, sans raisonnement ;* celui-là *tout raisonnement, sans expérience.* L'*Empirisme* tire des conséquences exactes, rigoureuses, des analogies qu'il observe : il est tout *réalité* ou *positivisme,* mais rien que *réalité* ou *positivisme concrets, palpables, tombant sous les sens ;* le *Dogmatisme pur* imagine, invente de prime-abord des dogmes, espérant qu'il trouvera ensuite des faits qu'il ne connaît point encore, mais qu'il pense néanmoins, par l'effet d'une foi non raisonnée ou d'une divination, devoir parfaitement s'y soumettre : aussi n'est-il souvent qu'une *chimère.*

« Les Dogmatiques, dit CABANIS (1), veulent aller » à la vérité par des hypothèses et par une série de » raisonnements. »

Nous ne craindrons pas de dire que, si dans le jugement qu'il porte des *Empiriques* ou des *Dogmatiques,* CELSE nous a paru ne point accorder assez au raisonnement, bien d'autres Médecins ou Philosophes, de toutes les époques, lui ont beaucoup trop accordé.

On eût évité ces deux extrêmes, constituant l'*Empirisme* et le *Dogmatisme purs,* si l'on n'eût point perdu de vue la Médecine hippocratique, qui n'est qu'un

_____

(1) Du degré de certitude de la Médecine. Paris, an VI, in-8°
p. 19.

Empirisme Raisonné, ou, si l'on veut, un *Dogmatisme fondé sur l'expérience.*

Par le fait, HÉROPHILE, ÉRASISTRATE et EMPÉDO-CLE, que l'on a regardés comme attachés au *nouveau Dogmatisme*, *reconnaissant que le raisonnement et l'expérience étaient les deux bases de la Médecine*, et surtout, recherchant, comme le dit GOULIN, les causes des maladies par l'Anatomie, la Physiologie et même la Philosophie, appartiennent réellement à l'*Ancien Dogmatisme*, à l'*Empirisme Raisonné* ou à l'*École Hippocratique.*

C'est à cette époque que remonte la division très-judicieuse de la Thérapeutique, en trois parties : la *Diététique*, la *Pharmaceutique* et la *Chirurgie* (1), auxquelles nous pensons que l'on doit ajouter aujourd'hui une quatrième division : la *Thérapeutique Morale.*

ATHÉNÉE, d'Attalie, au commencement du 1ᵉʳ siècle de l'ère chrétienne, combattit ASCLÉPIADE, et jeta les fondements de la *Médecine pneumatique*, dans laquelle on reconnaît, pour causes de maladies, l'altération des humeurs et celle d'un principe particulier appelé *pneuma*; principe susceptible de devenir intempestivement *chaud*, *sec*, etc. Le petit nombre de chapitres d'ATHÉNÉE que nous connaissons nous ont été conservés par ORIBASE.

---

(1) *Vid.* CELSE, *op. cit.*, *præfat.*, *ed.* KRAUSE, in-8°, p. 3.

Bientôt se forma une École autrement importante par ses prétentions, son caractère remuant, et surtout ses tendances : cette École est celle des *Méthodiques*, dont le fondateur THÉMISON rapportait toutes les causes des maladies à trois états morbides seulement : le *resserrement*, le *relâchement*, et le genre *mixte* ou *composé*.

Le dissentiment des *Empiriques* et des *Dogmatiques*, ainsi que les vives discussions qui s'élevèrent entre eux, donnèrent lieu à une réunion de Médecins qui voulut mettre fin à ces discussions scientifiques, en conciliant les principes des deux Écoles.

Telle fut la cause qui donna naissance à l'École des *Méthodistes*.

Mais ce n'était pas seulement cette conciliation que l'*École Méthodique* s'était proposée : elle aspira à créer, avec quelque *méthode*, un abrégé de Médecine à la portée de tout le monde, que son chef, THÉMISON, se vantait d'apprendre en *six mois*. Nous osons penser néanmoins que cette prétention n'étonnera pas les Médecins du XIXme siècle : n'ont-ils pas vu, en effet, toutes les maladies rapportées à la seule inflammation? et la Médecine tout entière susceptible d'être parfaitement apprise en vingt-quatre heures?

A l'*École Méthodique* appartenait ce THESSALUS, qui, sous l'empire de NÉRON, *bas et rampant avec les grands, traitait ses confrères avec insolence et orgueil*. Dans une lettre adressée à cet Empereur, il

débutait, nous dit Éloy (1), en ces termes : « J'ai
» fondé une nouvelle secte, qui est la seule véri-
» table, y ayant été obligé, parce qu'aucun des
» Médecins qui m'ont précédé n'a rien trouvé d'utile,
» ni pour la conservation de la santé, ni pour chasser
» les maladies, et qu'Hippocrate lui-même a débité
» sur ce sujet plusieurs maximes nuisibles. »

L'arrogance et l'extravagance de Thessalus furent
poussées à un tel point, qu'il fit mettre sur son tombeau, dans la voie Appienne, cette orgueilleuse épi-
taphe : I ατρονικής (2), *vainqueur des Médecins* (3).

On trouvera des détails, sur la pratique des Médecins Méthodiques, dans les fragments de Soranus,
que nous a conservés Coelius-Aurelianus (4).

On peut voir dans Coelius-Aurelianus, dernier
auteur de cette École, que les Méthodistes ne prenaient
point assez en considération le *siége des maladies*.

Galien a renversé les principes de cette doctrine
étroite et bornée, en dévoilant ses vices à l'aide de
la Dialectique, de la Philosophie et des vastes connaissances qu'il possédait ; et Celse les avait aussi
combattus avec beaucoup de chaleur, dans la préface de son ouvrage.

---

(1) Ouvr. cité, T. IV, p. 385.
(2) Voy. Le Clerc, ouvr. cit., p. 446.
(3) Voy. Planque, Biblioth. de Méd., T. VII, p. 8.
(4) *Vid. De morb. acut. et chron.*, etc., *lib. VIII. Amsteled.*,
1755, in-4° (*præfat., pag. 12*). — On reconnaîtra, dans le même
lieu, que, si Coelius-Aurelianus a souvent servilement suivi le
Médecin d'Éphèse, il l'a aussi quelquefois très-fortement critiqué.

Quant à l'*École Éclectique*, dont quelques auteurs ont regardé AGATHINUS, de Sparte, comme le fondateur, malgré la division établie sur le tableau de M. Casimir BROUSSAIS, nous sommes très-disposé à penser, avec LE CLERC, ACKERMANN, et MM. DEZEIMERIS, OLLIVIER (d'Angers) et RAIGE-DELORME, entre autres, qu'il n'a jamais existé d'École Médicale de ce nom : nous entrerons dans plus de détails sur cet objet dans une des Leçons prochaines, quand il sera question de la Médecine du XIXme siècle.

La Seconde Époque, dont il est ici question, a pour limite le célèbre Médecin de Pergame, GALIEN, né l'an 128 de l'ère chrétienne, qui se fût réellement immortalisé, en reconstituant la Médecine sur des fondements à jamais inébranlables, s'il eût voulu suivre, avec plus d'exactitude, la marche que le génie du Père de la Médecine avait tracée à la vraie Philosophie Médicale. Après plus de treize siècles d'un empire absolu, la Doctrine de GALIEN n'aurait point alors été violemment ébranlée par les attaques du Génie en délire de PARACELSE ; unissant ses propres idées à celles d'HIPPOCRATE, par le lien indissoluble de la saine Philosophie, GALIEN aurait puissamment contribué à faire de l'*Hippocratisme* perfectionné, une Doctrine qui n'eût jamais eu rien à craindre, et que l'on n'aurait peut-être convenablement dénommée qu'en l'appelant *Doctrine Hippocratico-Galénique.*

GALIEN et ARISTOTE ont cela de commun que, sous le règne de leurs idées dogmatiques, c'est-à-dire

pendant une longue suite de siècles, la Médecine de l'un
et la Philosophie de l'autre ont en quelque sorte ab-
sorbé les Doctrines Médicales et les Systèmes Philosophiques que les mêmes temps avaient conçus ; qu'ils
ont traité, et traité en maîtres, toutes les divisions et
les principales subdivisions de la science dont ils se
sont spécialement occupés ; et que les ouvrages qu'ils
ont laissés à la postérité peuvent être regardés comme
l'exposé, fait dans le plus grand détail, du Système
complet des connaissances de leurs époques respectives.

Par ses savants et judicieux commentaires sur HIP-
POCRATE, le Médecin de Pergame aura toujours des
droits à la reconnaissance des siècles futurs.

IIIme ÉPOQUE. Depuis GALIEN jusqu'à la fondation
de l'École de Montpellier en 1220, on voit la Médecine grecque classique s'éteindre peu à peu, après
avoir été encore successivement cultivée par COELIUS-
AURELIANUS, *méthodiste*, probablement du IIIme siècle ;
ORIBASE, MARCELLUS, de Syda ; SERENUS SAMMONICUS
et PRISCIEN, du IVme siècle ; PALLADIUS, ÆTIUS et
ALEXANDRE DE TRALLES, du VIme siècle ; et enfin
PAUL D'ÉGINE, du VIIme siècle, qui, jusqu'à ce jour,
est le dernier connu de ces anciens Médecins Grecs.

Cette période comprend encore la fondation des
Écoles Persanes d'Édesse et de Dschondisabuhr, par
des Nestoriens du IVme siècle ; la première apparition de la petite vérole en 558 ; la fondation de
Collèges de Médecins et d'hôpitaux par Al-MANSOR,

à Bagdad, en 765; et par cette série de Médecins Arabes si remarquables à leur époque, série qui, commençant par Sérapion, en 820, se termine, en 1179, par Avenzoar.

La Philosophie d'Aristote et la Doctrine de Galien, échappées aux conquêtes, au despotisme, nous dirons plus, à la *loi du sabre*, sur laquelle était fondé l'*Islamisme*, furent adoptées par les Arabes avec l'empressement et l'enthousiasme que devait apporter, dans toutes ses acquisitions intellectuelles, un peuple dont une imagination vive et brillante constitue surtout le caractère national. Ce furent encore les Arabes qui transmirent plus tard la Philosophie du précepteur d'Alexandre et la Doctrine du Médecin de Pergame au reste de l'Europe, avec les débris de l'Empire Grec.

Dans ces siècles, où les Sciences eurent tant à souffrir, malgré les efforts de savants très-recommandables, tels que les Membres de l'Académie de Charlemagne entre autres (1), on prononçait encore avec respect les noms d'Hippocrate et de Galien; mais les compilations de Marcellus (2), de Théophane, de Myrepsus, d'Actuarius, et de quelques autres qu'on pourrait nommer encore, avaient fait oublier leurs ouvrages.

---

(1) Voy. Prunelle, *Disc. cit.*, p. 8.

(2) Dans cette compilation, Marcellus Empiricus a copié Scribonius Largus presque en entier, *sans le nommer*.

Il paraîtrait que, vers la fin de cette période historique, ce n'était plus les anciens auteurs Grecs que l'on consultait ; on les avait perdus de vue. Bientôt même la décadence fut poussée à ce point, qu'on n'eut plus pour eux aucune estime : les écrits des Médecins Arabes furent les seuls que l'on expliquât alors dans les Académies.

Dans l'Occident, en 1002, on recueillit les premières observations de scorbut *bien constatées*, et, depuis 1040 jusqu'à 1140, BERTHIER, GARIOPONTHUS, COPHON, et les deux PLATEARIUS, enseignèrent publiquement à Salerne. Bientôt les Croisades amenèrent l'importation de la lèpre en Europe.

On peut voir, dans les *Mémoires* d'ASTRUC (1), que la Bulle du Cardinal CONRARD, en date du XVI avant les kalendes de Septembre (2) de l'année 1220, doit être regardée comme la preuve authentique du véritable établissement de la Faculté de Médecine de Montpellier. Ces mêmes Mémoires nous apprennent encore que, vers le milieu du XIIme siècle, l'École de Montpellier jouissait déjà d'une grande réputation, ce qui suppose nécessairement une existence de beaucoup antérieure à cette époque.

Aussi TOURTELLE (3) a-t-il pu dire : « Tandis que » les Arabes fondaient les Écoles de Salerne et de

---

(1) Ouvr. cit., p. 17.
(2) 15 Août.
(3) Ouvr. cit., Préf., p. 15.

» Montpellier, l'Art de guérir était avili dans la ca-
» pitale de la France, et livré aux Empiriques et
» aux moines. »

Nous examinerons plus tard si c'est à des Médecins
Arabes venus d'Espagne, ou à des Médecins originaires de toute autre partie de l'Europe, que l'École
de Montpellier dut sa création.

La IVme ÉPOQUE comprendra le temps qui s'est
écoulé depuis la fondation de l'École de Montpellier,
en 1220, jusqu'à celui où PARACELSE enseignait publiquement, à Bâle, en 1526.

Dans une période si remarquable par l'invention
de la poudre, la découverte de l'imprimerie, la
prise de Constantinople par les Turcs, la découverte
du Nouveau-Monde et la renaissance des lettres, la
Médecine devait nécessairement éprouver une com-
motion avantageuse.

GORDON, ARNAUD DE VILLENEUVE, GUI DE CHAU-
LIAC, le Restaurateur de la Chirurgie Moderne, et
BALESCON de Tarante, font honneur à l'École de
Montpellier ; et LANFRANC, Jean PITARD, COLOT et
leurs nombreux Élèves, font justement apprécier la
Chirurgie française.

MUNDINI dissèque publiquement des cadavres humains, en 1315, et GUI DE CHAULIAC compose, en
1363 (1), un bon livre d'Anatomie sur le modèle
que lui fournissait cet auteur.

(1) Voy. ASTRUC, ouvr. cit., p. 190.

BÉRENGER se montre comme le précurseur de VÉ-SALE, et ACHILLINI, enrichit MUNDINI de Commentaires utiles.

L'École de Médecine de Paris, séparée de l'Université, entre les années 1270 et 1280, voit enfin ses statuts confirmés, en 1331, par PHILIPPE DE VALOIS (1).

La permission de disséquer des cadavres humains est accordée, par le Pape, à Montpellier, en 1376, et à Tubingue, en 1482.

Parmi les maladies nouvelles, ou réputées telles, que l'on observe dans ces temps, malheureux sous ce rapport, nous signalerons :

La *Plique*, en Pologne, en 1287 ;

La *Peste*, originaire du Levant, de 1348 à 1350 ;

La *Danse de St-Guy*, épidémique en Allemagne, en 1347 ;

La *Coqueluche*, épidémique en France, en 1414 ;

Les *Pétéchies*, mentionnées en France d'abord, vers 1465, et observées ensuite en Italie, dans la *fièvre pétéchiale* ou *pourprée*, en 1505 ;

Le Scorbut de mer, qui fut le résultat des voyages de long cours qu'entreprirent les hardis navigateurs de la fin du XVme siècle ; et qui, s'il n'était pas tout-à-fait une maladie nouvelle, ne semblerait avoir été entrevu anciennement que par HIPPOCRATE lui-même;

_____

(1) Voy. SABATIER, ouvr. cité, p. 7.

La *Suette*, maladie nouvelle fort singulière, en quelque sorte propre aux Anglais, en 1483;

Enfin, la Syphilis, en Italie, en France et en Allemagne, peu après la découverte du Nouveau-Monde; à moins qu'on n'adopte, sur cet objet, le sentiment de SANCHEZ entre autres, qui pensait que ce mal avait commencé, en Europe, par une Épidémie.

Fatigués des théories et de la Thérapeutique Galénistes, adoptées exclusivement par les Arabes, qui n'avaient pas su choisir, dans les écrits de GALIEN, ce qu'il y avait de meilleur, nous dirons même d'excellent, de fondamental, de réellement *Hippocratique*, on revenait peu à peu, néanmoins d'une manière sensible, à la Médecine du Vieillard de Cos; mais, par le bouleversement qu'il occasionna dans la Science, PARACELSE, qui porta de terribles coups au Galénisme et à l'Arabisme, arrêta, dans sa marche, l'Hippocratisme qui commençait de nouveau à être convenablement apprécié.

Nous terminerons cette Leçon par quelques mots sur le caractère singulier de ce Réformateur.

PARACELSE, que « ses ouvrages nous montrent » comme ignorant les premiers éléments des connais- » sances les plus vulgaires (1), » ayant obtenu une chaire à Bâle, en 1526, s'attira des Élèves par sa méthode d'exposition et par sa pratique de l'Art; par

____

(1) Biograph. Médic. de Paris, T. VI, p. 361.

ses manières singulières et emphatiques; par un genre de vie qui ne ressemblait à celui d'aucun autre; par des *caresses*, *flattant les faiblesses de ses auditeurs* (1); par la dépréciation des études qui effraient les esprits paresseux (2), mais surtout par le *plus étrange néologisme* (3); par l'*emploi d'une foule de termes mystiques*, *qui font d'autant plus d'impression sur la multitude*, *qu'ils sont moins intelligibles* (4).

On sait qu'il brûla les ouvrages de GALIEN et d'AVICENNE, en les accablant de termes injurieux, probablement *sans les avoir lus* : c'est ainsi qu'agissent en général les Réformateurs. D'après la pensée de TERTULLIEN, ils *auraient peur de s'instruire s'ils lisaient*.

Il introduisit, dans la Médecine, l'usage de remèdes chimiques nouveaux, et il la débarrassa d'une Polypharmacie réellement fastidieuse et sans-utilité.

Mais plein d'idées superstitieuses, aussi déréglé au moral qu'au physique (5), fondant sa Physiologie sur la *Cabale*, son absurde Pathologie sur la *Magie*, son Étiologie et sa Thérapeutique sur la *Considération des Planètes*, il rejetait l'usage des instruments tranchants, des caustiques et de la suture en Chirurgie (6).

---

(1) *Ibid.*, p. 362.
(2) *Ibid.*
(3) *Ibid.*, p. 363.
(4) *Ibid.*
(5) *Ibid.*, p. 363, où il est question de « *son ivrognerie et de sa vie ordurière*..... »
(6) *Ibid.*, p. 363.

En un mot, ce fougueux et vain PARACELSE, qui eut moins une Doctrine que des idées médicales *décousues*, fut un échantillon remarquable de ces Réformateurs qui ont assez de talent pour dégrader, bouleverser, ruiner même la *seule partie conjecturale* de la Science, sans avoir pu effleurer ses *principes fondamentaux* et ses dogmes *immuables*; mais qui ne sauraient avoir ni le mérite, ni la force de tête nécessaires, pour mettre à la place de ce qu'ils ont détruit, quelque chose qui vaille réellement mieux.

SIXIÈME LEÇON.

SOMMAIRE.

Suite du Précis Historique de la Médecine.
.*Vme Epoque*. Depuis PARACELSE jusqu'à la découverte de la Circulation, en 1619. — HARVEY. — Juste appréciation de sa découverte. — Idées d'HIPPOCRATE, de PLATON, d'ARISTOTE, de PRAXAGORE, d'HÉROPHILE, d'ARÉTÉE, de RUFUS d'Ephèse, de SERVET, de FABRIZIO, et de CÉSALPINO, sur la *Circulation*. — Mérite propre à HARVEY. — 1° HARVEY n'a pas renversé les fausses théories de ceux qui l'avaient précédé; 2° il n'a pu élever sur leurs débris une *Doctrine neuve et certaine*; 3° il n'a pas *jeté la base fondamentale de l'Art de guérir*. — Découverte d'HARVEY rendue utile au Diagnostic par l'auscultation immédiate et par l'invention du stéthoscope. — Exagération de M. MAGENDIE relative à la connaissance de la *Circulation du sang*.
VIme Epoque. Depuis 1619 jusqu'à la fin du XVIIme siècle. — VAN-HELMONT. — DE LE BOË. — SYDENHAM. — BORELLI.

———

La Vme ÉPOQUE, dont nous allons nous occuper, comprend le temps où florissait PARACELSE, 1526, jusqu'à celui où Guillaume HARVEY a découvert tous les phénomènes principaux dont la circulation du sang se compose; c'est-à-dire, jusqu'à l'année 1619, époque à laquelle il enseignait déjà publiquement cette découverte (1), quoique, par l'effet d'une modestie que, par malheur pour notre siècle, on aurait presque généralement tant de peine à concevoir aujourd'hui, il y ait réfléchi pendant 9 *années*, avant de la soumettre au jugement et à la sagacité de ses confrères,

———

(1) On peut le voir par l'épître dédicatoire de son immortel ouvrage, adressée au Président du *Collége des Médecins de Londres*, pag. 3.

par la voie de l'impression, en 1628 (1). Cette période ou époque embrasse donc 93 années.

Afin de mettre un peu de méthode dans l'énumération des nombreux objets qui doivent passer sous
nos yeux, suivant un ordre chronologique rigoureux,
nous examinerons dorénavant, dans chacune des époques que nous devons en quelque sorte analyser, les
améliorations, les découvertes, les Théories, les Systèmes, les Écoles ou Doctrines, en un mot, les *Progrès* : 1° de l'*Hygiène*; 2° de l'*Anatomie*; 3° de la *Physiologie*; 4° de la *Médecine*; 5° de la *Chirurgie*; et
6° de la *Médecine-Légale*.

1. Commençons donc par l'*Hygiène*.

C'est dans le XVIme siècle que l'usage des faux che-
veux se répandit en Europe, comme un moyen hygiénique capable de prévenir une foule de maladies.
Cette mode, ayant une utilité réelle dans certains
cas, fut surtout exagérée sous le règne de Louis XIV,
comme l'attesterait suffisamment un proverbe conservé
par la tradition populaire, quand bien même MATTOT
n'aurait pas soutenu, en 1691, sous la présidence
de GUYARD, une thèse ayant pour titre et conclusion,
Ergo coma adscititia nativâ salubrior.

En 1520, eut lieu l'importation du chocolat, déjà
en usage au Mexique, et dont CARDENOS fit connaître
les effets dans un livre publié en 1609.

_____

(1) *Exercitatio anatomica de motu cordis et sanguinis in anima-
libus. Francof.*, 1628, in-4°.

En 1535 , on importa le tabac à fumer en Europe ; tandis que le tabac en poudre ne fut introduit
en France qu'en 1560 (1) par Nicot. Déjà , en 1570,
on cultivait cette plante en Angleterre.

Vers la fin de ce siècle (1589) , selon le célèbre
Jos. Banks , les pommes de terre , originaires du
Pérou, furent apportées en Europe ; et plus tard , en
1590 , il fut fait mention du thé, pour la première
fois , dans les *Pays-Bas*.

Parmi les ouvrages publiés sur l'Hygiène à cette
époque , on remarque , *en France* : celui de Baillou
(1570) , touchant l'*influence des constitutions atmosphériques sur la santé ; en Italie* , les *conseils de rajeunir à l'aide de la Transfusion du sang* , donnés par
Marsile Ficin (1529) ; et le traité savant et original
de Mercuriali (1569) , *sur la Gymnastique*; et , *en
Allemagne* , celui de Libavius (1615) , conseillant
encore la transfusion pour rajeunir.

2. L'*Anatomie* se perfectionne de plus en plus , et
augmente à chaque instant ses découvertes.

Vésale (1543), Eustachi (1552), le malheureux
Servet (1553) , qui, accusé d'irréligion par Calvin ,
est brûlé à Genève ; Cannani (1571), Césalpino ,
Casserio (1600), et Fabrizio d'Aquapendente (1603),
lui font faire de grands progrès, principalement *en*

---

(1) Voy. le Diction. de Lunier , cité par le *Nouv. Dict. des Ori-
gines*, etc. , de Noël , Carpentier et Puissant , T. IV , p. 798.

Italie. EUSTACHI, regardé comme ayant découvert la trompe qui porte son nom, avant que M. ITARD eût prouvé le contraire, a eu du moins le mérite de décrire parfaitement ce canal, de signaler l'utilité de l'Anatomie Pathologique, et de faire pressentir toute l'importance que cette science devait acquérir un jour.

3. La *Physiologie* ne pouvait que se ressentir des perfectionnements de l'Anatomie.

En France : Fernel (1542), premier Médecin d'HENRI II, et à qui la Reine CATHERINE DE MÉDICIS se disait redevable de sa fécondité, réfute quelques opinions physiologiques importantes de GALIEN, dans un ouvrage écrit avec autant de savoir que de grâce, où il a embrassé toutes les parties de la Médecine ; et JOUBERT établit, d'une manière immuable, le dogme précieux adopté depuis par la Médecine-Légale, que *la putréfaction est le seul signe certain de la mort réelle.*

En Allemagne : Th. ZWINGER (1610) et SENNERT (1619) s'efforcent de concilier PARACELSE avec les Anciens ; tandis que le fameux Rose-croix Robert FLUDD (1617) ne trouve la Physiologie anglaise que dans la Magie et l'Astrologie.

En Italie : CARDAN (1550) ; CESALPINO (1571), qui soupçonne le vrai mécanisme de la *grande circulation* et décrit entièrement la *petite ;* PORTA (1601), célèbre par sa *Physiognomonie*, fondée sur les rapports de la face de l'homme avec celle des animaux ; et SANTORIO (1614), si connu par ses expériences sur la perspiration, sont du petit nombre de ceux qui s'occupent de cette Science.

4. La Médecine est cultivée, *en France*, par des auteurs Hippocratiques d'un grand mérite. Tels sont : Symphorien CHAMPIER (1) [CAMPEGIUS] (1517) ; S. DE GORRIS [GORREUS] (1543), Commentateur remarquable d'HIPPOCRATE ; FERNEL (1567) ; BAILLOU [BALLONIUS] (1570), que BARTHEZ appelait le plus grand des Médecins Modernes ; HOULIER [HOLLERIUS] (1579), autre Commentateur estimé du Vieillard de Cos ; LE POIS [PISO] (1581); DURET (1588), célèbre Commentateur des *Coaques* ; et FOËS (1595), auquel nous devons l'épuration du texte grec d'HIPPOCRATE ; une version de cet auteur, en latin pur et correct, un excellent commentaire, et cet immense travail intitulé *Æconomia Hippocratis*, qui fait que l'on donne la préférence, avec raison, aux éditions de Foës qui le possèdent.

En Angleterre : Caj. KAYE (1554) commente GALIEN et décrit la *suette anglaise*.

En Allemagne : Léon FUCHS (1530) combat vivement les Arabes en faveur des Grecs ; Othon BRUNSFELS (1540), versé dans la lecture des anciens auteurs, contribue à remettre en honneur la Médecine

---

(1) Auteur d'un parallèle de la Médecine de la France et des Indes. *Vid. Hortus Gallicus pro Gallis in Galliâ scriptus*, cui accedit *analogia medicinarum Indarum et Gallicarum. Lugduni*, 1538, in-8°.

grecque, aidant ainsi à dissiper l'enthousiasme que les Arabes avaient exclusivement inspiré depuis si long-temps (1) ; SCHENCK (1600) et Félix PLATER (1614) recueillent des observations pleines d'intérêt ; et SENNERT (1628) réunit ses efforts à ceux qui avaient déjà tenté de concilier PARACELSE avec les Anciens.

En Italie : FRACASTOR (1535) rappelle l'attention des Praticiens sans préventions, sur l'utilité de l'observation des jours critiques ; et aussi bon Poète que Médecin, il enrichit la littérature médicale de son excellent *poème sur la Syphilis.*

Doué d'une vaste érudition, BACCHANELLI (1554), publie un ouvrage (2) dans lequel il recueille et compare les meilleures sentences aphoristiques de Médecine pratique, prises dans les écrits que nous ont laissés les Grecs et les Arabes.

BOTALLI (1577) substitue la saignée aux purgatifs, par un vice d'esprit thérapeutique, propre à faire soupçonner qu'il ne connaissait bien les véritables effets ni de l'une ni des autres.

Marcello DONATI (1586) publie un Recueil d'observations curieuses, mais dont on ne doit user qu'avec réserve, en ayant d'ailleurs recours à une juste critique ; et Prosper ALPIN (1601) mérite le titre ho-

---

(1) *Vid. : Epitome Medices, summam totius Medicinæ complectens. Antverpiæ,* 1540, in-8°.

(2) *De consensu Medicorum in curandis morbis. Libri IV. Lutetiæ,* 1554, in-32.

norable de *Père de la Séméiotique*, faisant, en outre,
mieux connaître à son siècle la Médecine des Égyptiens.

Les *Pays-Bas* nous présentent, avec un juste orgueil, Van LOMM [LOMMIUS] (1560), classique par
ses travaux sur la Séméiotique et le Diagnostic,
qu'enrichissent de bonnes observations ; R. DODOËNS
[DODONEUS] (1581), auteur d'un Recueil curieux
d'Anatomie Pathologique ; et FORESTUS [Van FOREEST]
(1591), auteur d'un Recueil d'observations, aussi
remarquables par l'intérêt qu'elles offrent, que par
la manière simple qui préside constamment à leur
rédaction.

AMATUS LUSITANUS, Portugais, comme son sur-
nom l'indique, mais dont le vrai nom était RODRI-
GUEZ, publie (1556) sept Centuries d'observations
pleines d'intérêt ; et peu de temps après, l'Espagne
voit, entourés d'une réputation honorable, MERCADO
(1572), et le célèbre Commentateur d'HIPPOCRATE,
VALLES (1589).

5. Pour persuader que, dans ce progrès général,
la *Chirurgie* n'est certainement point restée en arrière, il nous suffira de nommer, parmi les Chirurgiens : *en France* : Ambroise PARÉ (1551), le
Père de la Chirurgie Moderne, à qui nous devons
principalement le perfectionnement du traitement des
plaies d'armes à feu, ainsi que la démonstration, au
moins, des avantages de la ligature des artères ; et
ROUSSET (1581), si connu par son apologie de l'hys-

térotomie, et par la publication d'observations dans lesquelles cette opération avait été pratiquée avec succès ; *en Allemagne* : Fabrice de HILDEN, dont les Centuries d'observations médicales (1606) sont une mine inépuisable de faits d'un haut intérêt, et qui a été le restaurateur de la Chirurgie dans sa patrie ; *en Italie* : TAGLIACOZZI (1587), si célèbre par le perfectionnement de l'ancienne rhinoplastique ; et enfin, *en Espagne* : AGUEDO (1584), rendant à son pays un service égal à celui que PARÉ avait rendu au nôtre.

6. C'est encore à cette série d'années que doit être rapportée la naissance de la *Médecine-Légale* , plus jeune de beaucoup que la *Police-Médicale* , très-bien connue des Anciens.

La *Médecine-Légale* n'a été, en effet, une Science, que lorsque la *Constitution-Criminelle-Caroline* l'ayant conçue, en 1533 , les écrits successifs de PARÉ , de Fortuné FIDELIS (1602), précurseurs de Paul ZACCHIAS, ont puissamment coopéré à son développement.

Jetons maintenant un coup d'œil philosophique sur HARVEY , sur cette limite inférieure de la période dont nous venons de désigner rapidement les principales sommités scientifiques.

La découverte d'HARVEY est belle sans doute ; comme le dit SENAC (1) , « il suivit la circulation » jusque dans le foie, c'est-à-dire , dans ce laby-

---

(1) Trait. de la structure du cœur. Paris, 1783, in-4°, T. I, p. 90.

» rinthe où les Anatomistes s'étaient égarés...... »
Mais si on l'a injustement attaquée à l'époque où elle
a été faite, on l'a bien souvent, depuis, singulièrement exagérée, surtout sous le rapport de l'*utilité
réelle* dont elle pouvait être à la *Médecine pratique.*

HIPPOCRATE avait parlé vaguement de la circulation du sang ; PLATON regardait le *cœur comme la
source des veines et de tout le sang qui se distribue
dans nos organes ;* ARISTOTE avait dit un mot *du retour de ce fluide vers le cœur.*

PRAXAGORE, le premier, distingua les *artères* d'avec
les veines, et reconnut que les ramifications de l'aorte
constituaient les seuls vaisseaux sanguins dans lesquels on apercevait des pulsations.

C'est là ce que le génie, plutôt que l'expérience,
leur avait fait penser.

HÉROPHILE était loin de confondre les artères avec
les veines : il appelait même *veines artérieuses,* les
veines *pulmonaires,* parce qu'elles lui paraissaient
participer de la *nature des artères et des veines.*

ARÉTÉE distinguait non-seulement les artères d'a-
vec les veines, mais encore le sang artériel d'avec
le sang veineux. Il avait connu les pulsations caractéristiques des artères. RUFUS d'Éphèse attribuait le
pouls au mouvement du cœur.

SERVET s'aperçut, le premier, que le *sang passait
par le poumon ;* mais cette circulation fut mieux connue, et plus clairement décrite par COLOMBO, qui
s'était fait une idée exacte des *valvules du cœur,* puis-

qu'il savait très-bien qu'elles *ne permettent plus, les unes, la sortie ; et les autres, le retour du sang.*

FABRIZIO avait publié la description des *valvules des veines*, dont la découverte est attribuée à FRA-PAOLO.

CÉSALPINO avait été plus explicite touchant le retour du sang par les veines, parlant d'ailleurs d'après des ouvertures de cadavre et des vivisections. C'est lui qui prouva l'évidence de ce retour du sang par la considération des effets résultant de l'application des ligatures sur les veines.

Tel était l'état des choses, quand HARVEY réunit tous les documents antérieurs, dont il a eu le tort de ne rien dire, quoiqu'il les connût fort bien ; et qu'il trouva, le premier, la démonstration complète et évidente de tout ce qu'on n'avait qu'entrevu, ou vu partiellement, avant qu'il s'en fût lui-même occupé.

En un mot, le fruit était, pour ainsi dire, presque mûr ; mais l'Anatomiste Anglais a eu le mérite de remarquer, de hâter même son point de maturité : de le cueillir, et de se l'approprier ensuite.

La découverte de HARVEY devait sans doute faire époque : mais elle a toujours été loin d'être aussi utile à la Médecine qu'ont osé le prétendre des enthousiastes, ou des gens étrangers à l'Art de guérir.

L'admiration a cela de commun avec le blâme, que, pour être justes, il faut qu'ils soient l'une et l'autre motivés.

Peut-on dire avec les Rédacteurs de l'Encyclopédie (ou plutôt avec le Chevalier de JAUCOURT, probablement d'après le Dictionnaire de Médecine de JAMES) : 1° « qu'HARVEY *a renversé, par ses démonstrations,* » *les Fausses Théories de ceux qui l'avaient précédé ?*

» 2° *Qu'il éleva, sur ces débris, une Doctrine Neuve* » *et Certaine ?*

» 3° Qu'il jeta glorieusement *la Base Fondamentale* » *de l'Art de guérir* (1) ?

Il est dommage que le Chevalier de JAUCOURT n'ait pas senti que les traducteurs de l'Anglais JAMES, avaient fait passer, dans leur travail, les exagérations que l'orgueil national avait sans doute suggérées à leur auteur ! S'ils avaient connu ce que l'on savait, avant HARVEY, en fait de *Théories,* de *Doctrines* et de *Bases de l'Art,* le Chevalier de JAUCOURT, DIDEROT, EIDOUS, etc., et JAMES lui-même, auraient été facilement convaincus : *que la Théorie de tous les Médecins qui avaient précédé* HARVEY *était loin d'être Fausse; que cet Anatomiste n'a pu élever sur les débris d'une pareille théorie une Doctrine qui fût Nouvelle et Certaine; et qu'il a eu moins encore la gloire de jeter la Base Fondamentale de l'Art de guérir,* attendu qu'HIPPOCRATE, à qui fut réservé cet honneur, avait eu le soin, *deux mille ans auparavant,* de lui en épargner la peine.

---

(1) Encyclopédie, etc., par une Soc. de gens de lettres. 3ᵐᵉ édit. Paris et Neuchâtel, 1778, in-f° (*Médecine*), p. 338.

Nous n'avons jamais pu concevoir qu'ÉLOY (1) ait osé appeler la Circulation du sang « *la plus importante* » *découverte qui ait jamais été faite en Médecine....* » Certes, la découverte du quinquina, qui nous fait triompher des fièvres intermittentes pernicieuses, jusque-là presque constamment mortelles, est bien autrement utile, autrement *importante*.

DUMAS s'est montré beaucoup plus judicieux quand il a jugé la découverte d'HARVEY, comme il l'a fait dans son *Discours sur les progrès futurs de la Science de l'Homme*. « On crut, dit-il (2), en prévoyant son » importance, que la Physiologie et la Médecine al- » laient changer de face. Mais *on exagéra beaucoup* » *trop les prétentions et les espérances fondées sur l'uni-* » *versalité de ce phénomène.* » Nous ne concevons pas comment le savant SPRENGEL a pu dire (3) que « la » précieuse découverte de la Circulation du sang par » HARVEY *porta le dernier coup au Système de* GALIEN, » *et acheva de le faire écrouler.* »

On pourrait peut-être soutenir que la découverte d'HARVEY n'a pu être d'une utilité réelle au diagnostic des maladies de poitrine, qu'à l'époque où l'invention du stéthoscope a fait faire une étude spéciale de *l'auscultation médiate*. Cet instrument, ou *l'auscultation immédiate*, que l'on a depuis mieux étudiée et mieux connue, ont en effet permis de distinguer et d'apprécier le degré de gravité de diverses circonstances et

(1) Dict. cit. (HARVEY.)
(2) pag. 17.
(3) pag. 16 de son introduction.

de détails minutieux de lésions organiques, soit du
cœur, soit de l'origine des gros vaisseaux veineux ou
artériels, qui ne pouvaient être reconnus long-temps
avant, et bien moins encore, à plus forte raison, à
l'époque où vivait l'Anatomiste anglais (1).

VIme ÉPOQUE. Dans le XVIIme siècle, l'impulsion
donnée, par le siècle précédent, à toutes les parties de
la Médecine, reçoit encore une accélération.

1. L'*Hygiène* se perfectionne, *en France* : par la
publication de l'édition MOREAU du *Regimen sanitatis
salernitanum* (1625); par l'*Hygiène de la vieillesse*, de
RANCHIN (1627); par l'arrêt du Châtelet défendant la
Transfusion, que DENIS pratiquait, *pour fortifier* et
peut-être *rajeunir* (1667). DUFOUR, ou plutôt Jacques
SPON, qui a jugé convenable de se cacher sous ce
pseudonyme (2), publie son Traité sur le *Thé*, le *Chocolat et le Café* (1671).

─────────────────────

(1) M. MAGENDIE exagère beaucoup les avantages que devrait
procurer la connaissance de la manière dont le sang circule.

« Il ne peut exister une Théorie *Physiologique Raisonnable*, dit-
» il (*), et par suite une *Science de la Médecine*, *sans une ex-*
» *plication satisfaisante de la manière dont le sang circule.*

» Cette explication, l'avons-nous? On peut répondre en toute
» assurance que non. »

Nous n'aurions donc encore, selon M. MAGENDIE, *ni une Théorie
Physiologique Raisonnable*, *ni une Science de la Médecine!* HIP-
POCRATE n'aurait rien su en vraie Médecine, parce qu'il ne con-
naissait pas la Circulation! En vérité, ce serait désespérant.

(2) SPON fit lui-même, plus tard, une traduction latine de ce prétendu Traité de DUFOUR, imprimée à Paris, 1685, in-12; et à Genève, 1699.

(*) Journ. de Physiolog. expériment., T. 1, p. 97.

On fait de la limonade à Paris (1630), du café à Marseille (1650), et l'on goûte, pour la première fois, *chez nous*, du chocolat d'Espagne (1660), et bientôt après (1), des glaces d'Italie.

Vers le milieu du XVIIme siècle, GUMPELZHAIMER a l'idée d'exercices gymnastiques spécialement destinés aux étudiants, *en Allemagne*, où l'on voit VOGLER (1667) et ELSHOLZ (1682) écrire sur la Diététique, et TSCHIRNHAUSEN (1686) soutenir que la *tempérance suffit pour entretenir la santé et guérir les maladies* (2).

En Angleterre : BACON (1623) s'occupe du régime de la diète et de tout ce qui peut prévenir le desséchement organique ; et par ses réflexions sur l'*Euthanasie*, il s'efforce de rendre les derniers moments moins pénibles, alors même que la mort est inévitable. Plus tard SYDENHAM (1676) attache son nom à l'étude de l'influence qu'exercent sur nous les Constitutions Atmosphériques.

2. Les découvertes *anatomiques* se multiplient, *en Italie*, par les travaux d'ASELLI (1622), qui découvre les *vaisseaux chylifères* ; de FOLIO (1645), qui décrit avec soin l'oreille interne, en donnant une figure exacte

----

(1) Voy. le *Diction. des Orig.* de NOËL, CARPENTIER et PUISSANT.

(2) Voy. l'*Atlas Historique*, etc., de M. Casimir BROUSSAIS, à la confection duquel les travaux analogues d'AUGUSTIN de Berlin, et de CHOULANT de Leipsig, ont beaucoup contribué, et qui nous a été utile pour la composition de notre Précis Historique ; mais seulement quand il a été question d'autre chose que de *Philosophie Médicale*.

de l'*apophyse grêle du marteau*, inconnue aux anàto-
mistes précédents; et de BELLINI (1662), qui voit,
le premier, les *conduits séminifères*.

En France : PECQUET (1649) découvre le *canal
thoracique et son réservoir chez l'homme ;* DUVERNEY
(1683) décrit parfaitement l'organe de l'ouïe, et relève cette Science du discrédit où elle était tombée
depuis RIOLAN; MANGET (1685) met au jour sa collection des principaux écrits anatomiques du XVIIme
siècle; VIEUSSENS (1685) publie sa *Névrologie*, si
remarquable pour l'époque, et qui était le fruit de la
dissection de *cinq cent soixante cadavres;* et POUPART
(1695) décrit l'arcade crurale et le ligament auquel
il attache son nom.

En Allemagne: SCHNEIDER (1655) fait mieux connaître la membrane de son nom et les nerfs qui s'y
rendent; PEYER (1677) signale les *glandes muqueuses
des intestins jéjunum et iléon*; et BRUNNER (1687) découvre, dans le *duodénum*, des glandes qui, comme
les précédentes, ont conservé jusqu'à ce jour le nom
de celui qui, le premier, sut les remarquer.

En Angleterre : HYGHMORE (1651) donne son nom
au sinus maxillaire; WILLIS (1664) publie des travaux fondamentaux sur le cerveau et les nerfs; et
COWPER (1697) décrit les glandes connues sous son
nom, et publie ses belles planches anatomiques.

Dans les Pays-Bas, les auteurs qui se font surtout
remarquer sont : TULPIUS (1641), par son Recueil
d'*Observations anatomiques singulières;* RUYSCH (1665),

par sa démonstration, contre Bils, de l'existence de valvules dans les vaisseaux lymphatiques et chylifères, suivie plus tard de sa précieuse collection si justement intitulée *Trésor Anatomique* ; Graaf (1668), par sa *Description des organes de la génération* ; Blankaard (1676) et Leuwenhoeck, par leurs travaux sur l'*Anastomose des artères avec les veines* ; Bioloo, par les belles planches anatomiques qu'il publie ; et Verheyen (1693), par son Traité d'Anatomie, qui jouit alors d'une grande réputation.

3. Les travaux relatifs à la *Physiologie* sont beaucoup moins nombreux.

En France : Descartes (1637) veut que le *moi* soit le point de départ de toute recherche philosophique, et fonde sa théorie des fonctions sur l'admission des esprits animaux, et sur la figure des molécules ; Perrault (1680) publie une Théorie Mécanique de la Voix.

En Allemagne : Vesling (1641) s'occupe du développement successif des parties dans la formation du poulet ; Hammen (1677) découvre les animalcules spermatiques (1) ; Bohn (1680) nie l'existence du Fluide Nerveux, et reconnaît la présence d'un parenchyme entre la terminaison des artères et les radicules qui sont l'origine des veines ; et Leibniz a recours à

---

(1) Ce Médecin, attaché à la personne de Jean Sobieski, roi de Pologne, était Élève ou Docteur de Montpellier, comme l'atteste son *Curriculum Medicum Monspeliense. Montpel.*, 1674, in-4°.

la supposition de *Monades Spirituelles* , qu'il regarde comme douées des forces auxquelles la Matière est soumise.

En Angleterre : BACON (1623) démontre, en rappelant la marche suivie par HIPPOCRATE , que la base des sciences que l'on forme est toute dans l'*Expérience* et l'*Induction* , et nullement dans les Théories *à priori* ou les *Hypothèses ;* et LOCKE (1690) , exhumant un dogme de l'ancien Péripatétisme, trouve dans nos sensations l'origine de toutes nos idées.

En Italie : BORELLI (1680) fonde l'*École Iatro-Mathématique* , et publie son livre sur les *Mouvements des Animaux* , sans contredit son plus beau titre de gloire ; BELLINI (1695) allie la Chémiatrie à la Mécanique ; et BAGLIVI (1696) jette les fondements de l'École Solidiste Moderne.

Enfin , *dans les Pays-Bas* , VAN-HELMONT (1642) (1) rapporte tous les phénomènes de l'Économie à une cause active qu'il appelle *Archée ;* DUBOIS ou DE LE BOË , en latin *Sylvius* (1667) (2), fonde , à Leyde , la *Secte Chémiatrique*.

4. Parmi les auteurs d'ouvrages de Médecine remarquables que fournit cette époque , nous citerons Th. BONNET (1679) , si connu par son vaste Recueil d'Anatomie Pathologique , *en France*.

---

(1) *Vid. Febrium Doctrina inaudita. Autverp.* , 1642 , in-16.
(2) *Praxeos Medicæ Idea Nova. Lib. prim. Lugd. Bat.* , 1667 , in-12.

En Angleterre : SYDENHAM (1676), Médecin Hippocratique, dans la Thérapeutique duquel les purgatifs et les antiphlogistiques jouaient un grand rôle, et qui, s'appuyant sur la saine Philosophie, celle de BACON, et sur l'introduction des remèdes nouveaux dans la Thérapeutique, fut à bon droit regardé comme le fondateur de l'*École Empirique Moderne ;* et son rival, MORTON (1694), dont les traitements étaient ordinairement excitants ;

En Allemagne : SPIEGEL (1624), qui s'est occupé des inflammations gastro-intestinales par putréfaction dans les fièvres *demi-tierces* (1); et WEPFER (1658), auteur d'observations d'Anatomie Pathologique et d'expériences sur les poisons et les médicaments ;

En Italie : Prosper ALPIN (1601), à qui l'on doit un bon livre sur la *Médecine des Égyptiens ; dans les Pays-Bas :* BONTIUS (1642), pour son Traité sur les *maladies et la Médecine des Indiens ;* et VAN-HELMONT, à cause de sa *Pathologie Nouvelle.*

ZACUTUS (1642), Médecin de Lisbonne, publie aussi un Recueil de faits intéressants et bien commentés.

5. Les principaux auteurs auxquels la *Chirurgie* doit ses progrès dans ce siècle, sont :

En France : LASNIER (1651), qui signale l'opacité du cristallin comme la vraie cause de la cataracte, ce

---

(1) *Febris semitertiana,* dénomination vicieuse par laquelle on a désigné certaines fièvres intermittentes de mauvais caractère.

dont Maître Jean, Méry et Brisseau fournirent les premières preuves matérielles dans le siècle suivant ; Morel (1674), inventeur du *garrot*, que plus tard le génie de la Chirurgie devait convertir en *tourniquet de J.-L.* Petit, et en compresseur de Dupuytren ; Beaulieu (1688) [*frère Jacques*], pratiquant avec succès la *taille latéralisée* qu'il avait inventée ; Bienaise (1688), qui pratique la *suture des tendons*, imagine le *bistouri caché* portant son nom, pour débrider l'anneau avec plus de sécurité dans l'opération de la hernie inguinale étranglée.

En Allemagne : Scultet (1653), dont l'*arsenal de Chirurgie* est si généralement connu.

En Angleterre : Wren et Lower (1657), qui pratiquent les premiers l'*injection des médicaments dans les veines ;* King, qui, de concert avec Lower, fait avec succès la *Transfusion du sang* chez l'homme ; Wisemann (1676), Réformateur de la pratique de Paré, dans divers points importants, et auteur de travaux nombreux, dans lesquels on remarque le *traitement des ulcères variqueux par la compression ;* Lowdham (1679), qui, le premier, pratique l'*amputation à lambeau de la jambe*, et réunit par *première intention.*

En Italie : Severino (1646) opère des cures surprenantes, mais en abusant toutefois de l'emploi du fer et du feu.

Dans les Pays-Bas : Rau, célèbre lithotomiste, ternit sa réputation en mourant, sans avoir confié à personne son heureux procédé de taille ; et VERDUIN (1696), a la hardiesse de faire des *amputations à un seul lambeau*, à la suite desquelles *il se dispense de lier les vaisseaux*.

6. Quoique plus jeune que les autres parties de la Science, la *Médecine-Légale* fait aussi, dans ce siècle, des progrès très-remarquables.

En Allemagne : on ordonne l'examen de l'enfant dans les cas d'infanticide (1650) ; RAIGER (1677) propose la *Docimasie pulmonaire;* SCHREYER (1680) l'applique, le premier, à un cas de Médecine-Légale ; et bientôt après paraît l'ouvrage classique de BOHN (1697).

En France : dans ces sales causes par fait d'*impuissance*, l'infâme preuve du *congrès*, que BOILEAU avait si poétiquement flétrie, est abolie sans retour (1677).

ZACCHIAS (1621), l'un des Médecins-Légistes les plus distingués, paraît, *en Italie*, comme une vive lumière qui bientôt devait éclairer tout le reste de l'Europe.

Nous ne pouvons laisser entièrement cette époque, sans dire un mot, en particulier, de VAN-HELMONT, de (SYLVIUS) DE LE BOË, de SYDENHAM et de BO-RELLI.

1. Comme PARACELSE, VAN-HELMONT attaqua le Galénisme dans ses fondements, et il sut bannir beaucoup d'hypothèses du domaine de la Médecine. Il rappela des idées médicales hippocratiques de la plus haute importance, mais dans un langage singulier, qui paraît même extravagant à tous ceux qui sont incapables d'assez de réflexion pour convenablement le traduire.

Malgré son style, et l'admission de *substances à demi spirituelles, semblables aux êtres fictifs formant le merveilleux des poèmes épiques* (1), qui sont pour lui les causes des phénomènes vitaux, on voit aisément qu'il avait lu les écrits des Anciens, et que, notamment, ceux d'HIPPOCRATE et de GALIEN étaient gravés dans sa mémoire.

Il eût été *Vitaliste pur*, s'il fût resté dans le doute sur la nature intime de la cause vitale ; ou plutôt, s'il eût professé l'ignorance absolue de l'essence de cette cause, comme HIPPOCRATE, BARTHEZ, etc., *au lieu de donner un corps à son Archée :* voilà pourquoi M. LORDAT a classé cet auteur parmi les *Vitalistes superstitieux* (2).

Aussi trouvons-nous que CABANIS a forcé le sens attaché au mot *Nature* dans les écrits d'HIPPOCRATE, quand il a dit de VAN-HELMONT : « Malgré toutes » les injures qu'il ne cesse de vomir contre les Écoles, » malgré l'espèce de fureur avec laquelle il parle » des Anciens, c'est dans HIPPOCRATE qu'il puise ses » idées du *Principe Vivant*. Ce que le Médecin de Cos » appelait *Nature*, il l'appelle *Archée*. Il s'imagine,

---

(1) Voy. : LORDAT, *Deux Leçons de Physiologie* cit., p. 25 et 26.

(2) Voy. : LORDAT, *ibid.* — « L'Archée de VAN-HELMONT n'est que » *celle* de PARACELSE présentée toutefois d'une manière plus claire » et plus précise, et considérée surtout comme étant d'une nature » plus substantielle que ne la supposait le Chef des Théosophes. » *Biograph. Médic. de Paris*, T. V, p. 149.... *N. B.* Le mot *Archée* est ici *féminin* ; M. LORDAT le fait toujours *masculin*.

» par un mot nouveau, mériter le nom de Créateur
» de l'Art (1). » CABANIS, qui ne voyait les principes d'action de l'Économie Humaine qu'à travers
le prisme qu'il s'était mis une fois pour toutes devant les yeux, devait nécessairement parler ainsi ;
mais il était évidemment dans l'erreur.

Cette *substantialisation*, dont ceux qui n'entendent
pas le Vitalisme, ou n'ont pas su lire BARTHEZ, ac-
cusent les *Vitalistes purs* eux-mêmes, est un mal,
sans doute ; mais, comme le dit M. LORDAT : « S'il
» est des hommes qui, par imperfection de leur
» éducation ou par paresse, sont incapables de com-
» biner des notions abstraites sans le secours de cet
» adminicule, il serait cruel de le leur refuser.....
» Pourvu que la vérité historique, tant pathologique
» que thérapeutique, soit bien respectée....., il faut
» permettre aux hommes de se créer les causes qui
» leur font plaisir. »

« Vous pensez bien, dit encore ce Professeur, que,
» pour faire un Principe de la Vie avec l'*Électricité*,
» il a fallu autant d'industrie, au moins, que pour
» former un *Archée*. La façon me semble de part et
» d'autre également ingénieuse : la *préférence que les*
» *juges ont donnée à un des produits, paraît venir de*
» *ce que l'étoffe avait été prise à leur boutique* (2). »

---

(1) *Du Degré de certit. de la Méd. Paris, an VI*, in-8°, p.
21 et 22.

(2) LORDAT, *Deux Leçons de Physiologie*, etc., cit., p. 26.

2. François *Dubois*, *Du Bois*, ou DE LE BOË, en latin *Sylvius*, s'institue, à Leyde, en 1667, chef de la Secte *Chémiatrique*, dont toutes les considérations de Physiologie et de Pathologie sont entièrement chimiques.

« Ce Médecin, dit ÉLOY (1) a donné l'idée de con-
» duire les Écoliers dans les hôpitaux ; de *leur ex-*
» *pliquer*, *auprès du lit des malades*, *la cause des*
» *maux qui affligent l'humanité*, *de leur en faire ob-*
» *server tous les symptômes*, et de *les instruire encore*,
» *par l'ouverture des cadavres*, *sur l'état des organes*
» *qui ont été le siége de la maladie.* »

En supposant qu'il ne doive pas être regardé comme le fondateur de l'Anatomie Pathologique, quoique des auteurs recommandables l'aient regardé comme tel, il a du moins su, voir une grande utilité dans les nombreuses ouvertures cadavériques qu'il a faites ; et, surtout, *fonder réellement la Clinique Interne des hôpitaux.*

Malheureusement la Théorie de DE LE BOË fut des plus mauvaises : les acides et les alcalis étant *les seules causes de maladies*, *les alcalis*, *fixés ou volatils*, *et les acides*, *étaient aussi ses seuls moyens thérapeutiques.*

Les solides n'étaient pour lui que ce qu'étaient tout au plus, pour les Chimistes, les fourneaux, les cor-

---

(1) Dict. de Méd. cit., T. II, p. 99.

nues ou les tubes dont ils faisaient usage dans leurs opérations. Aussi GUI-PATIN attaque cette théorie, avec autant d'emportement que de finesse ; et, plus tard, STAHL, lui-même, s'éleva très-judicieusement contre elle.

3. SYDENHAM, si justement regardé comme l'HIPPOCRATE de l'Angleterre, proposa l'établissement des classifications nosologiques qui furent ensuite si fort en vogue dans le XVIIIᵐᵉ siècle. Il semblerait même le premier qui eût eu l'idée de classer les maladies suivant la méthode des Botanistes.

Il excella dans l'art d'exposer les symptômes des maladies. Ses descriptions sont si complètes, qu'elles ne laissent rien à désirer.

Les tableaux qu'on lui doit, ayant la Rougeole et la Petite Vérole pour objets, sont admirables de perfection.

SYDENHAM insista sur la séparation des symptômes caractéristiques des maladies, d'avec ceux qui ne sont qu'accidentels; pratique qui avait fourni à HIPPOCRATE, son inventeur, les fondements de ses Pronostics et de ses Aphorismes.

SYDENHAM a fait, à la Pratique, l'application de la Doctrine d'HIPPOCRATE, qui, jusqu'à lui, n'avait été le plus souvent que théoriquement commentée. « Les » ouvrages de SYDENHAM sont le meilleur commen- » taire qu'on ait pu donner des dogmes sacrés de

» cet homme presque divin, » dit M. ALIBERT (1), en parlant d'HIPPOCRATE.

Le passage suivant, de ce savant et spirituel auteur, est trop remarquable pour que nous puissions nous dispenser de le transcrire ici :

« SYDENHAM disait que la Médecine consistait plu-
» tôt à trouver des indications sûres et salutaires, qu'à
» inventer des remèdes qui, mal appliqués, retardent
» la marche de la nature au lieu de la seconder. Je
» pourrais ajouter que SYDENHAM ressemble d'autant
» plus à HIPPOCRATE, que les plus grandes vertus le
» décorent, et qu'il a pratiqué sa profession avec
» tous les dons du cœur et du génie. Il est une pensée
» que l'on peut émettre pour achever l'éloge dont il
» est digne : c'est que, *si les dogmes fondamentaux*
» *eussent été effacés de la mémoire des hommes, si*
» HIPPOCRATE *lui-même et ses ouvrages, par quelque*
» *catastrophe du Globe, eussent été plongés dans un*
» *profond oubli*, SYDENHAM *eût été l'homme le plus*
» *propre à créer l'Art une seconde fois, et à le repro-*
» *duire dans toute sa pureté* (2). »

4. C'est dans le sein de l'*Academia del Cimento*, régulièrement organisée à Florence, en 1657, que BORELLI, de Naples, voulant unir la Physique Expérimentale et les Mathématiques avec l'Art de guérir,

---

(1) Nosologie Naturelle, ou les maladies du corps humain distribuées par familles. Paris, 1816, grand in-4°, fig. color.
(2) *Ibid.*

jeta les fondements de l'École *Iatro-Mathématique*, dont il est généralement regardé comme le Chef.

BORELLI eut, le premier, la pensée de soumettre le mouvement du sang aux lois de la Statique et de l'Hydrauique; mais ce qui rendit faux presque tous ses calcus, c'est qu'il n'eut point assez égard à la part immense que la force vitale prenait dans tous les phénommes soit physiologiques, soit pathologiques.

Il commit des erreurs même par rapport aux principes deMécanique qu'il employa, comme le démontrèrent VARIGNON, PARENT, PEMBERTON et HAMBERGER.

Il s'et essentiellement trompé, quand il a vu, dans la terre, ainsi que dans l'air et dans l'eau, une sorte de *réaction* ou de *répulsion* à laquelle les mouvements progressifs des animaux devaient être rapportés : BARTHEZ fait voir que rien ne prouvait l'existence de cette orce.

Il 'est nul besoin de dire que l'explication du *mouvnent musculaire* par le *gonflement du muscle*, résulant de l'*effervescence du fluide nerveux avec le sang* est une théorie purement hypothétique, et par consquent ne méritant pas la moindre considération, n'ayat absolument aucune valeur.

Sa plus beau titre de gloire est sans contredit l'ourage ayant pour titre *De Motu Animalium* (1), où contre l'opinion jusque-là généralement admise, il cmontre le désavantage de l'action des muscles

(1 *Ron.*, 1680 et 1681, in-4°. — BOËRRHAAVE disait, en parlant

sur les os, qui ne sont le plus souvent que des leviers de troisième genre par rapport aux puissances qui les font mouvoir.

Tels sont les principaux traits, mais for. en raccourci, qui caractérisent le mouvement médical progressif depuis l'époque où florissait PARACELSE jusqu'à la fin du XVIIme siècle.

---

de ce livre, « qu'un Médecin n'agit qu'avec incertitude et obscu- » rité, s'il n'est pas dirigé par les connaissances qu'on put y pui- » ser. » Dict. hist. de la Méd., par M. DEZEIMERIS, etc. T. I, p. 471. Et « CHIRAC, également pénétré de son importanc, légua, » par son testament, à l'Université de Montpellier, un somme » pour fonder deux Chaires : l'une relative à l'Anatomie Compa- » rée, et l'autre entièrement destinée à l'explication du raité De » Motu Animalium, et des matières qui y ont rapport. 1 paraît » que la volonté du testateur ne fut pas mise à exécution. » Ibid.)

Nous l'avons dit dans notre Préface, et nous le répéterons ci : les Cours dont il est question appartiennent naturellement à l'Enseigne- ment des Muséums d'Histoire Naturelle, des Facultés des ciences et des Écoles Vétérinaires, et nullement à celui des Faclltés de Médecine, où ils seraient même nuisibles à la Science de l'homme.

SEPTIÈME LEÇON.

———

VIIme ÉPOQUE. Dans le XVIIIme siècle, les ouvrages
sur toutes les parties de la Médecine sont si nombreux,
que, dans un travail de la nature de ce Précis Historique surtout, on est forcé de n'indiquer que les
plus remarquables.

1. Les progrès de l'*Hygiène*, dans cette période,
sont dus à une foule d'auteurs d'un grand mérite.

En France : MONTESQUIEU (1748) s'occupe de l'*Influence du Climat sur les Mœurs et la Législation* ; BUF-
FON (1749) de l'*Éducation Physique des Enfants, dé-
gagée d'entraves* ; LORRY (1753) des *Aliments consi-*

dérés sous le rapport chimique. J.-J. ROUSSEAU (1762) et SAUCEROTTE (1766) détruisent des préjugés sur l'Éducation des Enfants. POISSONNIER DES PERRIÈRES propose un procédé (1763) pour dessaler et rendre potable l'eau de la mer ; et il publie (1767) un *Traité des Maladies des Gens de Mer*, où il indique les moyens de conserver la santé des équipages. PARMENTIER (1773) fait connaître la Pomme de Terre, répand son usage et perfectionne la boulangerie. PINEL (1791) réforme le Traitement et améliore l'Hygiène des Fous ; HALLÉ (1794) met la dernière main à ce beau Plan d'Hygiène pour l'exécution duquel vingt-cinq ans de la vie la plus laborieuse devaient à peine suffire ; et TOURTELLE publie ses *Éléments* sur la même matière (1).

En Allemagne : BÉHRENDS (1710) écrit sur la Diététique ; CARL (1719) sur le Régime de la Santé et de la Maladie ; RICHTER (1780) sur l'Entretien de la Santé ; PLENK (1784) sur les Mets et les Boissons ; MAY (1793) sur l'Hygiène du Corps et de l'Ame ; et HUFELAND (1796) sur la *Macrobiotique* ou *l'Art de Prolonger la Vie*, ouvrage dont presque toutes les nations européennes possèdent aujourd'hui des traductions.

---

(1) La modestie de HALLÉ aurait égalé son mérite, si, comme l'assure M. BRIOT, « quelque temps après la publication des *Éléments d'Hygiène*, de TOURTELLE, le savant Professeur écrivit » à l'auteur, que la lecture de son ouvrage l'avait décidé à ne point » faire paraître celui sur la même matière auquel il travaillait depuis long-temps. » (*Notice sur la vie et les ouvrages* d'Ét. TOURTELLE, p. xxj.)

En Angleterre : Arbuthnot (1731) écrit sur la *Nature des Aliments* ; Hales (1742) sur la Purification de l'Air par les Ventilateurs, et sur l'Abus des Liqueurs Alcooliques ; Pringle (1752) sur l'Hygiène des Hôpitaux et des Armées ; Lind (1753) fait connaître l'influence de l'air humide et des aliments salés sur la production du *Scorbut* ; Howard (1777) améliore l'État des Prisons, des Maisons de Correction et de Travail ; Trotter (1788) traite des effets de l'*Ivresse* ; et Falconer (1789) de l'Hygiène des Ouvriers Agriculteurs, et du traitement de leurs maladies.

En Italie : des auteurs d'un vrai mérite s'occupent : Ramazzini (1711) de l'*Hygiène des Artisans et des Princes* ; Lancisi (1717) de l'influence des *Émanations Marécageuses* sur la santé de l'homme ; et Baldini (1784) de l'*Allaitement Artificiel*.

Dans le Nord : Gorter (1725) répète et modifie les expériences de Santorio ; et Bergius de Stockholm (1778) ne dédaigne pas de comprendre l'Art Culinaire dans sa *Matière Médicale du Règne Végétal*.

2. L'*Anatomie* se montre jalouse de participer au mouvement général des sciences.

En Italie : Bianchi (1710) écrit sur la *Structure et les Ligaments du Foie* ; Lancisi (1714) sur le *Cœur*, sur ses nerfs, et sur les planches si précieuses d'Eustachi. Santorini (1724) publie ses observations sur les *Nerfs* et les *Muscles* ; Mascagni (1787) ses travaux délicats, plus complets que ceux de ses prédécesseurs, sur les *vaisseaux lymphatiques*, qu'il accompagne de *magni-*

fiques planches in–folio. CALDANI (1787) met au jour ses *Institutions Anatomiques ;* et SCARPA , ses descriptions parfaites et ses découvertes de détail , en *Névrologie* et en *Splanchnologie* , bientôt suivies de ses admirables planches sur les Nerfs du Cœur (1794).

En France : HUNAULD (1732) fait sur l'Ossification des Os du Crâne , et surtout de la base de cette cavité , des observations curieuses , dont le Professeur LORDAT devait tirer plus tard des conclusions physiologiques originales du plus haut intérêt. WINSLOW (1732) crée , pour ainsi dire , l'*Anatomie Descriptive.* LE CAT (1740) décrit les organes des *Sens.* SENAC (1749) fait un Traité modèle sur le *Cœur.* BORDEU (1762) , écrivant sur la structure des *Glandes* et du *Tissu Cellulaire ,* jette les fondements de l'*Anatomie Médicale.* Enfin , l'Anatomie trouve dans PORTAL (1770) un Historien utile , malgré le grand nombre d'inexactitudes , d'omissions importantes et de fautes graves qui déparent son travail ; VICQ–D'AZYR publie ses fascicules sur l'Anatomie du Cerveau (1786); et BICHAT (1800) conçoit l'idée de rendre l'Anatomie plus Médicale , en faisant mieux sentir la différence des divers tissus, auxquels il croit trouver des *Propriétés* qui en sont , selon lui , les caractères respectifs.

En Allemagne : THÉBÉSIUS (1708) décrit avec la plus grande exactitude *la Circulation Propre du Cœur.* BRUNNER (1715) signale les glandes muqueuses , qui depuis ont si souvent joué un rôle forcé dans nos pathogénies. HEISTER (1717) , HALLER surtout, dont

les fascicules de planches anatomiques (1743-1756)
sont aujourd'hui même si justement admirés , et
SCHAARSMIDT (1742–1752) écrivent de la manière la
plus remarquable en Anatomie. ZINN (1755), fait connaître , à l'aide de planches de la plus grande exactitude, ses travaux délicats sur la *Structure de l'Œil*. SOEM-
MERRING publie un excellent Traité d'Anatomie (1791-
1796) et de bonnes Monographies sur l'*Ostéologie de
la Femme* (1797), l'*Embryologie Humaine* (1798) et
l'*Anatomie Comparée du Cerveau* , accompagnées de
planches qui ne laissent rien à désirer.

En Angleterre, paraissent successivement : le célèbre Traité d'*Anatomie* de CHÉSELDEN (1713), le beau
Traité d'*Ostéologie* de MONRO (1759), et le travail du
même auteur sur le Système Nerveux (1783); les écrits
de J. HUNTER (1771-1778), sur l'Histoire Naturelle
des Dents , et (1794) sur la nature du *sang*, sur *l'inflammation*, etc.; l'ouvrage de CRUIKSHANK (1786),
sur les *Lymphatiques*, étudiés à l'aide du microscope;
et celui de J. Bell (1797), un des meilleurs *Traités d'A-
natomie* que les Anglais possèdent peut–être même
aujourd'hui.

Dans les Pays–Bas : PALFYN (1718) fait sentir l'utilité dont serait une *Anatomie Chirurgicale*. Grâces au
talent admirable de J. WANDELAAR , ALBINUS (1747)
publie ses planches magnifiques , et presque parfaites,
sur les *Muscles;* et CAMPER rédige son Cours d'Anatomie en faveur des Peintres , mettant ensuite au jour
ses travaux originaux sur la *Construction du Bras ou de*

l'*Épaule* (1760), sur celle du *Bassin* (1762), sur la *Détermination de la Beauté et la Mesure du Crâne par l'Angle Facial* (1768), etc., etc., dont les planches ont été dessinées par lui-même, avec un talent tout particulier.

WEITBRECHT (1742) livre à l'impression, à Pétersbourg, une Description des *Ligaments* qui même aujourd'hui est fort estimée ; et ROSEN DE ROSENSTEIN publie, en Suède (1764), un *Manuel d'Anatomie* et un *Recueil des Découvertes Anciennes et Modernes* faites dans cette Science.

3. Les principaux travaux qui ont paru sur la *Physiologie* dans le XVIIIme siècle, sont :

En France : ceux de DODART (1) comparant l'Organe de la Voix à un *Tuyau d'Orgue*, et de FERREIN (1741), l'assimilant au contraire à un *Instrument à Cordes* ; de BORDEU (1767), qui appelle l'attention sur la *vie propre des organes* ; du fondateur de la Nouvelle Théorie Chimique, de LAVOISIER (1775), dont la Théorie de la Combustion s'appliqua plus tard (1777) à celle de la Respiration ; de BARTHEZ (1778), raisonnant sur l'essence de la Cause Vitale comme HIPPOCRATE et BACON, et distinguant dans le corps humain, à l'exemple du Père de la Médecine, 1° des phénomènes physiques et mécaniques ; 2° des phéno-

---

(1) GUI-PATIN, qui, comme on le sait, était fort peu louangeur par nature, lui prodigue de grands éloges, et l'appelle *monstrum sine vitio*.

mènes vitaux ; et 3° des phénomènes moraux et intellectuels, dans un ouvrage fondamental, suivi seulement, vingt ans après, de la *Nouvelle Mécanique
des Mouvements de l'Homme et des Animaux* (1798),
un de ses plus beaux titres de gloire (1) ; de FOURCROY
(1781), qui crée la Chimie Animale ; de GRIMAUD
(1787 et 1789), qui sentait si bien la nécessité de
considérer les corps vivants comme étant soumis à
des lois autres que celles qui régissent la matière
morte ; de BAUMES (1797), essayant une Théorie
Chimique des Fonctions ; enfin, de CHAUSSIER et de
DUMAS (1800), qui, semblant modifier le Vitalisme, ne diffèrent réellement de leurs devanciers que
par les expressions nouvelles qu'ils emploient, sans
rien changer d'ailleurs le plus souvent au fond des
idées.

---

(1) Nous pensons, avec l'auteur d'un livre recommandable (*),
« .... *qu'en plusieurs points*, BARTHEZ *s'est éloigné de son modèle*
» BORELLI....; » mais au lieu de dire « qu'il s'en est éloigné pour
» *tomber dans des erreurs que* BORELLI *avait évitées* », nous croyons
pouvoir soutenir qu'il n'a agi ainsi, au contraire, que *pour éviter
des erreurs dans lesquelles* BORELLI *était lui-même tombé.*

Nous craignons que, ne prenant point assez en considération
toutes les circonstances de la *Catalepsie et des autres états physiologiques ou pathologiques* expliqués par BARTHEZ, à l'aide d'une
force spéciale (*force de situation fixe*) très-logiquement admise,
M. TEULE ne se soit pas aperçu que sa propre théorie et sa réfutation, sur ce point, se réduisaient presque à une *pétition de principe* (**).

(*) *Études des mouvements de l'homme*, par J.-C. TEULE. *Paris,*
1831, *in-*8°, *p.* 4.

(**) Ouvr. cité, p. 36, 37 et 38 entre autres.

14

L'*Allemagne* voit naître les ouvrages : de Stahl (1708) qui , plaçant les Fonctions sous l'influence de l'Ame (parce qu'il oublie qu'un des attributs essentiels de ce principe est d'avoir conscience de tous ses actes), jette les fondements de l'*Animisme* ; de Fréd. Hoffmann (1718), reconnaissant le *mouvement vital* comme un principe présidant à l'exécution des Fonctions , et dont la définition de l'homme devait être plus tard traduite , et réduite , par M. De Bonald , en cette heureuse expression : *intelligence servie par des organes;* de Haller (1757), tâchant de se rendre raison de tous les phénomènes physiologiques par la *sensibilité*, l'*irritabilité* et l'*élasticité;* de Kant (1781), qui admet les *idées innées*, contre le sentiment d'Aristote ; de Blumenbach (1787), faisant connaître ses idées sur l'effort générateur (*nisus formativus*) ; de Soemmerring (1796), qui place l'âme dans le fluide vaporeux des ventricules du cerveau ; et de Prochaska (1797), qui applique les lois de la Polarité à la Physiologie.

En *Angleterre, dans* ce siècle où Newton (1701) semblait annoncer, pour son pays, plus de Philosophie Médicale qu'il n'en a eu réellement , Freind (1703) combat les idées chémiatriques ; Pitcarn(1717), Drake (1717), Keil (1718), Cheyne (1725), Hales (1733), Nichols (1736) et Wintringham (1740): adoptent plus ou moins les principes iatro-mathématiques ; Reid (1769) distingue les phénomènes de conscience , d'avec ceux de la sensibilité ; Farr

(1771) reconnaît un Principe Spirituel des Mouvements, différent de l'Ame ; mais PRIESTLEY (1777) regarde à son tour la Pensée comme une Modification de la Matière ; BROWN (1780) crée la *Doctrine de l'Excitement* ; FORDYCE (1787) fait des expériences toutes en faveur de l'existence d'un *Pouvoir Frigorifique*, et soumet la Digestion à des Lois Vitales ; DARWIN (1794) réduit à des *mouvements* tous les Phénomènes de la Vie, sans en excepter la Pensée ; J. HUNTER (1794) donne des preuves de la *Vitalité du Sang*, admise déjà par les Vitalistes, ou les Médecins Hippocratiques du XVIIIme siècle ; et HAIGTON (1798) constate, par la section des trompes de FALLOPE, avant la conception, que le fluide animal n'a pas besoin d'aller jusqu'aux ovaires, pour modifier l'état de ces organes.

En Italie : BAGLIVI (1701) trouve la Cause des Phénomènes Physiologiques dans l'*Oscillation des Membranes*, et reproduit les idées de GRANGER sur la *Vie Universelle;* SPALLANZANI (1767) fait des expériences sur la *Reproduction des Animaux*, sur la *Régénération des* tissus qui les constituent, ainsi que sur la *Digestion*, qu'il attribue au suc gastrique; et il publie une Histoire physiologique des *Infusoires*. Plus tard, MOSCATI (1770) constate les différences physiologiques qui existent entre les animaux et l'homme; et à la Haye, RUYSCH (1722) démontre, par des injections délicates, la *Vascularité de nos Organes*.

4. La *Médecine*, au XVIIIme siècle, produit des

ouvrages d'un haut intérêt. Elle est, en outre, fort remarquable par ses nombreux écrits ayant les classifications pour objet.

En France : SAUVAGES (1731) publie sa *Nosologie.* ASTRUC (1740) écrit sur la *Syphilis ;* SENAC (1749) sur les *Maladies du Cœur*, et TISSOT (1758) sur la *Fièvre Épidémique Bilieuse* qu'il avait observée à Lausane. LIEUTAUD (1767) coordonne des faits d'*Anatomie-Pathologique.* LORRY (1777) écrit sur les *Maladies de la Peau ;* POMME (1782) sur les *Maladies Nerveuses ;* et PUJOL (1791), qui n'a pas été cité autant qu'il eût dû l'être (1), sur les *Phlegmasies Chroniques.* PINEL (1798) met au jour sa *Nosographie ;* BROUSSONNET publie un *Tableau de Séméiotique* qui a toujours fait regretter que son auteur ne se fût pas plus étendu ; et enfin BARTHEZ (1799) consigne, dans les *Mémoires de la Société Médicale d'Émulation*, ses deux *Mémoires sur la Théorie des Fluxions*, qui devraient être sus par cœur de tout Médecin qui veut se livrer à la Pratique.

En Angleterre, paraissent : MEAD (1751), dont les écrits variés offrent toujours de l'intérêt ; et HUXHAM (1751), qui, attachant son nom à la *Fièvre Lente Nerveuse* qu'il a très-bien décrite, fait ressortir tout ce

---

(1) « Ce Mémoire, qui valut à PUJOL une médaille d'or, en 1791,
» dit M. BOISSEAU, est le plus important de ses ouvrages, et celui
» qui contient le plus de vérités analogues à celles que l'on trouve
» dans l'Histoire des Phlegmasies Chroniques de M. BROUSSAIS. »
Biogr. Médic., T. VI, p. 512.

qu'il y a d'avantageux à combattre cet état morbide par un traitement excitant. PRINGLE écrit sur la *Fièvre des Prisons* (1750) et sur les *Maladies des Armées* (1752), en insistant particulièrement sur la *Dysenterie*. LIND (1753) publie son Traité sur le *Scorbut*. CULLEN (1766) fonde le *Solidisme*, dans lequel les maladies sont attribuées à des causes qui, agissant sur les nerfs, donnent lieu à une atonie qui produit la faiblesse dans toutes les fonctions, et par suite au spasme des petits vaisseaux de la surface et à la fièvre. BROWN (1780) réduit les maladies à deux classes : les *sthéniques*, très-rares, et les *asthéniques*, très-communes, les unes et les autres *directes* ou *indirectes*; et UNDERWOD (1786) met au jour son Traité sur les *Maladies des Enfants*.

A Leyde, GAUBIUS publie ses Instituts de Médecine (1758), livre très-bien fait, l'un des meilleurs que l'on possède en *Pathologie Générale*; et, en *Allemagne*, STAHL (1708) considère la Maladie comme un *Trouble de l'Ame*, et la *Fièvre* ainsi que les *Hémorrhagies* comme des *Actes Médicateurs*. Les maladies ne sont pour HOFFMANN (1718) que le résultat d'un *Spasme* ou d'une *Atonie*, souvent du tube digestif, avec altération des liquides, le sang ayant besoin d'une dépuration. WERLHOFF (1745) écrit sur les *Fièvres Intermittentes*, et accorde de justes éloges au quinquina. AVENBRUGGER (1761) fait une étude spéciale de la *Percussion Thoracique*; A. VOGEL (1764), SAGAR (1771), SELLE (1773), et plus tard REIL (1790), s'occupent de la *Classification des Maladies.* STOLL (1786) se recommande par une excellente pratique médicale, prenant des indications majeures dans la considération des *Constitutions Atmosphériques.* P. FRANK (1792) publie un Traité de Médecine Pratique justement estimé; et l'on doit bientôt à BRAUNE (1795) une Monographie du *Pemphigus.*

En Italie : TORTI (1709), ce Médecin célèbre, que LANCISI, Fr. HOFMANN et l'Académie de Valence, en Espagne, n'avaient pas craint d'appeler l'Hippocrate de Modène, livre au public un travail fondamental, dans lequel il apprend à triompher des *Fièvres Intermittentes Pernicieuses* par le quinquina donné à hautes doses, travail qui devait, plus tard, suggérer l'excellente Monographie de M. ALIBERT sur le même sujet. BIANCHI (1725) publie un Traité sur les *Maladies du Foie;* et MORGAGNI (1761) démontre toute l'utilité de l'*Anatomie Pathologique* par l'interprétation des phénomènes morbides, mais en respectant les justes limites que la Philosophie Médicale a établies pour toujours, et que bien des Anatomo-Pathologistes plus modernes auraient eux aussi regardé comme sacrées, s'ils avaient su mieux lire et mieux comprendre cet excellent auteur.

Dans les Pays-Bas et le Nord : VAN-SWIETEN (1743) commente savamment les Aphorismes de BOËRHAAVE son Maître; et ROSEN DE ROSENSTEIN (1764) écrit un bon livre sur les *Maladies des Enfants,* regardé avec raison comme classique, même aujourd'hui.

En Espagne : SOLANO DE LUCQUES (1731) base sa

Séméiotique sur les divers états du *pouls;* et le Portugais SANCHEZ soutient, à l'aide de beaucoup d'érudition, que la Syphilis n'est pas d'origine américaine:

5. Dans ce XVIIIme siècle, la *Chirurgie* fait en tout, lieu, et surtout *en France,* des progrès si marqués et si nombreux, que nommer ici tous les hommes de mérite dans ce genre serait impossible, et que le seul choix du petit nombre qu'on doit désigner ne saurait se faire lui-même sans beaucoup d'embarras.

Parmi nos compatriotes : J.-L. PETIT (1705), si connu par son Traité des *Maladies des Os,* ses Recherches sur les *Maladies des Voies Lacrymales* et leur Méthode Naturelle de Traitement ; ANEL (1713), qui, le premier, a l'idée d'*injecter les Voies Lacrymales par les points lacrymaux,* et de *lier les artères anévrismales entre le cœur et la tumeur* par une méthode longtemps et injustement attribuée à HUNTER ; GARENGEOT (1720), perfectionnant la *Clé Dentaire,* et s'exposant au ridicule pour avoir signalé la possibilité de la réunion immédiate de parties du corps humain tout-à-fait séparées ; MORAND (1728), qui importe chez nous le procédé de CHESELDEN pour la *Taille;* LE DRAN père, qui pratique le premier l'*Amputation dans l'Articulation Scapulo-Humérale;* LA PEYRONIE (1731), obtenant de LOUIS XV la *Fondation de l'Académie Royale de Chirurgie* ; et MÉJEAN, substituant le *Séton* à la bougie à demeure de J.-L. PETIT dans le traitement de la fistule lacrymale : font réellement le plus grand honneur au pays qui les a vus naître.

Plus tard, le frère CÔME [BAZEILHAC] (1743), inventeur du *Lithotome Caché* et du *Trois-quarts Courbe;* FAURE (1756), prescrivant d'*amputer tard*, à l'occasion des blessures graves par armes à feu, quand BOUCHER voulait qu'on *amputât sur-le-champ;* POUTEAU, qui dut tant de succès, en Chirurgie, aux connaissances Médicales qu'il possédait; HÉVIN (1780); DESAULT (1791), *Fondateur de la Clinique Chirurgicale*, à qui l'Art surtout doit tant de reconnaissance; CHOPART (1791) (1), et SABATIER (1796), à qui nous devons une excellente *Médecine Opératoire* : sont loin de le céder à ceux que nous avons énumérés déjà.

En Allemagne : HEISTER (1718) publie un Traité complet de Chirurgie, long-temps regardé comme classique; et PLATNER (1745) fait paraître des *Institutes* du même genre. RICHTER (1771-1797) et KREUSENFELD (1781) mettent aussi au jour leurs *Bibliothèques Chirurgicales.*

En Angleterre : MONRO (1726) injecte du *vin chaud* dans le Traitement de l'Hydrocèle. CHESELDEN invente l'opération ingénieuse et délicate de la *pupille artificielle* (1732), et il exécute, avec une rare habileté, la *Taille Latérale au moyen du bistouri* (1741), ayant ainsi beaucoup perfectionné le procédé du frère JAC-

---

(1) L'observation de la *première amputation partielle du pied*, pratiquée par cet habile Chirurgien, d'après la Méthode dont il est l'inventeur, se trouve dans la *Médecine Éclairée par les Sciences Physiques*, T. IV, p. 85.

QUES , dans les essais qu'il avait faits pour retrouver celui de RAU. POTT (1756) recommande la *demi-flexion* dans le traitement des fractures, et WHITE (1759) a l'idée de traiter les *Articulations Accidentelles* par la *Résection* des bouts des fragments.

PARK pratique les *premières Résections du Genou* (1781) et *du Coude* (1783). Benj. BELL (1783) publie un *Traité complet de Chirurgie ;* et, enfin , ABERNETHY (1796) *lie*, le premier, *l'artère iliaque externe*.

En Italie : LANCISI (1720) fait une excellente Monographie sur les *Anévrismes ;* et BERTRANDI (1763), ainsi que NESSI (1787), publient de bons *Traités de Chirurgie*.

Dans le Nord : GORTER (1731) et CALLISEN (1777) surtout, publient aussi des *Traités de Chirurgie* fort remarquables.

Dans la Péninsule : ALMËIDA (1715), MARTINEZ (1722), SERENA Y MEDINA (1750), font imprimer leurs *Traités de Chirurgie ;* et VIRREY (1741) met au jour un *Traité d'Opérations*.

6. Enfin, parmi les auteurs qui, dans le XVIIIme siècle, rendent des services réels à la *Médecine-Légale*, on remarque :

En Allemagne : VALENTIN (1701), ZITTMANN (1706), TEICHMEYER (1722), M. ALBERTI (1725), BAUMER (1777), PLOUCQUET, UDEN et PYL (1782), METZGER (1787) et HEBENSTREIT (1791) ;

En France : WINSLOW (1742), BRUHIER (1745),

PRÉVOST (1753), VERDIER et LOUIS (1763), PETIT,
CHAMPEAUX et FAISSOLE (1768), et FODÉRÉ (1798);

En Espagne : VALLE (1791);

En Angleterre : MEAD (1702), AIKINS (1771),
PIATTOLI (1774), HOWARD (1777), GRÉGORY et
HASLAM (1798).

Parmi les découvertes les plus remarquables de ce
siècle, nous signalerons :

L'*Inoculation*, apportée de l'Orient en Angleterre
par Lady MONTAGUE en 1721;

Le *Paratonnerre*, inventé par FRANKLIN en 1734,
et l'Électricité considérée comme moyen thérapeutique;

Le *Magnétisme Animal*, découvert, en 1760, par
MESMER, et dont les principes furent développés en
1775 : agent aussi singulier qu'énergique, complètement inconnu dans sa nature, et sur l'existence, la
puissance et l'utilité duquel on n'aurait pas *dérai-
sonné* aussi souvent qu'on l'a fait, si l'on avait su
prendre de bonne heure le sage parti d'*expérimenter
soi-même*, au lieu de s'en rapporter imprudemment
aux préventions et aux expériences d'autrui;

La *Vaccine*, qui, d'abord conseillée par RABAUD-
POMMIER, à Montpellier, en 1780, est pour la première fois mise en pratique par JENNER, en Angleterre, d'où bientôt elle devait se répandre dans tous
les points du Globe civilisé;

Et le *Galvanisme*, en 1791, ainsi appelé parce
que GALVANI, Professeur de Médecine à Bologne,
était son inventeur, et dont le célèbre VOLTA devait

le premier nous enseigner à renforcer indéfiniment la puissance, après nous avoir démontré son origine et sa nature.

Parmi les maladies qui ont été observées pour la première fois pendant cette période, nous désignerons la *Pellagre*, qui parut en Italie en 1770 (1); et la fièvre jaune, qui éclata à Philadelphie en 1794.

Les Médecins dont nous devons nécessairement nous entretenir un instant, à cause de l'influence qu'ils ont exercée sur les idées médicales de leur siècle, par leurs opinions, leurs systèmes ou leurs doctrines, sont : Boërhaave, Stahl, Fréd. Hoffmann, et Barthez.

1. Boërhaave, un des plus beaux ornements de l'École de Leyde, fut Chimiste très-distingué, brillant Professeur, et Praticien habile.

La Chimie, à laquelle il se livra avec ardeur presque toute sa vie, ne pouvait qu'exercer une grande influence sur ses théories en Médecine.

Boërhaave donna des preuves d'un excellent esprit, même dans le commencement de sa carrière médicale. Vers l'année 1690, dans une thèse de Philosophie, il avait soutenu que *le Corps était distinct de l'Ame*. Il réfuta le Matérialisme, et avec

---

(1) D'après L.-V. Lagneau, cette maladie, regardée comme nouvelle, aurait été connue avant cette époque : « tout porte à croire, » dit-il, qu'elle était inconnue (entre le Pô et les Alpes) avant » 1715. » Dict. de Méd. (Pellagre), p. 212.

lui l'immoralité, l'impiété et l'athéïsme d'ÉPICURE, de HOBBES et de SPINOSA (1).

Associé à la chaire de Médecine Théorique du Professeur DRELINCOURT, en 1701, il prononça un Discours en faveur de la *Médecine Hippocratique fondée sur l'Observation et l'Expérience* (2).

Nommé Professeur en titre à la chaire de Médecine et de Botanique en 1709, il continua à donner des preuves d'une excellente Philosophie en prononçant un Discours où il démontra « *qu'on abrégerait* » *beaucoup la Science en la purgeant de toute hypo-* » *thèse*..... (3) »

Toutes les dignités dont l'Université pouvait disposer furent prodiguées à BOËRHAAVE.

Il fut encore chargé, en remplacement de BIDLOO, de la chaire du Collège-Pratique ; et malgré tant d'occupations, l'Université lui confia, en outre, la chaire de Chimie, en 1718. C'est là ce qu'un de ses Biographes a heureusement exprimé en disant que : « BOËRHAAVE *formait, comme à lui seul, toute une* » *Faculté.* »

---

(1) En 1688, dans un Discours Académique, BOËRHAAVE prouvait déjà que CICÉRON avait parfaitement compris et réfuté l'opinion d'ÉPICURE *sur le Souverain Bien.*

(2) *Oratio de commendando studio Hippocratico, dicto cum institutionum medicarum munus anspicaretur. Lugd. Bat.*, 1701, *in-4°.*

(3) *Oratio quâ repurgatæ Medicinæ facilis adscritur simplicitas. Lugd. Bat.*, 1721, *in-4°.*

Doué d'une facilité d'esprit prodigieuse, Boërhaave put acquérir les connaissances les plus variées et les plus étendues, pour en faire ensuite un Système dont toutes les parties étaient parfaitement liées entre elles.

Il inspira presque du fanatisme à ceux qui adoptèrent ses opinions, quoiqu'il brillât réellement davantage par ses vastes connaissances et son esprit de méthode que par son originalité : on ne lui doit, en effet, ni une Découverte, ni une Invention, ni un Précepte fondamental ou un Dogme en Médecine.

Hippocrate et Sydenham furent les auteurs pour lesquels il professa le plus d'estime et d'admiration, et ceux aussi dont il fit le sujet principal de ses méditations, quoiqu'il les ait, malheureusement pour la Science, perdus de vue vers la fin de sa carrière.

« Boërhaave, dit M. Alibert, voulut mêler les » Forces Vitales d'Hippocrate avec les idées chimiques » de Sylvius et le Mécanisme de Bellini, et, dans la » pratique de son Art, il fut souvent en opposition » avec ses propres Dogmes. »

Il est fâcheux que, par un effet de l'oubli des principes qu'il avait lui-même posés et reconnus, et de la Doctrine d'Hippocrate qu'il avait d'abord prêchée avec enthousiasme, Boërhaave se *soit laissé entraîner à l'esprit de Système et d'Hypothèse*..... Aussi le temps a bientôt vu s'évanouir le prestige de ses Théories séduisantes. « La chute rapide de ces échafaudages » systématiques est une leçon pour l'esprit humain, » dit avec raison M. Alibert. On y voit que, quelque

» enchaînement que l'on donne à des idées men-
» songères, avec quelque talent qu'on les préconise,
» le règne de l'erreur n'est que passager dans les
» Sciences, et que la vérité y reprend tôt ou tard
» son empire. »

Il fut aussi bon Praticien et Médecin Philanthrope
que Professeur brillant, ce qui contribua également
à l'immense réputation dont il jouit : des Princes ne
dédaignèrent pas de le visiter ; personne n'ignore qu'il
reçut, d'un Mandarin de la Chine, une lettre ayant
pour toute suscription : « *A M. Boërhaave, Médecin*
» *en Europe.* »

« *Les Pauvres*, disait cet homme charitable, *sont*
» *mes meilleurs malades*, car c'est Dieu qui doit me
» payer pour eux (1). »

Boërhaave eut moins de génie que Fréd. Hoffmann
et Stahl, et néanmoins sa Doctrine fut long-temps
préférée à celle de ses deux rivaux.

2. Stahl attaqua le Système Mécanique de Boërhaave, qui peut être considéré comme une exagération physique, un *ultra-mécanisme* : mais en ren-

---

(1) M. Breschet a raison de trouver que : « ces paroles admi-
» rables peignent à la fois l'*homme vertueux* et l'*homme sensible* (*). »

(*) Malheureusement il est un bon nombre de riches qui, usant du
même mode de reconnaissance, nomment aussi Dieu *leur Trésorier*,
et ne donnent, à celui qui a guéri leurs maux ou diminué leurs
souffrances, que la monnaie dont les malades, *pauvres*, de Boën-
haave, pouvaient payer très-libéralement leur bienfaiteur, sans
qu'il leur en coûtât beaucoup !

dant à la Science le service de lui faire voir qu'il est dans le corps humain un ordre de phénomènes tout-à-fait inexplicables par les lois Physiques, Mécaniques et Mathématiques, cet homme de génie ne s'aperçut pas qu'il substituait une exagération de l'extrême opposée, c'est-à-dire *Métaphysique*, à l'exagération *Physique* qu'il avait si solidement combattue.

STAHL est un des Médecins du XVIIIme siècle qui ont publié le plus de vérités utiles et fondamentales.

Si sa Physiologie a le *tort réel* de *confondre*, de *réduire en une seule* les deux *Causes Vitale* et *Morale*, elle n'en démontre pas moins que les *Théories Physiologiques purement Mécaniques* sont tronquées, incomplètes, et conséquemment nullement satisfaisantes.

Sa Théorie des Hémorrhagies est des plus belles sans doute : elle rappelle des principes fondamentaux de la Médecine Hippocratique ; mais elle est loin d'être à l'abri de tout reproche. Malgré ce qu'elle offre d'utile, « on ne peut s'empêcher de regretter, » comme le dit M. LORDAT (1), que STAHL ait fait, de » ses opinions sur les effusions sanguines, la base de » presque toute sa Pathologie. ,»

STAHL se montre le rival de SYDENHAM, dans sa Description du Rhumatisme et de la Goutte, dont il avait étudié à fond les phénomènes tant intérieurs qu'extérieurs.

---

(1) Voyez l'analyse critique *modèle* de cette Doctrine, faite par M. LORDAT, p. de 21 à 30, de l'Introduction de son *Traité des Hémorrhagies*.

N'admettant dans l'Économie Humaine qu'Un Seul Principe d'action *Conservateur, l'Ame Raisonnable*, il ne sut pas voir que, ce Principe d'action ayant la conscience de tous ses actes, il fallait nécessairement rapporter à une Cause, autre que l'*Ame*, certaines fonctions qui, telles que la *digestion*, par exemple, étaient complètement inexplicables par les seules lois Physiques et Chimiques d'une part; et qui, de l'autre, s'exécutaient parfaitement, sans que le Principe pensant en eût conscience le moins du monde.

Cabanis a mal exposé l'idée fondamentale du Système de Stahl, quand il a dit : « Stahl *accorde l'in-* » *telligence, la délibération, le choix, à la Cause des* » *Mouvements Vitaux;* et par là il distingue sa Théorie » de toutes les autres (1). » Stahl n'accorde pas l'*intelligence,* la *délibération* et le *choix* à la *Cause des Phénomènes Vitaux,* mais il fait *dépendre la Cause des Phénomènes Vitaux de l'Ame*, en supprimant pour ainsi dire la *Cause Vitale*, ce qui est bien différent.

Dumas a bien mieux présenté cette idée quand il a dit (2) : « Le Génie vaste et profond de Stahl avait » créé cette Doctrine, où l'Ame pensante, représentée » comme le Principe Unique du Sentiment, du Mou- » vement et de la Vie, reste *seul* chargé du soin de » conserver le corps, en appliquant à des usages

---

(1) *Du degré de certitude en Médecine*, etc., p. 24.
(2) *Disc. sur les progr. fut. de la Sc. de l'hom.*, p. 18.

» prévus les facultés et les forces qu'elle accommode
» et proportionne à ses divers besoins. »

Un des plus graves reproches que l'on puisse adresser
à cette Doctrine, c'est de rendre la Thérapeutique
presque nulle, « lorsque, comme le dit le Professeur
» CAIZERGUES dans son Discours sur les *Systèmes en*
» *Médecine* (1), des expériences comparatives ont ap-
» pris au Médecin à ne pas se borner au simple rôle
» de spectateur dans un grand nombre de maladies
» aiguës et dans la plupart des maladies chroniques.

» Il existe, en effet, ajoute ce Professeur (2), des
» maladies qui, en ruinant les forces soit par la
» gravité et la complication de leurs éléments, soit
» par l'intensité des accidents dont elles s'accompa-
» gnent, vont à la destruction et à la mort. Celles-
» ci appellent impérieusement les secours les plus
» énergiques de l'Art. »

3. Dès sa naissance, le *Stahlianisme*, ou l'*Animisme*, fut combattu avec quelque succès, dans ce qu'il
avait d'exagéré, par Fréd. HOFFMANN (3); mais ce
Médecin célèbre tomba dans l'extrême opposé, en
préconisant la certitude mathématique de la Médecine
presque aussi fortement que l'avait fait PITCARN avant
lui (4).

---

(1) p. 29.
(2) *Ibid.*
(3) *Vid.* : *Commentar. de differentiâ inter* HOFFMANNI *Doctrinam medico-mecanicam et* G.-E. STAHLII *medico-organicam.*
(4) Voy. CAIZERGUES, Disc. cit., p. 22.

15

4. Vers la fin du XVIIIme siècle parut le Chef du *Vitalisme*, ou, pour mieux dire, celui de l'*École Hippocratique Moderne*, BARTHEZ, peut-être le plus grand Médecin que nous présentent les fastes de la Médecine depuis HIPPOCRATE. Un coup d'œil jeté sur les dogmes fondamentaux de BARTHEZ et du Père de la Médecine, suffit, en effet, pour démontrer que le *Vitalisme*, l'*Hippocratisme Moderne*, ou la *Doctrine Médicale de Montpellier*, et l'*Ancienne Médecine Hippocratique*, ne sont absolument qu'une seule et même Doctrine. L'*Hippocratisme Moderne* n'est réellement autre chose que l'*Hippocratisme Ancien*, perfectionné par les acquisitions dues aux progrès des siècles, ou, pour mieux dire, à l'accroissement des lumières. BARKER, HUFELAND, SPRENGEL et FALCONER, occupent le premier rang parmi les auteurs qui ont le mieux remarqué cette conformité des Doctrines Ancienne et Moderne désignées.

L'expression *Vitalisme* a bien l'avantage de faire sentir que, dans la Doctrine dont elle est l'étiquette, on prend en considération l'ordre des *Phénomènes Vitaux*, distincts des *Phénomènes Physiques ou Mécaniques* d'une part, et des *Phénomènes Psychologiques* de l'autre ; *Phénomènes Vitaux* que les *Mécaniciens* et les Stahliens avaient également méconnus. Mais elle pourrait induire en erreur des Élèves de première année, en leur faisant penser, mal à propos, qu'HIPPOCRATE et BARTHEZ *expliquaient tout* (c'est-à-dire *tous les Phénomènes du Corps Humain*) au moyen de la *Cause de ces Phénomènes Vitaux*, ou de la *Cause Vitale*, ce qui serait une erreur grossière, dont on supposerait très-gratuitement capables ces deux grands hommes qui ne l'ont jamais commise ni l'un ni l'autre.

On a dit, probablement sans réflexion, que les Vitalistes négligeaient les phénomènes physiques ou mécaniques..... Mais on a oublié, en parlant ainsi, qu'un des beaux titres de gloire de BARTHEZ était précisément sa *Nouvelle Mécanique des Mouvements de l'Homme et des Animaux !*

Dans la seule manière vraiment philosophique de considérer le corps de l'homme en santé et en maladie, les Phénomènes du Corps Vivant qui font l'objet de nos études, se divisent, comme nous l'avons déjà dit, en Trois Classes bien distinctes : 1° Phénomènes Physiques ou Mécaniques ; 2° Phénomènes Vitaux ; 3° Phénomènes Intellectuels et Moraux. Mais chacune de ces classes n'est que pour un tiers dans la Physiologie et la Pathologie qui ont la saine Philosophie pour base.

La Doctrine Normale, qui prend en considération les Phénomènes des Trois Classes indiquées, est donc mal dénommée par l'expression de *Vitalisme* (1) : aussi nous servirons nous plutôt des expressions :

_____

(1) Cette expression n'indique nullement ni le but, ni le caractère de la Doctrine que l'on veut ainsi désigner, comme le dit DUMAS. (Voy. Disc. sur les Prog. fut. de la Sc. de l'Hom., note 4.)

Médecine Hippocratique Moderne, ou, *Doctrine Médicale de Montpellier*, qui nous paraissent mieux convenir.

Dans cette Doctrine, on reconnaît que des Phénomènes, soit Physiologiques, soit Pathologiques, considérés sous certains rapports, sont des *Phénomènes purement Physiques* ou *Mécaniques*. Le mode d'action des divers ordres de dents, le jeu de nos articulations, etc., et les altérations de formes auxquelles donnent lieu les fractures, les luxations et les hernies : constituent autant d'exemples des deux genres de Phénomènes Physiques ou Mécaniques dont il s'agit.

Dans cette Doctrine, les *Phénomènes Vitaux*, c'est-à-dire tous ceux qui sont *autres que les Phénomènes purement Physiques ou Mécaniques, et autres que ceux qui sont purement Psychologiques*, reconnaissent une *Cause qu'on peut désigner comme on veut, pourvu que*, conformément aux Principes de la Philosophie de Bacon, *sa dénomination ne fasse rien préjuger sur sa nature inconnue*. Cette *Cause Vitale*, quel que soit le nom qu'on lui donne, dirige les fonctions nombreuses dont nous n'avons pas conscience, et donne lieu à des états morbides de divers degrés, selon qu'elle *réagit* contre une lésion locale (*simple réaction*), selon qu'elle est vicieusement modifiée dans tout son être (*affection*), ou selon qu'elle manifeste une affection par des symptômes extérieurs tombant sous les sens, ou des symptômes qui, pouvant être aussi intérieurs, sont néanmoins du même genre (*maladie*).

Cette Cause, le plus souvent *Conservatrice*, tend presque toujours à ramener la santé par des réparations, des régénérations, des efforts médicateurs et des crises, de nature très-variée ; ce qui exige alors que le Médecin soit, comme le voulait trop exclusivement HIPPOCRATE, le *Ministre de la Nature ;* tandis que, dans d'autres cas, cette même Cause tendant à la destruction du corps auquel elle est unie, comme dans les *Fièvres Continues Malignes*, ou les *Fièvres Intermittentes Pernicieuses*, exige alors, comme l'ont très-bien reconnu les *Vitalistes* ou les *Médecins Hippocratiques Modernes*, que l'*Art* contrarie *la Nature de tout son pouvoir.*

Dans cette Doctrine, on étudie la Cause Morale et Intellectuelle, parce que l'on est, avec raison, persuadé qu'il est un grand nombre d'affections de l'Ame qui ne sont guère susceptibles d'être guéries que par une *Thérapeutique Morale ;* et que, d'ailleurs, si, en agissant sur le Physique, on influence le Moral, on peut facilement aussi, en agissant sur le Moral, influencer très-fortement le Physique.

Enfin, on sait encore que, en mettant à profit les idées réellement heureuses de BACON, sur la *Doctrine de l'Alliance*, c'est-à-dire de tout ce qui concerne la *Coopération* des deux *Causes Vitale et Morale* pour l'exécution normale de certains Actes ou de certaines Fonctions, on se rend raison des maladies nombreuses et variées qui sont le résultat de l'affaiblissement, à divers degrés, de cette Alliance ou Commerce des Deux Principes d'Action, lorsqu'une Théorie satisfaisante de ces mêmes maladies est impossible dans tout autre Système ou Doctrine.

L'ancien adage : *Ubi desinit Physicus, hic incipit Medicus*, sépare réellement le *domaine de la Vie*, le *domaine de l'Organisme Vivant*, si l'on veut, de *celui des Corps Bruts et Inorganiques ou de la Matière Morte*.

Aussi, dit le Professeur LORDAT (1)...., « la *réu-* » *nion des deux catégories en une* obligerait le No- » vateur *à expliquer tout Phénomène Vital par les lois* » *de la Physique, et aujourd'hui une pareille entre-* » *prise tendrait à la folie.* »

Comme on le voit, les *Vitalistes* sont plus nombreux qu'on ne le pensait d'abord, puisqu'il suffit de reconnaître que tout Phénomène Vital est *encore* inexplicable par les lois physiques ordinaires, pour être par cela seul *Vitaliste*. Les lois physiques ordinaires étant reconnues insuffisantes pour l'explication des Phénomènes Vitaux, *que l'on personnifie* ou que l'on *ne personnifie pas le Principe Vital*, que l'on *spiritualise* ou que l'on *ne spiritualise pas la Cause de la Vie....* : on n'en est pas moins *Vitaliste*. Quant à ce qui concerne les nuances distinguant les Vitalistes entre eux, les Vitalistes les uns d'avec les autres, on le trouvera parfaitement indiqué dans les deux excellentes Leçons de Physiologie du Professeur LORDAT, que nous avons

---

(1) *Deux Leçons de Physiol.* cit., p. 5.

nous-même rédigées et publiées, et qui ont été déjà citées plusieurs fois.

On a calomnié les *Vitalistes* lorsqu'on a dit qu'ils *avaient voulu jeter de la faveur sur l'esprit de Système...* L'esprit de Système est toujours bon en soi comme cause d'un exercice intellectuel fort avantageux dans l'étude des Sciences; mais autant cet esprit est utile quand il dirige notre attention sur de bons Systèmes, autant il est inutile et même dangereux quand il n'a en vue que des *Systèmes Faux*, de *Véritables Utopies* ou des *Théories purement Hypothétiques*.

Si l'on accuse les *Vitalistes* d'avoir recours à l'Hypothèse, quand ils ont à parler du *Principe Vital*, c'est parce qu'on n'a pas suffisamment réfléchi et qu'on ne connaît pas assez le *Vitalisme* : le *Vitalisme* exclut précisément l'Hypothèse. C'est ne pas l'entendre que voir une Hypothèse dans l'admission de l'existence d'une Cause abstraite des Phénomènes Vitaux.

Loin de croire, avec M. le Professeur RIBES, que, « *sans l'Hypothèse, il n'y a ni Théorie, ni Pratique*(1) », les *Vitalistes*, ou pour mieux dire les *Médecins Hippocratiques de tous les temps*, et surtout les *Praticiens qui suivent la Doctrine Médicale de Montpellier*, sont bien persuadés, au contraire, et avec raison, que les *Théories* et les *Pratiques*, réellement *bonnes, deviennent*

----

(1) *Fondements de la Doctrine Médicale de la Vie Universelle, Montp. et Par.*, 1835, *in-8°, T. I*, *p.* 13.

d'autant plus mauvaises que l'Hypothèse s'y mêle da-
vantage.

Au lieu d'imposer une Hypothèse quelle qu'elle
soit, dans un intérêt personnel surtout, le *Vitaliste*,
ou le *Médecin Hippocratique Moderne*, donne le conseil
opposé : celui de *bannir toute Hypothèse*, *précisément
dans l'intérêt général des Études.* C'est là ce que BAR-
THEZ et M. LORDAT ont constamment enseigné ; et si
quelque ancien Élève de M. LORDAT tenait un autre
langage, nous ne balancerions pas à lui dire publiquement, s'il le fallait, sans crainte d'être démenti,
qu'il n'a pas compris son Maître. Chacun de vous peut
facilement s'en convaincre, par lui-même, en consultant le Professeur LORDAT, toujours disposé à répondre, avec bienveillance, aux questions que lui
adresseront les Élèves cherchant de bonne foi la vérité.

Des *Élèves de première année* ont pu dire seuls que
BARTHEZ *avait créé le Principe Vital* (1).... Il y a là,
nous l'avons déjà dit, un peu trop d'incongruité de
langage pour que nous devions descendre à une réfutation sur cet objet.

Quand, plus tard, ils avaient commencé à étudier,
ces jeunes Élèves ont pu croire, peut-être d'après ce

---

(1) Cette expression rappelle ce qui se passa dans une *Assemblée
Populaire*, au moment où on allait au scrutin pour une place à laquelle l'estime publique semblait porter le célèbre PARMENTIER :
« Ne la lui donnez pas, *s'écrie l'orateur du faubourg*, il ne nous
» ferait manger que des pommes de terre ; *c'est lui qui les a inven-
» tées...!* » (Voy. le *Dict. des orig.* cit., art. *Pomme de terre*, p. 495.)

que leur avaient dit des personnes presque étrangères à l'*Histoire de la Médecine*, que BARTHEZ *avait inventé l'expression Principe Vital*... Dans sa *Nouvelle Théorie de la Vie* (1), GUILLOUTET donne des preuves de plus d'instruction. Il accuse BARTHEZ de s'être « *approprié*, » avec beaucoup d'érudition, le *Principe Vital* de PLA- » TON, d'ÉRASISTRATE et de GALIEN... » Mais en lisant les *Nouveaux Éléments de la Science de l'Homme*, ils auraient vu, les uns et les autres, que BARTHEZ, loin de prétendre avoir *inventé cette expression*, désignait ARISTOTE comme l'ayant déjà employée (2), faisant penser même qu'il n'était pas sûr qu'elle ne fût pas connue plus anciennement (3).

Mais de toutes les réflexions critiques faites dans l'intention de jeter de la défaveur ou de ridiculiser même le Vitalisme, il n'en est peut-être pas sur laquelle on ait tant insisté que sur celle qui présentait cette Doctrine comme *personnifiant le Principe Vital*,

---

(1) Paris, 1807, in-8°, p. 32.

(2) « ARISTOTE (*) est *peut-être le premier* qui ait employé l'ex- » pression de *Principe Vital des Animaux* : et ce nom a été adopté » par THÉOPHRASTE. » 2ᵐᵉ Édit. Paris, 1806, T. I, notes, p. 28.

(3) On a de la peine à se figurer que M. MAGENDIE parle sérieuse- ment, quand il signale, comme *inintelligibles*, les mots *Force* et *Principe Vital* (**). Il n'est presque pas d'Orateurs distingués qui, soit à la Chambre des Députés, soit à la Chambre des Pairs, n'aient employé l'expression *Principe Vital du Corps Social*.

(*) *De gener. Animal. Lib. II, C. 3.*

(**) *Précis élément. de Physiologie.* 2ᵐᵉ Édit. Paris, 1825. T. I, Préf., p. xiij.

ou la *Cause Vitale*, car ici le nom ne fait rien à la chose.

D'abord nous sommes bien persuadé que nous embarrasserions plus d'un de nos Antagonistes, en leur demandant tout simplement ce qu'il faut entendre par *Personnification* : ils ne le savent certainement pas. Entrons dans quelques détails pour leur rendre le service de le leur apprendre.

L'expression dont il s'agit est susceptible d'être prise dans plusieurs sens.

1° *Personnifier*, c'est *prêter les sentiments, le langage, le corps et la manière d'agir d'une Personne, à une Abstraction*. Dans ce sens, *personnifier la Cause de la Vie* serait penser *qu'une Personne douée d'un corps et d'une intelligence, se transporte réellement du cerveau*, par exemple, *aux reins pour y fabriquer de l'urine ; à l'estomac, pour y faire du chyme ; au foie, pour y sécréter de la bile*, etc. Je ne pense pas qu'on ait voulu faire à BARTHEZ l'honneur d'avoir conçu une pareille idée.......!

2° *Personnifier une chose, faire une personnification, reconnaître la personnalité d'un Être*, c'est, dans un autre sens, pris le plus généralement possible, *distinguer ce qui a une existence spéciale, d'avec tout ce qui n'est pas lui* ; c'est convenir qu'un être ne peut point devenir un autre être ; c'est reconnaître qu'*une existence ne peut point être commune à une autre* ; en un mot, comme le disait FIORAVANTI, la *personnalité* est *incommunicable* (1). Si , en disant que BARTHEZ a *personnifié le Principe Vital*, on avait voulu rappeler qu'il n'avait fait que distinguer la Cause de la Vie d'avec la Cause de la Pensée , et d'avec la Matière du Corps Humain , nous ne chercherions pas à justifier ce Physiologiste : nous le louerions , au contraire , d'avoir agi ainsi ; mais ce n'est pas là ce que veulent dire nos Antagonistes, qui d'ailleurs n'ont pas pris la peine de tant réfléchir.

3° C'est dans un troisième sens que les ennemis du Vitalisme emploient l'expression *personnifier le Principe Vital.* Ils entendent tout uniment par là *Substantialiser* une chose *Abstraite* ou une *Abstraction.*

Après avoir rappelé , conformément à des idées philosophiques fort anciennes, que les corps organiques morts sont susceptibles d'être assimilés par de nouveaux corps organiques vivants, BARTHEZ ajoute ce qui suit dans le paragraphe CCCXVII des *Nouveaux Éléments de la Science de l'Homme ,* qu'on a coutume d'alléguer comme attestant la prétendue *personnification dont il s'agit :*

« Autant qu'est sensible cette métamorphose de la » partie terrestre de l'Homme , *autant est douteux le* » *sort du Principe Vital après la mort.* Si ce Principe » n'est qu'une Faculté unie au corps vivant, *il est cer-* » *tain* qu'à la destruction de ce corps, *il rentre dans le* » *Système des Forces de la Nature Universelle.*

---

(1) Voy. le mot Personnalité , dans le *Dict. de* TRÉVOUX.

» S'IL *est un Être distinct du Corps et de l'Ame*,
» il *peut périr* lors de l'*extinction de ses forces* dans
» le corps qu'il anime. *Mais il peut aussi passer dans*
» *d'autres corps humains*, et *les vivifier par une sorte*
» *de Métempsycose.*

» *Il est possible* que la fin du *Principe Vital* soit
» relative à son origine. Ainsi, *en supposant qu'il*
» *soit émané d'un Principe que Dieu a créé pour ani-*
» *mer les Mondes*, il peut, à la mort, *se rejoindre*
» *à ce Principe Universel.*

» Mais *dans cette supposition même, il peut périr,*
» *sans que la puissance dont il est dérivé en soit af-*
» *faiblie ;* de même que *les rayons du soleil se réflé-*
» *chissent et se perdent dans l'ombre des corps opaques,*
» *sans que cette source de lumière puisse jamais être*
» *épuisée* (1). »

Nous défions qui que ce soit, sachant lire, de
nous prouver qu'il y a là une *personnification* du
troisième ordre, c'est-à-dire une *substantialisation*
de la Cause Vitale ou du *Principe Vital*, n'importe;
car, quoi qu'on ait pu dire, ces deux expressions
sont pour nous la même chose.

Il suffit de savoir lire, en effet, pour y voir la
désignation de ce qui *pourrait* arriver dans les *trois*
suppositions que fait l'auteur; mais il est impossible
d'y voir autre chose.

Où est donc l'expression qui prouve que le *Prin-*

---

(1) Seconde Édition, T. II, p. 337 et 338.

cipe Vital est une *Substance Palpable ; un Corps ; un composé de Tronc , de Bras et de Jambes , et doué d'une Intelligence ?*

Avant de blâmer un auteur des plus recommandables, par une grande réputation justement acquise et par un vaste savoir, lisez-le.... Quand vous l'aurez lu , tâchez de le comprendre. Si vous ne le comprenez pas, adressez–vous à des hommes éclairés, laborieux , de bonne foi, et qui surtout n'aient point d'intérêt particulier, d'intérêt personnel à faire prévaloir un Système, et ne craignez pas de leur demander des conseils : ceux-là vous en donneront en conscience ; ils pourront se tromper , sans doute ; mais, du moins, quand ils ne seront pas eux, tout les premiers, dans l'erreur , ils seront incapables de vous tromper , sachant qu'ils vous trompent.

Nous voulions dire ici un mot sur la manière dont le Vitalisme a été présenté par l'auteur des *Fondements de la Doctrine Médicale de la Vie Universelle ;* mais dans cet exposé, aussi peu fidèle que précis, la Doctrine du Vitalisme est si défigurée et si tronquée, en ce qui concerne ses propositions fondamentales, que nous sommes forcé de renvoyer à la séance prochaine la réfutation de quelques-unes des nombreuses erreurs publiées à cette occasion.

Si, dans cette agression , celui qui voudrait déconsidérer , ridiculiser peut-être , mais à coup sûr anéantir les Dogmes de l'Ancienne Médecine Hippocratique, était un homme obscur, une réfutation eût été de la peine inutile. C'est parce que son bon esprit, ses connaissances et son talent d'exposition, pourraient rendre l'erreur encore plus dangereuse, que nous nous sommes fait une loi de le réfuter sur quelques points fondamentaux (1).

D'ailleurs notre silence eût passé pour de la faiblesse, ou pour une condescendance pusillanime; et l'on nous aurait peut-être accusé d'oublier déjà que, Historien de la Médecine, nous devions, avant tout, la vérité à nos auditeurs.

Dans la prochaine séance, il sera donc question : du Précis Historique rapide et positif de la Médecine du XIXme siècle, et particulièrement de BICHAT ; du Broussisme, et, à son occasion, du Brownisme dont il n'est qu'une inversion ; et de l'Exposé du Vitalisme par l'auteur des *Fondements de la Doctrine Médicale de la Vie Universelle*. Nous réserverons pour la Leçon suivante l'*Examen critique de quelques-uns des Principes Fondamentaux de la Doctrine de la Vie Universelle elle-même*.

---

(1) « *Pessima res est errorum apotheosis et pro peste intellectûs habendum est si vanis accedat veneratio.* » (BAC., *Nov. Organ.*)

HUITIÈME LEÇON.

SOMMAIRE.

Précis Historique de la Médecine , vııı^me Époque. — Indication des auteurs consultés pour le Précis Historique. — Désignation des principaux Dictionnaires et Journaux de Médecine. — ı° Bichat. — ıı° Brown et Broussais. — ııı° Doctrine Médicale la plus généralement adoptée : *Vitalisme Moderne.* — ıv° Critique de quelques points de l'Exposé du Vitalisme fait par M. le Professeur Rires : **1.** le *Spiritualisme* et le *Matérialisme Médical* ne renferment pas tous les Systèmes. **2.** Critique de l'expression *Hypothèse Spiritualiste* employée pour désigner le *Vitalisme.* **3.** On ne peut pas être tout à la fois *Vitaliste* et *Organicien.* **4.** Les *Vitalistes* n'ont pas le tort de négliger l'étude de la *Femme* ; mais ils ont eu le soin de *ne pas s'en occuper trop.* **5.** Les Vitalistes ont pour *la Femme les égards*, la *considération* et les *hommages affectueux qui lui sont dus.* **6.** *Vitaliste* mal dépeint. **7.** Etude de la Cause Vitale regardée mal à propos comme constituant la *Physiologie* : elle n'en est qu'*un tiers.* — Aveu que, pour les Vitalistes, la Cause de la Vie est un *Principe Méthaphysique*, sans doute par distraction. **8.** Circonstances organiques ayant *Puissance de Cause* dans le Vitalisme. **9.** La Puissance Vitale n'est, ni *une*, ni *seule percevante.* **10.** Vice de la comparaison d'un *Corps vivant* avec un *Orchestre.* **11.** Education physique *non négligée.* **12.** Le Vitalisme ne *néglige*, *ni le Monde Moral*, ni **13** , les *Altérations Anatomiques.* — Réflexions sur cet *Exposé du Vitalisme.*

———

VIIIme Époque. Les Ouvrages, sur toutes les parties de la Médecine, se multiplient, dans le XIXme siècle, encore plus que dans les siècles précédents.

1. Les Études que l'on fait de l'*Hygiène* donnent lieu à des découvertes précieuses et à la publication d'un bon nombre de productions estimables sur ce sujet.

En France : Guyton-Morveau (1801) a l'heureuse idée de désinfecter l'air, pour prévenir les maladies

à l'aide de fumigations d'acide hydrochlorique, auxquelles il attache pour toujours son nom.

TOURTELLE publie ses *Éléments d'Hygiène*.

S'il ne porte pas la conviction dans l'esprit des
Médecins, DESGENETTES, cédant à une inspiration du
Génie, est assez heureux pour relever le Moral de
toute une Armée, en lui faisant penser, au moins
momentanément, que la Peste n'est point contagieuse.

Parmi les écrits qui paraissent plus tard, on doit
distinguer surtout ceux de BARBIER (1811), FODÉRÉ
(1813), FRIEDLAENDER (1815), VILLERMÉ (1820),
LONDE (1821), ROSTAN (1828), VIREY (1831),
BRIAND, et PARENT-DU-CHATELET (1836), dont un Cachet particulier et des matériaux, restés secrets jusqu'alors, rendent l'ouvrage si remarquable.

C'est en France, au commencement de ce siècle,
que le Colonel AMOROS fonde la *Nouvelle Gymnastique*,
qui, sagement appliquée à l'Art Militaire, doublerait
presque la force de notre Armée.

C'est encore chez nous qu'une réunion de Savants
ou de Médecins Légistes du plus grand mérite publie, depuis 1829, des *Annales d'Hygiène Publique
et de Médecine-Légale*.

En Allemagne : GUTHSMUTH (1804) fait ressortir
l'utilité de la Gymnastique par les détails qu'il publie sur les divers exercices ; et JAHN (1810) établit
le *Premier Gymnase Spécial*.

En Angleterre : SINCLAIR essaie une Classification
Hygiénique, et PARIS (1826) met au jour son *Traité
du Régime*.

2. Des ouvrages d'*Anatomie*, aussi recommandables par la clarté, la précision et l'ordre de leurs descriptions, que par la beauté des planches, souvent soigneusement coloriées, dont ils sont embellis, inscrivent les noms de leurs auteurs, en caractères ineffaçables, sur les fastes de la Science.

En France, paraissent : le Traité des Membranes (1800) et l'*Anatomie Générale* (1801) de BICHAT ; la nouvelle *Anatomie du Cerveau*, créée par GALL (1810-19), qui se laisse guider, dans ses recherches, par la direction des fibres de cet organe.

BOYER, MARJOLIN (1812-15), BÉCLARD (1826), BROC (1833), CRUVEILHIER (1834), publient d'excellents *Traités d'Anatomie*, soit *Générale*, soit *Descriptive*.

SALVAGE (1812), Jules CLOQUET (1826-31), BOURGERY et JACOB (1833 et suiv.), BRESCHET, s'occupant du *Système Veineux des Os* (1829) et de l'*OEuf Humain* (1834), et VELPEAU (1833) traitant aussi de l'*Ovologie Humaine*, rendent leurs ouvrages réellement recommandables par la beauté d'exécution, et souvent par l'originalité des planches qui les accompagnent.

REISSEISSEN (1822) publie sa belle *Monographie sur les Poumons*, sans pouvoir assigner, quoi qu'il en dise, la raison anatomique de la première inspiration.

VELPEAU (1833) et BLANDIN (1834) réimpriment leurs excellents écrits sur l'*Anatomie des Régions*, ainsi que les bonnes figures qui y sont jointes.

16

Le Docteur Espezel (1834) livre au public une *Anatomie descriptive* pour laquelle il a mis à contribution les belles planches de CALDANI, TIÉDEMANN, SCARPA, GALL et Ch. BELL.

Quant à l'*Histoire de l'Anatomie*, tout fait penser qu'elle aurait eu enfin un Historien digne d'elle, si la mort avait voulu permettre à LAUTH de continuer le long et pénible ouvrage dont il avait publié seulement le premier volume en 1815.

En Italie : on voit paraître la belle *Collection de Planches Anatomiques* des CALDANI (1801); LIPPI (1824) met au jour son travail sur la *Communication des Veines avec les Vaisseaux Lymphatiques;* et ANTOMMARCHI (1826) publie une superbe *Anatomie, de grandeur naturelle*, soigneusement coloriée, au moins en oubliant de désigner MASCAGNI comme son véritable auteur.

Les principaux écrits anatomiques qui se publient en *Espagne,* sont ceux de CACERES (1815), sur la *Myologie;* de LOPEZ (1818), sur l'*Anatomie* et la *Physiologie;* et de HURTADO DE MENDOZA (1829–30), sur l'*Anatomie Générale, Spéciale* et *Pathologique.*

L'*Allemagne* produit, entre autres ouvrages très-remarquables : la précieuse *Collection Anatomique* de LODER (1803–4); l'élégante description figurée des *Artères du Corps Humain*, par TIÉDEMANN (1822); les ouvrages des frères WENZEL (1812), sur la Structure intime du *Système Nerveux* de l'Homme et des Animaux; le Traité de CARUS (1819), plein de faits

curieux et de vues à la fois aussi originales qu'ingénieuses; et ceux de TREVIRANUS, de MECKEL (1825),
de WEBER et HILDENBRAND.

En Angleterre : Charles BELL et SHAW (1822) publient leurs travaux et leurs belles découvertes.

3. La *Physiologie*, et la Physiologie Expérimentale surtout, deviennent l'objet d'une foule de recherches, dont les résultats sont souvent curieux, et qui,
par leur publication, ne manquent pas d'augmenter
encore la richesse de notre littérature médicale. Les
fonctions du système nerveux, des systèmes absorbants veineux et lymphatique, ainsi que celles du
poumon, du cœur et du tube digestif, sont surtout
les points de mire des Physiologistes et des Expéri-
mentateurs. Mais, il faut en convenir, tout en ac-
cordant aux importants travaux des CUVIER, des
BLAINVILLE, des GEOFFROY S' HILAIRE, des MECKEL,
etc., etc., le tribut d'admiration qui leur était dû,
il a été justement permis de craindre, plus d'une
fois, que les Facultés des Sciences, n'envahissant
les Facultés de Médecine, la Physiologie Comparée
ne portât un grand préjudice à la Physiologie Humaine.

En France : RICHERAND (1801); MAGENDIE (1822)
tirant de l'oubli, par ses expériences (1), la *distinction
des nerfs du mouvement d'avec ceux du sentiment ;* et
ADELON (1823), publient des Traités qui eussent été

---

(1) Voy. ci-dessus, pag. 161.

bien plus utiles encore, s'ils avaient su mieux apprécier les *Nouveaux Éléments de la Science de l'Homme*, de BARTHEZ, et les écrits marqués au coin de la *Doctrine Médicale de Montpellier*.

SERRES (1823), FLOURENS (1824), LAURENCET et DESMOULINS (1825), BRACHET (1830), et FOVILLE (1834), s'occupent de l'*action propre des diverses parties du cerveau*, laissant à VIMONT (1833–35) et à SCOUTETTEN (1834) le soin de continuer les travaux de GALL et SPURZHEIM sur la *Phrénologie*.

ALIBERT (1828) écrit, avec tout le talent qu'on lui connaît, un ouvrage plein d'intérêt sur les *Passions*.

DUTROCHET (1824) tente mais vainement de ramener l'action nerveuse ou plutôt *la vie*, à l'*Électricité*, faisant ainsi rentrer d'une manière hâtive, en supposant que ce soit jamais possible, les phénomènes de la vie dans la *Physique Générale* (1).

Le *Magnétisme* cesse d'être une chimère enfantée par l'imagination ou l'ennui, aux yeux de la *Commission de l'Académie Royale de Médecine* (1825), d'un grand nombre de Membres de ce Corps Savant, et de tous les observateurs non prévenus, qui, voulant sincèrement s'instruire, ont le courage d'étudier cette singulière matière, comme avaient dû l'étudier les LA PLACE (2)

---

(1) Voyez le *Journal des Progrès*, etc., T. II, p. 165, T. IX, p. 253 ; la *Gazette Médicale* (1831), p. 268 , etc.

(2) « Nous sommes si éloignés de connaître tous les agents de la » Nature et leurs divers modes d'action, qu'il serait peu philoso-

et les CUVIER (1), en ayant la prudence de faire naître

» phique de nier l'existence des phénomènes, uniquement parce
» qu'ils sont inexplicables dans l'état actuel de nos connaissances. »
LA PLACE : *Traité Analytique du calcul des probabilités*, p. 358,
à l'occasion du *Magnétisme Animal*.

(1) CUVIER, esprit encore plus positif que LA PLACE, s'exprime
ainsi qu'il suit sur le même sujet :

« Pour terminer ce tableau rapide de l'action du système nerveux,
» dit CUVIER (Leç. d'Anat. Compar. , T. II , an VIII , p. 117-18), il
» faudrait indiquer aussi l'action que les systèmes nerveux de deux
» individus différents peuvent exercer l'un sur l'autre. *L'abus qu'en*
» *ont fait des Charlatans , et l'exagération avec laquelle ils en ont*
» *parlé , l'ont tellement décriée , qu'il est presque interdit aux*
» *Philosophes d'en parler,*

» Il faut avouer qu'il est très-difficile , dans les expériences qui
» l'ont pour objet, de distinguer *l'effet de l'imagination* de la per-
» sonne mise en expérience d'avec *l'effet physique produit par la*
» *personne qui agit sur elle* , et le *problème se trouve souvent très-*
» *compliqué.* Cependant les *effets obtenus sur des personnes déjà sans*
» *connaissance avant que l'opération commençât* , ceux *qui ont lieu*
» *sur d'autres personnes après que l'opération même leur a fait per-*
» *dre connaissance* , et ceux *que présentent les animaux , ne per-*
» *mettent guère de douter* que la *proximité de deux corps animés ,*
» *dans certaines positions et avec certains mouvements , n'ait un*
» *effet réel indépendant de toute participation de l'imagination d'une*
» *des deux. Il paraît assez clairement aussi que ces effets sont dus*
» *à une communication quelconque qui s'établit entre leurs systèmes*
» *nerveux.* »

Voilà comment s'exprimait, il y a trente-six ans , CUVIER , l'homme le plus positif peut-être, et l'un des plus grands génies du XIXme
siècle; et ce sentiment a été confirmé par l'honorable Commission
de l'*Académie Royale de Médecine* , par un grand nombre de Membres du Corps Savant qui l'avait nommée, ainsi que par tous les
observateurs dignes de quelque confiance, qui, comme M. LORDAT
et moi , ont voulu, non-seulement voir , mais encore opérer eux-
mêmes. Les célèbres LA PLACE et CUVIER savaient par expérience ce
qu'était le Magnétisme. N'est-il pas bien étonnant que les incrédules

eux-mêmes les phénomènes surprenants qui s'y rapportent. Tel est, en effet, l'*unique moyen* de se bien
convaincre et de savoir au juste à quoi l'on doit s'en
rapporter sur cet objet.

Enfin, le Professeur LORDAT (1837), voyant sans
doute la *Philosophie Médicale* presque généralement
si délaissée ou si mal conçue, tâche de faire comprendre quelle est l'idée qu'il convient d'en avoir,
dans une vraie *Pathologie Générale* intitulée : *De la
Perpétuité de la Médecine, ou de l'Identité des Principes Fondamentaux de cette Science, depuis son établissement jusqu'à présent.*

En Italie : ROLANDO (1822) écrit sur l'*Excitabilité*
et l'*Excitement ;* LIPPI (1825) constate l'*Absorption
par les Veines,* et MARTINI (1826-27) publie ses
Leçons de Physiologie.

En Espagne : VIGUERA (1827) met au jour ses
Physiologie et Pathologie de la Femme.

En Allemagne : LENHOSSEC (1816) cherche à établir les lois de la *Polarité en Physiologie ;* TREVI-
RANUS (1820) regarde le cerveau d'une part, et le
trisplanchnique joint à la 8me paire de l'autre, comme
les causes organiques de la *vie sensitive* et de la *vie*

---

de notre époque n'aient point encore osé les traiter d'*imbécilles*, de
dupes ou de *fripons....! *

GALL, SPURZHEIM, M. BROUSSAIS et une multitude d'auteurs
d'une grande réputation et d'un mérite généralement reconnu,
sont aussi dans la même catégorie. Si ce sont là des *imbécilles*, on
doit convenir du moins que ce sont des *imbécilles de qualité.*

végétative, ayant pour moyen d'union la moelle épinière ; et, de concert avec TIÉDEMANN, GMELIN (1827) publie le résultat de ses *Expériences sur la Digestion*.

Mais ce sont, surtout, la *Médecine* et la *Chirurgie* qui voient leur domaine s'accroître et leurs publications se multiplier.

4. *La France* donne le jour à des ouvrages de *Médecine*, presque toujours remarquables, et souvent fondamentaux, dont les principaux seront les seuls que nous pourrons signaler ici.

BARTHEZ publie son *Traité des Maladies Goutteuses* (1802), ou plutôt, à cette occasion, une vraie *Thérapeutique Générale des Maladies Internes* (1).

BERTHE écrit sur la *Maladie de l'Andalousie* (1802); CAMPET (1802) sur les *Maladies graves des Pays Chauds* ; PINEL (1804) sur la *Médecine Clinique* ; CORVISART (1806) sur les *Maladies du Cœur* ; LORDAT (1808) sur les *Hémorrhagies* ; ALIBERT (1810) sur les *Maladies de la Peau* ; BAYLE (1810) sur l'anatomie et la physiologie de la *Phthisie Pulmonaire* (2); ROYER-COLLARD, JURINE, VALENTIN, s'occupent du Croup, qui avait fait déjà l'objet d'un Rapport remarquable

_____

(1) La seconde édition de cet ouvrage n'est absolument qu'une réimpression de la première. Cette dernière seule a l'avantage d'avoir été faite sous les yeux de l'auteur.

(2) A cette époque, M. LORDAT a publié les *Consultations de BARTHEZ*, vrais modèles dans ce genre, si peu imités par tant de Médecins de nos jours, pour qui les Consultations Médicales ne sont plus que de simples formules plus ou moins étendues ou délayées.

de M. DOUBLE, publié, en 1808, par ordre du Gouvernement.

BAUMES écrit sur la *Phthisie Pulmonaire*, le *Vice
Scrofuleux*, les *Fièvres Intermittentes* (1805–21);
PORTAL sur l'*Anatomie Médicale* (1805), la *Phthisie*
(1809), l'*Apoplexie* (1811), et les *Maladies du
Foie* (1815); CHRESTIEN (1811) sur la *Méthode
Iatraleptique*; DOUBLE (1811–22) sur la *Séméiologie
Générale* (excellent livre qu'on désirait depuis long-
temps); DUMAS sur les *Maladies Chroniques* (1812);
LANDRÉ–BEAUVAIS (1813) sur la *Séméiotique* ; GI-
LIBERT (1813) sur le *Pemphigus* ; et BROUSSAIS (1816)
réimprime son Traité des *Phlegmasies Chroniques*,
dans lequel il rappelle l'attention des Praticiens sur
la cause réellement inflammatoire de certaines affections que l'on avait trop long-temps perdu de vue ;
mais où aussi il néglige et méconnaît souvent les
états morbides généraux (*affections*); exagère l'importance des altérations ou irritations des organes et
des viscères ; et abuse des antiphlogistiques, même
sans soumettre leur emploi aux principes des fluxions,
immuablement arrêtés par BARTHEZ.

Bientôt le Baron ALIBERT (1817) publie le premier
volume de sa *Nosologie Naturelle*, dans laquelle le mérite ordinaire de ses ouvrages se trouve rehaussé par
un luxe Typographique et Iconographique tout particulier ; LORDAT (1818) expose la *Doctrine Médicale* de
BARTHEZ, ou plutôt celle d'HIPPOCRATE et de Montpellier ; LAËNNEC (1819) invente le *Stéthoscope*, à

l'aide duquel il rend plus rationnel le traitement de certaines maladies de poitrine, et jette une vive lumière sur le Pronostic et le Diagnostic des vices organiques et des affections qui ont pour siège les parties internes du thorax, avant lui beaucoup plus obscures; et le Professeur LALLEMAND (1820 et suiv.) publie ses *Lettres sur l'Encéphale*, dans lesquelles malheureusement l'inflammation joue un rôle beaucoup trop exclusif, notamment dans l'Étiologie du Délire. En 1821, ITARD éclaire les *Maladies de l'Ouïe*, et GEORGET celles du *Système Nerveux*.

Peu après (1822), ROCHOUX, LARREY, ASTIER, ROBERT, SUE, DALMAS, RAYER, FLORY, SIGAUD et AUDOUARD, ainsi que BALLY, FRANÇOIS et PARISET (1823), ajoutent leurs écrits, sur la *Fièvre Jaune*, à celui du Professeur CAIZERGUES (1817), ainsi que des autres nombreux Auteurs qui avaient déjà traité ce sujet; et GINTRAC (1824) écrit une bonne monographie sur la *Cyanose*, ou *Maladie Bleue*.

BERTRAND (1823) publie son *Traité du Somnambulisme;* MIQUEL (1825), par ses *Lettres à un Médecin de Province*, porte une atteinte cruelle à la *Doctrine Physiologique;* et, dans l'année suivante (1826), BRETONNEAU fait connaître ses *Recherches sur la Diphthérite*, bientôt suivies du Traité d'OLLIVIER, d'Angers (1827), sur les *Maladies de la Moelle Épinière*.

Plus tard, RÉVEILLÉ-PARISE (1827), RIBES, de Montpellier (1829) et GUÉRIN (1831), écrivent sur l'*Éclectisme Médical*. CAIZERGUES (1827) publie ses

Réflexions sur les *Systèmes en Médecine*. CRUVEILHIER (1828) et LOBSTEIN (1829) mettent au jour leurs Traités d'*Anatomie Pathologique* (1), enrichis de belles planches coloriées d'un haut intérêt ; le Professeur RIBES (1828), publie le tome Ier de son *Anatomie Pathologique*, Œuvre d'une *excellente Philosophie Médicale*, malheureusement peu d'accord aujourd'hui avec les productions subséquentes de son auteur ; et BROUSSAIS (1829-33) fait paraître son fameux *Examen des Doctrines*, où l'on aurait tort d'exiger que l'auteur eût convenablement exposé ce qu'il n'a jamais pu ou voulu bien comprendre. A la même époque, le Professeur GOLFIN publie un bon Mémoire sur l'*Urticaire*. Plus tard encore, paraissent successivement les travaux de ROSTAN (1830), sur la *Médecine Clinique ;* de DUBOIS, d'Amiens, sur l'*Hypochondrie* et l'*Hystérie* (1832), ainsi que sur la *Pathologie Générale* (1835) ; de BILLARD (1835), sur les *Maladies des Enfants ;* de P.-N. DEVERGIE (1833 et suiv.), sur les *Maladies Syphilitiques ;* de CHOMEL, sur la *Clinique Médicale* (1834) et la *Pathologie Générale* (1835) ; de BOUSQUET (1834), sur la *Vaccine* et la *Variole ;* de LEURET (1834), sur la *Folie ;* d'ANDRAL (1835, 3me édition), sur la *Clinique Médicale ;* et enfin ceux de BOUILLAUD (1835), sur les *Maladies*

---

(1) M. ESTOR a publié, en 1833, la 1re partie d'un 1er volume, intitulé : *Cours d'Anatomie Médicale*, dont il serait à souhaiter que l'on eût bientôt la continuation.

du Cœur et des gros Vaisseaux, augmentant les richesses de ce genre que BERTIN (1824) avait déjà consignées dans son Traité (1).

Parmi les ouvrages nombreux que l'on publie en France, comme partout ailleurs, sur le *Choléra-Morbus Asiatique*, nous ne pouvons nous dispenser de citer, comme occupant un rang distingué, le Rapport de M. DOUBLE (1832); l'écrit de DELPECH; le *Rapport sur le Choléra-Morbus de Paris*, in-4°, publié par ordre du Gouvernement, en 1834, et le *Rapport sur le Choléra-Morbus Asiatique qui a régné dans le Midi de la France, publié par les Professeurs* DUBRUEIL et RECH, *en* 1836.

En Angleterre : SAUNDERS (1802) publie son Traité sur la *Structure, les Fonctions et les Maladies du Foie*, traduit presque aussitôt par le Docteur THOMAS. CLUTTERBUCK (1807), soutient que les *Typhus* sont des *Encéphalites*; BURNS (1810) traite des *Maladies du Cœur;* FARRE (1812) s'occupe aussi des *Maladies du Cœur*, mais, en outre, de celles du *Foie;* THOMPSON (1813) écrit sur l'*Inflammation;* SUTTON (1814) sur le *Delirium Tremens;* BATEMAN (1815) sur les *Maladies de la Peau*, dont il éclaire le Diagnostic par de bonnes figures; PARRY (1815) sur la *Pathologie Générale;* SCUDAMORE (1816) sur la *Goutte*

---

(1) Nous croyons devoir dire ici que nous pensons nous-mêmes avoir consigné quelques idées nouvelles dans nos travaux *spéciaux* sur le Cal (1817), les *Fausses Articulations* (1819), *la Diathèse Osseuse* et l'*Ankylose vraie* (1634).

et le Rhumatisme, qu'il attribue à une humeur hépatico-intestinale indiquant l'emploi des évacuants.

En Allemagne : KOLBANY (1807) préconise les *Affusions Froides dans le Traitement de la Scarlatine*, ce qui est certainement *Anti-Médical*, et partant fort dangereux ; et HAHNEMANN (1810) est presque généralement regardé comme faisant de la *Médecine expectante*, sous le masque d'une Doctrine qu'il intitule : *Homœopathie*, ayant pour dogme fondamental *Similia Similibus Curantur;* Doctrine qui, prise au pied de la lettre, tendrait rigoureusement à guérir l'empoisonnement par *l'arsenic*, en administrant de nouvel arsenic au malade, il est vrai, à *doses infinitésimales*. WILBRAND (1810), LENHOSSEK (1819) et BURDACH (1815), écrivent sur la *Doctrine de la Polarité*. MECKEL (1812) publie son Traité sur l'*Anatomie Pathologique*. RUDOLPHI (1808), BREMSER (1819) et FISCHER (1823) font connaître leurs travaux si remarquables en *Helmithologie*. J.-P. FRANK (1812) écrit sur la *Clinique;* et SCHMIDTMANN (1819-30) met au jour ses *Observations de Médecine*.

En Italie : BRERA (1802) fait une bonne Monographie sur les *Vers Intestinaux*, et RASORI (1807) crée la Partie Empirique du *Contro-Stimulisme*, Doctrine dans laquelle presque toutes les maladies, considérées comme générales, sont rapportées à une Diathèse *Sthénique*.

Cet auteur expose ses idées tant sur les *Contro-Stimulants* que sur ce qu'il appelle la *Loi de la Tolé-*

rance, en perdant trop de vue que cette Tolérance
pouvant très-bien ne pas s'établir sans qu'on soit à
même de le pressentir, on s'expose souvent à faire
beaucoup de mal, et quelquefois pire encore, dans
l'application pratique de ces idées théoriques ; ce dont
plusieurs Praticiens recommandables, de Montpellier,
ont eu malheureusement l'occasion de se convaincre.

TOMMASINI (1817) a été le premier qui, dix ans
après, ait réuni et converti les idées Empiriques de
RASORI en un véritable Système, loin d'être irréprochable même aujourd'hui, quoiqu'il ait été encore
modifié d'abord par BUFFALINI (1819), et puis après
par GEROMINI, AMORETTI et ROLANDO (1824).

Parmi les écrits de Médecine qui se publient *en
Espagne*, nous nous contenterons de désigner ceux de
LAVEDAN (1802), sur les *Épidémies Putrides, Mali-
gnes et Contagieuses;* de FERNANDEZ (1804), sur les
Fièvres Intermittentes et Rémittentes ; de VILLALBA
(1816), sur les *Épidémies dont l'Espagne a été le
Théâtre ;* de SANCHEZ NUÑES (1819), sur les *Fièvres
essentielles*, auxquels nous joindrons le *Répertoire de
Médecine*, etc., de LLETOR CASTROVERDE (1833-35).

5. Les principaux ouvrages de *Chirurgie* qui paraissent *en France* au XIXme siècle, sont : la *Nouvelle Doctrine Chirurgicale* de LÉVEILLÉ (1811); le
Traité des *Maladies Chirurgicales* de BOYER (1814);
le *Précis Élémentaire des Maladies réputées Chirurgicales* de DELPECH (1816); sa *Chirurgie Clinique*
(1823-28), et son *Orthomorphie* (1829); le *Traité*

des Maladies des Yeux, de DEMOURS (1818), en tête
duquel se trouve une traduction de la *Description
Anatomique de l'OEil*, par SOEMMERRING ; l'écrit de
SANSON (1821), sur la *Taille Recto-Vésicale* ; la *Médecine Opératoire* de MAINGAULT (1822) ; les *Nouvelles
Démonstrations d'Accouchements*, de MAIGRIER (1826);
le Recueil de *Mémoires de Chirurgie*, de LARREY
(1822) et sa *Clinique Chirurgicale* (1830-32); les
écrits de DUCAMP (1822) sur les *Rétentions d'Urine* ;
de NICOD (1825) sur la *Cautérisation de l'Urètre* ; de
LALLEMAND (1827) sur les *Maladies des Organes Gé-
nito-Urinaires* ; d'AMUSSAT (1832) sur les *Rétentions
d'Urine et les Maladies de l'Urètre et de la Prostate* ;
et les Traités de CIVIALE (1826), de RIGAL et de
BANCAL (1829) sur la *Lithotritie*, opération nouvelle,
dont LEROY publie bientôt après un *Tableau Historique*.

On voit paraître ensuite : les Traités de BELMAS (1827)
sur la *Cystotomie Sus-Pubienne* ; de PRAVAZ (1827)
sur le *Traitement des Déviations de la Colonne Ver-
tébrale* ; de CLIAS (1829) sur la *Gymnastique* ; les
ouvrages de JOBERT (1829) sur les *Maladies du Canal
Intestinal* ; de GAMA (1830) sur les *Plaies de Tête* ;
du Professeur SERRE, de Montpellier (1830), faisant
convenablement apprécier les services que la *Réunion
Immédiate* a rendus à la Chirurgie Moderne ; l'écrit
de DUPARCQUE (1832) sur les *Lésions Organiques de
la Matrice* ; la *Médecine Opératoire* de VELPEAU (1832);
l'ouvrage de Mme BOIVIN et du Professeur DUGÈS (1833)

sur les *Maladies de l'Utérus et de ses Annexes*, aussi
remarquable par son texte, que par le soin avec lequel ont été gravées et coloriées les planches qui l'accompagnent ; celui de Léon LABAT (1834) sur la *Rhi-
noplastie ;* et une foule d'autres écrits, justement es-
timés, dont l'énumération aurait été trop longue.

L'*Italie* voit successivement paraître, entre autres,
les ouvrages de PALLETTA (1820), de MONTEGGIA ,
de RACHETTI, de TESTA , de BERGAMASCHI, de Sébast.
LIBERALI.

L'*Espagne* produit ceux de PUIG (1804) sur les
Principes de la Chirurgie, et de SAN GERMAN (1822)
sur les *Maladies Externes et les Opérations.*

L'*Allemagne* voit publier les écrits de HESSELBACH
(1806–16), de LANGENBECK , de WALTER , de SIE-
BOLD , de BEER , de VOGEL , de KREYSIG , de WENZEL ;
de GRÆFE , qui tire de l'oubli la méthode de TAGLIA-
COZZI , et de DIEFFENBACH , créateur de nouveaux
procédés relatifs aux réparations des déperditions de
substance ; et la Suisse voit avec étonnement MAYOR
(1833) simplifier le traitement des fractures à l'aide
de la *Planchette* de son invention.

Quant à l'*Angleterre ,* le nombre des habiles Chirurgiens qu'elle produit au XIXme siècle est si grand ,
que ce n'est que leur choix qui seul nous embarrasse.
Aux noms si connus d'ABERCROMBIE, Éver. HOME ,
ABERNETHY , Astl. (1) et Sam. COOPER , J. et Ch.

---

(1) Astley COOPER a publié , en 1829 , un excellent Ouvrage in-4°,

BELL, WARDROP, WARE, BRODIE, B. TRAVERS, FARRE, BURNS, LAWRENCE, HOWSHIP, HODGSON, SHAW, KLINE, Henr. BLIZARD, LYNN, YOUNG et MAC-GRÉGOR, nous eussions pu en ajouter bien d'autres, si tel eût été notre désir.

6. Enfin, la *Médecine-Légale*, sur laquelle il se publie presque partout, mais surtout en France, des ouvrages d'un grand mérite, reçoit, dans le XIXme siècle, une impulsion plus forte que celles qu'elle avait reçues jusqu'à ce jour.

La partie Physiologique de cette Science est peut-être la moins avancée dans ce progrès général, sans doute parce que l'indécision, le vague et les fausses Doctrines Médicales qui ont régné tour à tour, se détruisant l'une l'autre, ont presque constamment paralysé la saine Philosophie, qui est la seule vraie base d'une bonne Physiologie Humaine.

Quant à la partie *Médico-Légale* des Accouchements, et la partie *Chimique* de la Toxicologie, on ne peut disconvenir qu'elles n'aient fait l'une et l'autre des progrès aussi rapides que réels.

Parmi les écrits de *Médecine-Légale* que le XIXme siècle a vu naître, nous nous contenterons de signaler :

En France : ceux de BELLOC (1802), de MAHON (1811), de PRUNELLE (1814), de BIESSY (1821), de CHAUSSIER (1824), d'ORFILA, à qui nous sommes re—

___

sur les Lésions Organiques des Mamelles, qui est, en outre, un véritable *chef-d'œuvre de Typographie et de Gravures coloriées.*

devables d'une *Toxicologie Générale* (1827), d'une *Médecine-Légale* (1828-32) et d'un Traité des plus remarquables sur les *Exhumations Juridiques* (1830); auxquels nous joindrons ceux de BRIAND (1828), de FODÉRÉ (1832), de POILROUX (1834), de FERRUS (*id.*), d'Alph. DEVERGIE (1835), et de J. ANGLADA (*id.*), sur la *Toxicologie Générale;* ainsi que la bonne Dissertation de MALLE (*id.*), sur l'*Aliénation Mentale,* et la *Médecine-Légale de l'Encyclopédie des Sciences Médicales,* d'Eus. DE SALLE (1).

---

(1) Il a paru, en 1836, le 1er Fascicule du T. I d'un *Système complet de Médecine-Légale,* in-4°, dans lequel, à l'occasion de la brochure que j'ai publiée, pendant les épreuves d'un Concours, en 1834, sous le titre de *Coup d'œil sur l'Ensemble systématique de la* MÉDECINE-JUDICIAIRE *considérée dans ses rapports avec la* MÉDECINE-POLITIQUE, l'auteur s'exprime ainsi qu'il suit : « Il est à re-» gretter que M. KÜHNHOLTZ, dont j'honore la *sagacité, l'esprit* » *d'ordre et de méthode, tout en laissant exister la plupart des dé-* » *fauts propres à la Nosologie de* MURAT, n'ait eu le temps que d'ex-» *poser une série aride de divisions et de subdivisions,* et qu'il y ait » *inséré des sujets qui ne sont plus de notre époque.* » (Ouvr. cit., p. 18, note (1).)

Sensible, comme je dois l'être, à l'honneur que M. TRINQUIER veut bien faire à une *sagacité* et à un *esprit d'ordre et de méthode* qui *laissent exister la plupart des défauts propres à la Nosologie de* MURAT, et ne m'empêchent pas d'exposer une *série aride de divisions et de subdivisions* dans lesquelles *j'insère,* en outre, *des sujets qui ne sont plus de notre époque.........* Je répondrai néanmoins de la manière suivante à notre Médecin-Légiste :

1° Ce n'est pas lorsqu'on a analysé et critiqué un auteur, comme j'ai analysé et critiqué MURAT (*), qu'on peut tomber soi-même dans les défauts que l'on signale chez d'autres. Avec un peu plus d'attention, M. TRINQUIER aurait vu que ma critique de MURAT

(*) Voy. mon *Ensemble Systématique,* etc., pag. de 18 à 46.

Nous ne pouvons nous dispenser de signaler, *en*

était à la fois et beaucoup plus étendue et beaucoup plus sérieuse que la sienne, puisque les *cinq* reproches qu'il fait à cet auteur ne sont, presque en entier, que la répétition d'une partie des critiques que je lui ai moi-même adressées (*).

2° J'ai voulu considérer la *Médecine-Judiciaire* et la *Médecine-Politique*, dans leur *Ensemble*, pour tâcher d'embrasser complètement l'une et l'autre, *malgré leur vaste étendue*; tandis que M. TRINQUIER les a, au contraire, adroitement rapetissées et simplifiées (pour ne pas dire *dénaturées*) autant que possible, sans doute dans l'intention de les étreindre ensuite plus facilement.

Voilà pourquoi des *sujets insérés dans mon tableau*, ne sauraient se trouver dans le sien, *quoiqu'ils soient d'ailleurs de notre époque*, par la raison que les divisions *réellement philosophiques* d'une Science, *sont de toutes les époques*.

3° Quand M. TRINQUIER a prétendu que mon *Tableau* n'était qu'une *série aride de divisions et de subdivisions....*, il a oublié que, dans le *Tableau-Général* d'une Science, n'importe laquelle, on ne pouvait guère qu'*indiquer* les objets à classer. Aurait-il voulu, par hasard, nous donner un modèle de style fleuri, dans la division suivante de son propre tableau ?

« Maladies {« Simulées. « Dissimulées, etc., etc.} « Moyens de les découvrir. »

Avec un peu plus de justice envers autrui, et un peu moins de préventions favorables pour lui-même, M. TRINQUIER aurait probablement senti qu'un peu d'*aridité* était *inséparable* de la *forme* et de la *nature* d'un pareil travail.

Il est assez naturel maintenant de terminer cette note, qu'il a plu à M. TRINQUIER de *provoquer*, par quelques réflexions sur son propre *Tableau-Général de la Science Médico-Légale :*

1° Il y a bien long-temps que, pour faire valoir leurs livres, des auteurs ont eu l'idée de signaler, comme *mauvais*, tout ce qui avait paru avant eux; mais ce moyen est aujourd'hui *fort usé*.

2° Au lieu de trouver, comme le fait M. TRINQUIER (p. 18), que « MURAT met tous les objets *médico-judiciaires* en *dehors de*

(*) Voy. le *Système Complet*, etc., p. de 16 à 18; et mon *Ensemble Systématique*, etc., p. de 34 à 46.

Espagne : les écrits de VIDAL (1814) et de DIEZ MORENO

» *nos lois......,* » je trouve, au contraire, qu'*il les y fait rentrer presque tous.*

3° Pour M. TRINQUIER, l'*Asphyxie* c'est la *Suffocation....;* soit ! puisque cela constitue une des erreurs encore presque généralement adoptées. Mais alors, comment se fait-il que, dans son *Tableau-Général* modèle, on voie la même Section comprendre, à la *suite l'une de l'autre*, l'*Empoisonnement* et l'*Asphyxie*, c'est-à-dire, selon lui, la *Suffocation....!* Y a-t-il quelque chose au monde qui ressemble moins à *l'introduction d'un poison violent dans l'estomac*, que *l'occlusion forcée et mortelle du nez et de la bouche?*

On dira peut-être : *certains poisons tuent en arrêtant la respiration......* mais jusque-là, *un coup de poignard à travers le cœur en fait autant.* Osera-t-on dire néanmoins que le poignard est un poison ?

4° La quatrième Section de ce que M. TRINQUIER appelle *Médecine-Politique*, et que j'appellerai tout bonnement *Plan d'Éducation*, dans son *Tableau-Général*, nous ferait penser que l'Auteur a voulu ajouter une *Utopie* nouvelle à celles qui existaient déjà : « l'Éducation se faisant *gratuitement* dans des Établissements Pu-» blics, dit-il, *les enfants ne sont plus à charge à leurs parents*, » *la Société assure leur sort futur.* » Je ne sais ce qui se passera l'an 2440; mais ce qu'il y a de certain, c'est qu'en 1836, les Écoliers n'étaient reçus, au *Collége Royal*, que parce que l'on *payait* l'Éco-NOME *de la Maison.*

5° L'Auteur dont il s'agit divise ce qu'il appelle la *Science Médico-Légale* en *Deux Parties :* 1° La *Médecine-Judiciaire*, 2° la *Médecine-Politique.*

Pour lui, la *Médecine-Politique*, qu'il confond, soit avec l'*Hygiène Publique*, soit avec l'*Économie-Politique*, n'est autre chose, nous l'avons déjà dit, qu'un *Plan d'Éducation*, n'ayant presque aucun rapport avec la *Médecine-Légale* proprement dite.

Pour moi, la *Médecine-Politique*, provenant à la fois et de la *Politique* et de la *Médecine*, comme son nom composé l'indique, est, au contraire, une *vaste Science* dont la *Médecine-Judiciaire* n'est qu'une *subdivision naturelle* (*). Aussi ne me suis-je point occupé,

(*) Voy. l'*Ensemble Systématique*, etc.. cité, p. 49 et suiv.

(1833), sur les *Rapports en Justice ;* et *en Allemagne :* les ouvrages si instructifs de METZGER et d'HOFFBAUER.

Dans cette énumération longue, mais choisie, de livres divers, qui sont d'ailleurs tous dignes d'estime, il nous a semblé voir quelque chose de réellement utile aux nombreux Élèves qui ont suivi assidûment notre Cours. Nous ne prétendons pas avoir cité tout ce qu'il y avait d'excellent, en fait d'Ouvrages de Médecine, ni *en tous lieux,* ni *même à Montpellier,* et surtout *dans les divers siècles dont nous nous sommes successivement occupé.* Voulant signaler seulement les principaux écrits des six divisions médicales indiquées, nous avons pu commettre des oublis graves,

---

dans mon Tableau, de l'*Éducation de l'Homme,* et surtout de son *Éducation depuis le moment de sa conception jusqu'à sa naissance......!* J'avoue franchement que je n'aurais su quels Professeurs lui donner alors, ni même comment les lui faire parvenir.

Je ne crois pas d'ailleurs que, *rigoureusement,* être simplement *mal élevé,* puisse constituer jamais une question *Médico-Légale :* les Tribunaux et les Cours Royales auraient trop à faire. On sera, je pense, convaincu de cette vérité en lisant ce que je dis, dans mon *Ensemble Systématique,* etc., p. 80, du *Caractère Médico-Judiciaire,* que *personne, que je sache, n'avait su trouver avant moi.*

En un mot, quand nous nous sommes occupés de la *Médecine-Politique,* nous avons travaillé : l'un de nous, pour les Maîtres et Maîtresses d'Écoles, les Directeurs et Directrices de Maisons d'Asile, etc., etc.; et l'autre, pour les Avocats, les Jurisconsultes et les Législateurs.

Il résulte de tout ce qui précède, non pas qu'un des deux Plans dont il s'agit doive être seul adopté, mais seulement que le *Tableau-Général, l'esprit d'ordre et de Méthode* d'un des deux auteurs, sont *différents du Tableau-Général, de l'esprit d'ordre et de Méthode* de l'autre.

Nos lecteurs, si nous en avons, seront maîtres d'opter.

sans doute ; mais on doit être aussi bien persuadé qu'un grand nombre d'omissions n'ont été faites que parce que notre plan le voulait ainsi.

Nous avons profité des travaux réunis de CHOULANT de Leipzig, d'AUGUSTIN de Berlin, et de M. Casimir BROUSSAIS (1) surtout pour l'exposé du précis historique des XVIᵐᵉ, XVIIᵐᵉ et XVIIIᵐᵉ siècles. Mais expliquons-nous : nous avons mis ces divers travaux à contribution, seulement en ce qui concerne l'indication d'un certain nombre d'ouvrages, d'événements remarquables et de leurs dates.

Les Docteurs CHOULANT et AUGUSTIN ont beaucoup de part aux tableaux historiques de M. Cas. BROUSSAIS, puisque certains tableaux, tels que ceux de l'*Histoire de la Matière Médicale ;* de l'*Histoire de la Pharmacie ;* de l'*Histoire de la Police-Médicale unie à celle de la Médecine-Légale*, et de l'*Histoire de la Bibliographie Médicale*, sont désignés par M. Cas. BROUSSAIS lui-même, comme n'étant que de *simples traductions*. Nous conviendrons néanmoins que cet *Atlas Historique et Bibliographique*, le premier de ce genre qui ait paru, en France, avec autant de développements, ne peut être que fort utile à ceux qui voudront s'occuper de l'*Histoire de la Médecine ;* pourvu qu'ils sachent reconnaître les erreurs graves qui le déparent, et que nous nous proposons d'indiquer plus tard.

---

(1) *Atlas Historique et Bibliographique de la Médecine*, etc. Paris, 1834, in-f°.

Mais la *Philosophie Médicale*, qui a présidé à la rédaction de cet *Atlas Historique*, est mauvaise d'un bout à l'autre. Comme son père, M. Casimir Brous-sais n'a jamais pu parvenir à se faire une juste idée de l'*Abstraction*, qu'ils appellent tous les deux *Ontologie*, terme de mépris à leurs yeux, parce qu'ils ont sans doute oublié quelle est la véritable signification de ce mot. Ils auraient pu cependant facilement se la rappeler, s'ils avaient voulu se résoudre à lire Wolff avec assez d'attention pour le bien comprendre.

Quant à nous, qui ne demandons pas mieux que d'être traités d'*Ontologistes*, précisément parce que nous voyons l'*Ontologie* sous un autre point de vue, nous continuerons à regarder l'*Abstraction* comme l'*âme de toutes les Sciences*; et de reconnaître, avec les penseurs de tout temps dont l'esprit a été susceptible de quelque élévation, que, *sans l'Abstraction, les Sciences n'existeraient pas.*

Le XIXme siècle a surpassé tous les siècles précédents par la publication des *Dictionnaires* et des *Journaux de Médecine*, de toute forme, dont chaque jour pour ainsi dire voit encore accroître le nombre.

1° Parmi les Dictionnaires que l'on a singulièrement multipliés, sans pouvoir, malgré cela, ni faire oublier ni remplacer le *Castelli Lexicon Medicum* (1),

___

(1) Barthol. Castelli *Lexicon Medicum Græco-Latinum*, *etc.* *Genevæ*, 1746, *in-4°* : excellent ouvrage, qui a avantageusement

nous nous contenterons de désigner l'indigeste et fautif *Dictionnaire des Sciences Médicales en* 60 *volumes ; le Dictionnaire de Médecine en* 21 *volumes*, que l'on réimprime dans ce moment, avec des augmentations considérables, et une petite *Bibliographie Médicale* choisie, annexée à chaque article ; et pour la *Chirurgie*, le Dictionnaire de Sam. COOPER, si précieux, tout incomplet qu'il est, par la richesse des matériaux qu'il renferme.

2° Pour ce qui concerne les Journaux, nous signalerons seulement, en France : les *Archives-Générales de Médecine* ; les *Transactions Médicales* ; la *Revue Médicale* ; le *Bulletin Général de Thérapeutique* de M. MIQUEL ; le *Journal Hebdomadaire*, aujourd'hui la *Presse-Médicale*, de M. Amédée LATOUR ; les *Annales d'Hygiène Publique et de Médecine-Légale* ; la *Gazette-Médicale*, rédigée par M. Jules GUÉRIN ; enfin, le *Journal des Progrès*, etc., et l'*Encyclographie Médicale*, qui malheureusement ont cessé de paraître : et parmi les publications étrangères du même genre, les *Annales Universelles de Médecine d'Omodei* ; les *Archives d'Anatomie et de Physiologie de* MECKEL ; le

---

remplacé, non-seulement celui de Symphorien CHAMPIER (CAMPEGIUS), intitulé : *Vocabulorum medicinalium et terminorum difficilium explanatio*, premier livre de ce genre qui ait été publié en France ; mais encore celui de BLANKAARD, ayant pour titre : *Lexicon Medicum Græco-Latinum*, etc., dont l'édition la plus estimée est celle de Leipzig, 1777-78, in-8°, 2 vol., revue et augmentée par J.-Fréd. ISENFLAMM.

Magasin Général de Médecine de Rust, et le *Journal de Médecine Pratique* d'Hufeland et Osann, publiés à Berlin ; et enfin le *Journal de Médecine et de Chirurgie d'Édimbourg.*

1° Au commencement de ce siècle, Bichat ne fit en quelque sorte que briller un instant, rendre des services à l'Anatomie Descriptive, à l'Anatomie Pathologique, à la Physiologie, et à la Thérapeutique Chirurgicale Pratique, pour disparaître presque aussitôt.

Admettant deux *Vies*, la *Vie Animale* et la *Vie Organique*, qui l'une et l'autre doivent avoir leurs causes comme tout effet quelconque, il peut être regardé, jusqu'à un certain point, comme ayant, mal à propos, multiplié les *Causes Vitales.* Il blâme Barthez de ce qu'il reconnaît l'existence d'*un Principe Vital*, et il ne s'aperçoit pas que, rigoureusement parlant, il admet lui-même implicitement, il est vrai, l'existence de *deux Principes Vitaux.* C'est là peut-être ce qui a pu contribuer à faire dire à MM. Dezeimeris, Ollivier et Raige-Delorme (1) que « Bichat a *po-* » *pularisé*, en France, le *Vitalisme*, qui, malgré les » profonds travaux de Barthez, ne dominait qu'à » l'École de Montpellier.

Mais à la vérité les mêmes auteurs ajoutent bientôt : « sa Doctrine des Propriétés Vitales a été jus- » tement attaquée, et a perdu aujourd'hui de la fa-

---

(1) Dict. *histor. de la Méd.*, etc., cit. (Bichat, p. 392.)

» veur qu'elle conserva long-temps. En effet, Bi-
» chat, qui, pour les établir, cherche à imiter sans
» cesse les procédés suivis dans les Sciences physi-
» ques, *confond souvent les forces générales* avec les
» *propriétés des corps, et ne montre pas une logique*
» *sévère.* »

» Les propriétés sont considérées presque comme
» des *êtres à part des organes*, dont elles ne doivent
» exprimer que le mode le plus général d'action. »

Bichat rendit des services à l'*Anatomie Pathologique* ; mais il eut le tort grave de regarder comme
un principe inattaquable ce faux axiome devenu célèbre : « *qu'est l'observation, si on ignore là où siège*
» *le mal ?* »

L'observation, quoi qu'en dise Bichat, est de la
plus grande utilité dans le traitement de beaucoup
d'*affections* dont on serait fort en peine d'assigner le
siège, puisque, par leur nature, ce sont des *états morbides* de toute la constitution.

Avec les *sensibilité* et *contractilité animales* et *organiques*, auxquelles il joint une *contractilité organique
insensible*, Bichat rapproche les faits d'après un certain nombre de leurs analogies, et convertit leur
ensemble en corps de Doctrine.

Mais ses différentes *Propriétés Vitales*, respectivement attachées à divers tissus, et qu'il ne distingue
pas toujours assez des propriétés générales de la matière, rentrent, sous quelques points de vue, dans
les idées de Barthez et de Bordeu, auxquels il a

beaucoup emprunté sans en rien dire ; ou bien cons—
tituent, sous un autre rapport, une véritable *péti-*
tion de principe. Existe-t-il, dans la matière, des
Propriétés Vitales, comme il y existe un *Volume,* une
Étendue, une *Pesanteur,* une *Impénétrabilité,* etc. ;
telle était la question dont il fallait donner la solution *affirmative,* avant de se servir de l'expression
Propriétés Vitales.

11° Vers la fin du dernier siècle, avait paru, en
Écosse, une Doctrine imaginée par un Élève de CUL-
LEN, qui, comme tant d'autres, voulut tâcher de
détruire la statue de son Maître, pour construire la
sienne propre avec ces mêmes débris. Le Chef de
cette Doctrine était BROWN, qui avait jugé convenable de réunir la *sensibilité* et l'*irritabilité* hallé-
riennes dans ce qu'il appelait l'*excitabilité* (1) qu'il
plaçait dans la *pulpe nerveuse,* sans rien dire de précis
sur sa nature.

Dans cette Doctrine, comme le dit GILBERT, d'une
manière aussi succincte que précise, dans le *Journal*
de SÉDILLOT (2) : « L'*excitabilité* est la *propriété* qui
» caractérise la vie. L'*excitement,* ou l'action des
» forces qui entretiennent la vie, constitue la santé
» parfaite, en consumant une certaine partie de l'*ex-*
» *citabilité.* Un *excitement trop vif,* en usant trop
» promptement l'*excitabilité,* fait naître les *maladies*

---

(1) Voy. CAIZERGUES, *Des Systèmes en Médecine,* etc., p. 45—52.
(2) T. V, p. 486.

» *inflammatoires*, et appelle une *Médecine débilitante.*
» Un *excitement trop faible*, en accumulant l'excita-
» bilité, produit les *maladies de la faiblesse*, et né-
» cessite l'emploi d'une *Médecine excitante.* Tout état
» pathologique est toujours un excitement trop fort
» ou trop faible. Il n'y a donc, il ne peut donc y
» avoir que deux genres de maladies, deux genres
» de traitement, deux genres de substances médica-
» menteuses : telles sont, en quatre mots, les bases
» de la théorie de Brown. »

Nous ajouterons à cet *Exposé* un passage de M.
Caizergues (1) pour le rendre complet : « Les ma-
» ladies *asthéniques* peuvent être également l'effet
» du défaut ou de la trop grande intensité des irri-
» tations. Lorsque la cause est le *défaut d'irritation*,
» il y a *accumulation d'excitabilité* ou *asthénie di-*
» *recte ;* lorsqu'il y a eu, au contraire, une *surex-*
» *citation*, l'*excitabilité a été épuisée*, et l'*asthénie*
» *est indirecte.* »

Ce Système, comme on le voit, réduisait de beaucoup le nombre des maladies et des remèdes ; aussi,
dès qu'il parut, les bons esprits, outre qu'ils le re-
gardèrent comme nullement satisfaisant, l'accusèrent
encore d'être très-*nuisible*, en ce qu'*il favorisait l'igno-*
rance et la paresse.

En 1816 parut le Broussisme, que l'on regarda,

---

(1) Ouv. cit. — *Vid. et.* Brun, *Element. med.*, *XLV atq. XXXV.*

avec raison, comme n'étant que le Brownisme re-
tourné. En effet, les maladies les plus communes,
pour BROWN, étaient les maladies par *faiblesse*, et
dans sa Thérapeutique, il *fortifiait presque constamment ;* les maladies les plus communes, pour M.
BROUSSAIS, sont les maladies *par excès de ton* ou *par
irritation :* aussi, dans sa Thérapeutique, *il affaiblit
presque toujours.*

Cette Doctrine reçut un coup terrible par la publication des *Lettres de* MIQUEL *à un Médecin de Province* (1). Ceux qui connurent bien toute la portée
de l'atteinte, purent dire dès lors :

« .... *Hæret lateri, lethalis arundo !* »

Malheureusement pour la science, MIQUEL devança
la *Doctrine Physiologique* dans la tombe qui leur était
sitôt destinée à tous deux.

Bientôt surgirent, de tout point, des réfutations
solides, qui rendirent la *Médecine Physiologique* de
moins en moins répandue et de plus en plus faible
et vacillante parmi les gens qui voient, lisent et ont
l'habitude de réfléchir sur ce qu'ils ont vu ou lu ;
et toutes ces causes multipliées de destruction, puissamment activées par des écrits sortis de Montpellier, par les attaques incessantes de nos meilleurs
journaux de médecine, et par le livre, plein de

---

(1) Voyez la 2ᵐᵉ édit. Paris, 1826, in-8°, augmentée d'une lettre
sur les *Variations de la Médecine Physiologique.*

saine Philosophie Médicale, que publièrent les *Ré-dacteurs de la Gazette Médicale de Paris* (1), de-vinrent, pour cette jeune et débile Médecine, les symptômes précurseurs d'une chute désormais inévi-table.

Enfin, le *Choléra-Morbus Indien*, envahissant Paris (1832), y exerça les plus grands ravages, quand, sous un autre rapport, il put être regardé comme extrêmement utile au Monde entier : la mortalité fut considérable dans la Capitale, sans doute ; mais aussi, à dater de cette époque, la *Médecine* dite *Physiologique* expira, et la *Gazette Médicale* lui rendit les derniers honneurs, en prononçant solennellement son Oraison Funèbre, qu'elle publia ensuite sur tous les points du Globe civilisé.

III° A l'époque actuelle, c'est le *Vitalisme*, ou la *Médecine Hippocratique Moderne*, qui est la Doctrine Médicale la plus généralement adoptée, ou *avec con-naissance de cause*, ou *sans le vouloir*, ou même *sans s'en douter*. Beaucoup de gens, en effet, ne sont opposés à la *Médecine Hippocratique Moderne* qu'en apparence. Parmi ceux même qui continuent à par-ler le langage de la Doctrine Rivale, à laquelle ils appartenaient exclusivement d'abord, il en est un

---

(1) *Examen de la Doctrine-Physiologique appliquée à l'étude et au traitement du Choléra-Morbus, suivi de l'histoire de la maladie de M.* Casimir Périer, par les Rédacteurs Principaux de la Ga-zette Médicale de Paris, in-8°.

bon nombre qui, pressés par les faits, se fondent
peu à peu et sans s'en apercevoir dans la *Médecine Hippocratique Moderne*. On trouve la preuve
évidente de cette assertion dans leur *Pratique*, où
l'on ne saurait rien voir de propre à faire penser
qu'ils aient la prétention de résoudre les lois de la
Nature Vivante en celles de la Physique, de la Mécanique et de la Chimie.

Quand nous parlons ici du *Vitalisme*, nous parlons
de celui de BARTHEZ, de celui du Professeur LORDAT,
ou, pour mieux dire, de celui d'HIPPOCRATE, et
nullement de celui dont M. le Professeur RIBES *a fait
un Exposé*, dans ses *Fondements de la Doctrine de
la Vie Universelle*. On aurait une idée peu juste du
Vitalisme, si l'on ne le connaissait que par ce portrait infidèle, que ses traits, forcés presque partout,
rendent absolument méconnaissable. Le Vitalisme du
Professeur RIBES est tout-à-fait différent de celui du
Professeur LORDAT, auprès duquel cependant il l'a
appris, ou du moins *étudié*, à *l'époque où nous l'é-
tudions nous-même*.

L'Exposé du Vitalisme fait par le jeune Professeur,
est tout dans l'intérêt de la *Doctrine de la Vie Universelle*, qu'il s'est imaginé être *Nouvelle* et *lui ap-
partenir*; mais cet Exposé est tout au détriment du
véritable Vitalisme, de la *Médecine Hippocratique*,
bien plus de la vraie *Médecine Pratique de tous les
temps et de tous les lieux*.

Nous ne pouvons point en venir ici à une réfutation complète : ce travail aurait trop d'étendue ; mais la critique des principaux traits de ce prétendu *portrait fidèle* suffira, nous osons l'espérer, pour servir de preuves évidentes à nos assertions.

IV°, 1. « Le *Spiritualisme* et le *Matérialisme Médical* » renferment *tous les Systèmes* », dit M. RIBES (1) : or, c'est une *erreur* (2) ; c'est se faire une idée fausse de la manière dont les *Vitalistes* considèrent le *Principe Vital*.

Ce qu'il y a de fort extraordinaire, c'est que, quand il s'agit de ce point de Doctrine, le chef de nos antagonistes et ses disciples ne sont pas bien d'accord entre eux ; bien loin de là, ils sont même diamétralement opposés l'un aux autres.

Les disciples, malgré la réfutation que nous avons déjà faite de cette idée, persistent dans leur accusation tendant à prouver que BARTHEZ *donne un corps au Principe Vital, le personnifie, de manière à le rendre palpable ;* tandis que leur Maître accuse le même BARTHEZ d'en faire tantôt un *être métaphysique*, un *esprit insaisissable*, une *abstraction simple*, tantôt une *abstraction substantialisée* (pag. 46).

---

(1) Pag. 22 de ses *Fondements de la Doctrine Médicale de la Vie Universelle.*

(2) M. LORDAT dit avec raison que « cette proposition est une » *erreur historique manifeste.* » *De la Perpétuité de la Médecine,* etc. Par. et Montp., 1837, in-8°, p, 166.

Il est de toute évidence, néanmoins, que BARTHEZ, qui n'a pas varié dans sa manière de voir sur cet objet, ne peut pas être *simultanément* passible de ces deux reproches. Il est clair ici, et de toute rigueur, que les Disciples ou le Maître ont tort, la question étant examinée sous le premier point de vue, et que le Maître est en contradiction avec lui-même, la question étant examinée seulement dans ce qui le concerne.

Si BARTHEZ fait du Principe Vital un *esprit insaisissable*, une *abstraction simple*, il n'en fait pas une *personne*, un *corps palpable*, et les Disciples se trompent; et si ce Physiologiste fait du Principe Vital une *personne*, un *corps palpable*, le Maître est alors complètement dans son tort, quand il appelle le *Vitalisme* un *Spiritualisme*. Ce dilemme nous paraît un peu difficile à rétorquer.

Pour ce qui concerne le Maître, nous aimerions assez qu'il nous fît comprendre ce qu'il entend par : « *abstraction substantialisée* (pag. 43) » !

Ce qu'il y a de vrai dans tout cela, c'est que le *Vitalisme* des Médecins de Montpellier n'est, à proprement parler, ni dans le *Spiritualisme*, ni dans le *Matérialisme* : les Médecins de Montpellier *restent dans le doute* sur la *nature* de cette *Cause inconnue*.

Le *Vitalisme*, bien conçu et bien exprimé, est donc réellement en dehors, tant du *Matérialisme* que du *Spiritualisme* : les Médecins qui l'adoptent et le conservent dans toute sa pureté confessent ouvertement qu'ils *ignorent* tout-à-fait la *nature intime de la Cause*

Vitale : bien plus, ils ne craignent même pas de défier hautement qui que ce soit d'en savoir plus qu'eux sur cet objet, quoi qu'on puisse dire, et en cela ils sont parfaitement d'accord avec Cuvier (1).

En effet, pour qu'un de nos antagonistes pût affirmer, *avec connaissance de cause*, que le *Principe Vital* est un *esprit* et *pas autre chose*, il faudrait que Dieu lui eût fait, tout exprès, une confidence sur cet objet : or, nous ne savons pas jusqu'à quel point un Sectateur de la *Doctrine de la Vie Universelle* paraîtrait à Dieu assez imbu de sentiments religieux, pour avoir réellement des droits à une pareille préférence.

Et cependant, M. Ribes s'écrie avec dédain, à cette occasion (p. 44) : « *Dans le doute !... avec le » doute, pas de Science Physiologique possible.* »

Voilà encore une autre *erreur des plus graves*, entraînant les conséquences les plus funestes.

Nous pensons, au contraire, que la véritable *Science* consiste toujours à dire que l'*on sait*, *quand*

---

(1) « .... Tous les efforts des Physiciens, dit ce grand homme, » *n'ont pu encore nous montrer la matière s'organisant, soit d'elle-* » *même, soit par une cause extérieure quelconque. En effet, la* » *vie exerçant, sur les éléments qui font à chaque instant partie* » *du corps vivant, et sur ceux qu'elle attire, une action contraire* » *à ce que produiraient sans elle les affinités chimiques ordinaires,* » *il répugne qu'elle puisse être elle-même produite par ces affi-* » *nités, et l'on ne connaît cependant, dans la Nature, aucune* » *autre force capable de réunir des molécules auparavant sépa-* » *rées.* » (*Règne animal, etc. Paris*, 1817, T. I, p. 17.)

18*

on sait réellement ; mais aussi , à convenir qu'on *ignore , quand on sent en conscience qu'on ne sait pas; et à douter quand on manque de bonnes raisons , soit pour rejeter , soit pour admettre.*

Savoir qu'on ignore , et *savoir qu'on doit douter ,* c'est déjà de la *Science.*

Personne ne disconviendra que celui qui peut *motiver son doute ,* et qui *saura qu'il ignore ,* ne soit réellement plus avancé , dans la science , que celui *qui ne doute de rien ,* et *qui ne sait pas même qu'il ignore ce qu'il ignore.*

Quand notre auteur dit ensuite (pag. 46) « que » l'*abstraction simple* est déjà un premier pas hors » de la *réalité ,* » il est de toute évidence qu'il confond ici la *réalité* avec la *matière ,* selon lui la seule chose qui existe : c'est donc nier l'existence de la *pensée ;* c'est donc nier l'existence de Dieu lui-même , puisque ni la *pensée ,* ni Dieu , ne tombant sous nos sens , seraient alors , comme l'*abstraction , hors de la réalité......* !

Il serait plaisant que , pressant un peu notre auteur , en lui demandant si le *hasard* ou l'*Amour organisateur de l'Univers* existent , il nous répondît par l'affirmative , ce qui pourrait fort bien arriver; quoique le *hasard ,* et le vieil *Amour-Principe ,* idées qui se perdent dans la nuit des temps fabuleux , ne tombent pas plus sous les sens l'un et l'autre , que la *pensée* ou que Dieu *lui-même* !

2. L'expression : « *Hypothèse Spiritualiste......*

(p. 24), » employée pour désigner le *Vitalisme*, est une bizarre association de mots attestant tout à la fois :

1° Qu'on n'a jamais bien su ce qu'était le *Vitalisme* ; que si on l'a jamais su, on veut, par calcul, *sembler au moins l'avoir oublié* ; ou, enfin, qu'*on l'a oublié réellement* ;

2° Que, sans respect ni pour la Philosophie d'HIPPOCRATE et de BACON, ni pour les principes du *Vrai Vitalisme, on spiritualise très-gratuitement la Cause Vitale, que les Vitalistes purs* n'ont jamais *spiritualisée* ;

5° Enfin, que l'expression *Hypothèse Spiritualiste*, désigne si mal le *Vitalisme*, que *précisément* l'on ne procède comme on le fait, dans le *Vitalisme*, que *pour éviter toute espèce d'hypothèse*, en conseillant sans cesse de la bannir avec soin du domaine médical.

Comme le dit GILBERT (1) : « Toute *Théorie Médicale* qui se *fonde* sur une *hypothèse*, doit être » *bannie du nombre des découvertes utiles à la Médecine.* »

3. « Pour juger véritablement le Vitalisme et l'Organicisme, *nous ne devons être ni Vitaliste, ni Organicien*, dit M. RIBES (p. 22), mais *l'un et l'autre à la fois.......* » Le conseil peut être bon ; mal-

_____

(1) *Mém. cit.* Voy. SÉDILLOT, Journ. Génér. de Méd., T. V, p. 491.

heureusement il est *inexécutable*, *impossible* : autant
vaudrait conseiller à des Jésuites et à des Jansénistes
que l'on voudrait mettre d'accord, de devenir *tous*
et *tout à la fois Jésuites et Jansénistes*.....!

Ceci me rappelle naturellement ce qui se passa,
il y a quelques années, au *Cercle-Médical*, Société
laborieuse que j'aurais consenti à présider long-temps
encore, en continuant à m'y instruire, si l'on avait
su suivre la direction, essentiellement médicale, que
le Professeur Caizergues avait si bien désignée, et
surtout si l'on avait eu la fermeté nécessaire pour
savoir conserver les droits de chacun, et plus encore
les privilèges, l'indépendance et la liberté de tous.
L'interprétation, *peu bienveillante*, d'une phrase de
ma démission écrite, m'a mis dans l'obligation de
m'exprimer ainsi publiquement.

A cette époque, nous eûmes l'honneur de voir, au
Cercle-Médical, un *Ami de la Femme*, dont j'ai oublié
le nom, quoique j'aie pu le lire alors, écrit en grosses
lettres, sur la ceinture qu'il portait.

On parla *Doctrines Médicales*.

Quoiqu'il ne fût pas fort en pareille matière, le
Saint-Simonien prit et garda constamment un ton
très-positif, qui était à peu près ce qu'il avait de
plus persuasif dans sa logique ; mais il n'éclaira jamais réellement aucune des questions qu'il pensait
avoir résolues.

Comme il se vantait de pouvoir fondre l'une avec
l'autre les *Doctrines Médicales* les plus *opposées*, à

l'aide de ce qu'il appelait, s'il m'en souvient bien, un *lien universel*, *qu'il croyait avoir à sa disposition*, je lui demandai *comment il pourrait espérer de fondre l'une avec l'autre* : *la Doctrine Médicale de Montpellier, qui regardait la Vie comme la cause de l'Organisation*; *et la Doctrine Médicale de Paris*, *qui regardait l'Organisation comme la cause de la Vie?*

Il répondit ; mais malgré sa réponse, et malgré la réponse de bien d'autres depuis cette époque, la question qu'on vient d'entendre n'est pas plus résolue aujourd'hui qu'elle ne le fut à l'instant où elle avait été proposée.

Cela ne pouvait être autrement : deux propositions, deux propriétés physiques, deux circonstances de l'organisation humaine étant *contradictoires*, l'une d'elles *existant ou étant vraie*, il faut, de toute rigueur, que l'autre *n'existe pas* ou *soit fausse*. Il n'est pas besoin d'avoir fait des études très-fortes en Philosophie, pour sentir la force de ce raisonnement.

4. L'auteur des *Fondements de la Doctrine de la Vie Universelle* reproche aux Anatomistes, aux Physiologistes et aux *Vitalistes* surtout, de ne pas *s'occuper assez de la Femme*.

Ayant consulté d'abord notre conscience, en qualité de *Vitaliste*, nous ne craignons pas de le dire, c'est avec une douce satisfaction que nous nous sommes trouvé à l'abri d'une inculpation aussi grave.

Mais voyons si ce reproche est fondé, considéré d'une manière générale.

Pour ce qui concerne l'Anatomie, on sait que, relativement à un très-grand nombre d'organes, les *descriptions anatomiques* sont et doivent être *communes aux deux sexes*.

Quant aux descriptions anatomiques des organes propres à l'Homme et des organes propres à la Femme, il n'est pas douteux que le nombre des dernières (celles des organes distinctifs de la Femme), *ne dépasse de beaucoup celui des premières*.

D'ailleurs, outre les descriptions isolées, les *Monographies des Organes Génitaux de la femme*, n'avonsnous pas leur description dans tous les *Traités d'Accouchements*, qui sont si nombreux ?

Pour ce qui est de la Physiologie, il n'est pas un Traité général de cette Science qui ait jamais oublié les *fonctions propres à la Femme*. Il existe même des auteurs qui ont écrit sur la *Physiologie de la Femme*, tels que Balthasard de VIGUERA, dont l'ouvrage, déjà indiqué, a pour titre : la *Fisiologia y Pathologia de la muger. Madrid*, 1827, *in-4°*.

Quant aux Maladies des Femmes, dont presque tous les anciens auteurs se sont occupés, combien ne possédons-nous pas de traités *ex-professo* qui en ont fait leur objet spécial, depuis le vaste Recueil de SPACH (1),

---

(1) *Gynæciorum, sive de mulierum tùm communibus, tùm gravidarum parientium et puerperarum affectibus et morbis. Argentor.*, 1697. Réimpression avec augmentations du Recueil de WOLF, publié a Bâle en 1566 et 1586, et contenant les écrits

et le traité, si justement estimé, *De universa Mulie-brium morborum Medicina*, par RODERIC A CASTRO !

5. Où a-t-on pu voir que les *Vitalistes refusaient à la femme les égards*, la *juste considération*, et les *hommages affectueux qui lui étaient dus?*

Où a-t-on pu voir que les *Vitalistes*, dans une fièvre de vanité continue, auraient été assez prévenants en leur faveur, et assez impolis et incivils envers le sexe, pour regarder *l'homme comme de l'esprit*, et la *femme comme de la matière* ! En Turquie, encore autrefois, les femmes n'étaient guère regardées que comme des *meubles*, dont on se servait quand on en avait besoin, et qu'on laissait de côté lorsqu'ils n'étaient plus nécessaires; et dans quelques contrées de l'Asie, surtout, il peut en être ainsi, même de nos jours : mais partout ailleurs, *là où la civilisation est quelque chose, il en est tout autrement* !

J'aimerais bien de savoir si, quand un *Vitaliste* voit une belle femme, entend parler une Madame de STAËL, ou lit les pages immortelles sorties de sa plume, il a besoin qu'un Maître *Matérialiste ou Sensualiste*, n'importe, vienne lui faire reconnaître et admirer avec enthousiasme la *beauté*, *l'esprit* et le *génie !*

Voilà pourtant comme on nous fait des tableaux

de F. PLATER, MOSCHION, TROTULA, ROCHOEUS, BONACCIOLI, SYLVIUS, RYFF, MERCURIALI, MONTI, TRINCAVELLI, BOTTONI, LE BON, PARÉ, ALBUCASIS, ROUSSET, G. BAUHIN, LACORDE, AKAKIA et MERCADO.

fidèles du *Vitalisme !* Nous pourrions dire, nous aussi, *ab uno disce omnes.....;* mais non : continuons notre Examen Critique.

6. Voici comment le même Peintre fait le portrait du *Vitaliste,* à la page 26 : « Jamais il ne permettra » que l'on dise : dans cette action, j'ai été *entraîné* » par une *puissance supérieure à la mienne, poussé* » *par une force égale à celle de ma volonté....* »

Nous serions tenté de nous demander encore dans quelle École l'auteur qui s'exprime ainsi a étudié le *Vitalisme....* !

Nous lui rappellerons (car probablement ce n'est qu'un oubli chez lui) que le *Vitaliste* sait, et sait depuis long-temps, sans en avoir jamais perdu le souvenir, que cet *entraînement existe* dans le *Somnambulisme spontané*, dans *certaines Monomanies*, dans la *Rage ;* mais qu'il sait aussi que ce sont autant de cas *morbides* fort heureusement peu *communs.*

Le *Vitaliste* ne veut pas qu'on fasse ignominieusement périr, sur un échafaud, de malheureux *Somnambules*, *Monomanes* ou *Enragés*, quand bien même ils seraient *homicides*, lorsqu'il est bien prouvé que, réellement *malades*, ils *n'étaient point maîtres de leurs actions.*

Mais le *Vitaliste*, consulté par le Législateur, ne voudra jamais qu'*érigeant cet entraînement en principe,* on puisse impunément enlever femmes et filles, violer à son aise, assassiner de sang-froid : sauf à mettre ensuite tous ces hauts faits sur le compte d'un *en-*

traînement aveugle et despotique, auquel on n'*aurait pas eu*, dirait-on, *le pouvoir de résister*......!

A de pareilles conditions, la Société humaine ne serait bientôt plus qu'une *vaste république canine* ! ·

7. « *La Physiologie*, dit M. Ribes, pag. 27, est » pour le *Vitaliste* la *connaissance du mode d'agir de* » *la* Cause Vitale, Principe Métaphysique, acteur » indépendant du théâtre sur lequel il joue. »

Cette proposition contient une erreur des plus graves. Le champ de la Physiologie des Vitalistes n'est point aussi borné, aussi étroit qu'on voudrait le faire penser ici. Dans le Vitalisme, outre les *Phénomènes Vitaux*, dont on s'occupe, on prend aussi en considération les *Phénomènes Physiques ou Mécaniques*, d'une part ; et de l'autre, les *Phénomènes Moraux et Intellectuels*, dont, par oubli, ou à dessein peut-être, M. Ribes n'a rien voulu dire ici.

Au milieu de tout cela, il est une circonstance très-digne d'être notée : le Réformateur s'est assez bien souvenu du Vitalisme pour *ne pas présenter* Barthez *comme personnifiant la Cause de la Vie*. M. Ribes appelle ici ce principe un *Principe Métaphysique*; c'est ce que feraient bien de retenir, *une fois pour toutes*, les jeunes adeptes de cette *hérésie médicale*, qui pourraient s'imaginer encore que, dans le *Vitalisme*, on *personnifie le Principe Vital*.

Seulement nous et M. Ribes différons, sur le point dont il s'agit, en ce que nous ne pensons pas, comme il semblerait le faire lui-même, que *Principe Mé-*

taphysique et *Esprit* soient *synonymes ;* attendu que, pour nous, ce *Principe Métaphysique* est un *inconnu* dont nous ne cherchons pas même à dévoiler la nature, mais que nous nous contentons d'étudier et de connaître dans les phénomènes divers, soit spontanés, soit réactifs, dont il est la Cause.

8. Dans le Vitalisme, selon notre Réformateur (pag. 28), « les *circonstances organiques ne sauraient,* » *en aucun cas*, avoir une *puissance de Cause....* »

C'est faire très-gratuitement, du Vitaliste, un *ignorant*, pour ne pas dire autre chose : c'est lui prêter évidemment des idées qu'il n'a certainement jamais eues. Un *anévrisme*, le *déplacement des fragments d'un os*, à la suite d'une fracture, considérés sous le rapport physique, sont des *circonstances organiques....* : or, quel est le *Vitaliste* qui refusa jamais une *puissance de Cause* à ces *circonstances?* Qui ne sait qu'un anévrisme comprime les parties voisines? que des bouts d'os fracturés, en bec de flûte surtout, meurtrissent et déchirent douloureusement les organes contre lesquels ils sont poussés, par la contraction involontaire des muscles?

9. « La puissance vitale est *une*, dit notre auteur » (pag. 28); *seule* elle est *percevante.....* »

La puissance vitale est *une* et *seule percevante*, dans le *domaine vital* : oui ; mais dans le corps humain, entier et vivant : *non* ; attendu que l'âme, que notre Réformateur oublie ici, comme dans tant d'autres circonstances, jouit aussi d'un mode de perception qui lui est propre.

10. « La Théorie du Vitalisme est *exactement tra-*
» *duite*, dit M. Ribes (pag. 30), par la *comparaison*
» *du corps en tant que vivant*, *avec un Orchestre* dont
» les *organes* sont les *Membres*, et le *Principe Vital*
» le Chef : la *Vie est un Concert.* »

Nous ne sommes nullement de cet avis. L'idée qu'on
donne ainsi du Vitalisme est, au contraire, *fausse*.

Dans cette comparaison, les *Membres* du Concert
sont des Musiciens de même nature que *leur Chef*,
ce qui n'aurait pas dû être, pour que la comparaison
fût irréprochable.

La comparaison du *domaine vital* et d'un *Musicien
touchant un Orgue*, telle que M. Lordat l'a eü faite
dans ses Cours, conserve la différence des hiérarchies,
confondues et mal présentées dans la comparaison
précédente.

La Cause active (le *Musicien*) et l'instrument qui
est son théâtre (l'*Orgue*), sont ici très-distincts l'un
de l'autre et d'une nature différente.

M. Ribes a perdu de vue bien des idées de M.
Lordat, qu'il possédait parfaitement autrefois !

11. « L'éducation physique, nous dit-on (pag. 31
» et 32), est nécessairement négligée dans ce Système.»

Quel est le *Vitaliste* qui fait une loi et à lui et aux
siens, ainsi qu'à ses malades, de *ne point nager*, *faire
des armes*, *monter à cheval*, etc. ?

Nous n'insisterons pas davantage sur cet objet, puisque, d'ailleurs, on nous accorde implicitement que ;
dans les autres Systèmes, c'est l'*Éducation Morale* et

Intellectuelle, c'est-à-dire *Philosophique*, qui est *né-gligée* : ce qui ferait plus qu'une compensation.

12. « Le Vitaliste, dit M. RIBES (pag. 32), signale
» les principales conséquences dans la Science de
» l'homme malade, en *laissant de côté ce qui touche*
» *au Monde Moral.* »

Nous ne saurions voir sans en éprouver un véri-table plaisir, que notre Réformateur ait bien voulu devenir momentanément l'Avocat du *Monde Moral ;* mais son reproche manque d'exactitude. Dans le Vi-talisme, *on ne laisse jamais de côté ce qui touche au Monde Moral.*

Si un seul de ses Disciples avait pris sur lui d'as-sister, en quelque sorte en *Éclaireur*, aux leçons de M. LORDAT, il aurait pu empêcher son Maître d'écrire le passage que nous venons de citer, en lui apprenant que, dans plus d'une circonstance, M. LORDAT avait posé les Principes et recommandé l'Étude de la *Thé-rapeutique Morale*, qui doit très-probablement se trouver dans ce que M. le Professeur RIBES appelle ici le *Monde Moral.*

13. Selon le même auteur (pag. 33), dans le Vita-lisme, « les *altérations anatomiques sont des effets comme*
» *les symptômes : ce n'est pas à elles qu'il faut s'en pren-*
» *dre.* »

Rien n'est moins exact que cette assertion.

L'auteur voudrait-il faire croire les Vitalistes assez ignorants pour ne pas distinguer les altérations des tissus résultant de l'action de corps piquants, tran-

chants et contondants, par exemple, d'avec les symptômes d'une *maladie interne*, d'une *affection*.......!
Nous ne savons vraiment quel a pu être l'échantillon
du Vitalisme qu'il a eu sous les yeux quand il a rédigé cette phrase ; mais nous sommes forcé de dire
que, dans cette agression, il n'est pas généreux envers ses antagonistes.

Supposer que, dans le Vitalisme, on ne traite *constamment* que *l'affection* et *jamais le symptôme*.... c'est
trop fort ! Qui ne sait que, dans ces cas, même les
Praticiens les plus ordinaires, de presque toutes les
Doctrines, combinent, au contraire, les deux traitements !

Et puis, comment supposera-t-on que font les
Vitalistes quand il se présente à eux des états morbides qui ne constituent pas des *affections* ? des états
morbides qui ne sont que de *simples réactions locales* ?
Osera-t-on dire qu'ils se croisent alors les bras.... ?
C'est leur prêter bien gratuitement une idée antimédicale au suprême degré !

Voilà pourtant ce qu'on appelle un *portrait fidèle*
du *Vitalisme*, quand on n'a fait véritablement qu'une
caricature de cette Doctrine, dans l'intention de la
déconsidérer, de la ridiculiser, et d'en rire peut-être
soi-même, tout le premier.....! Ce n'est pas bien !

Nous aurions pu pousser encore plus loin notre
critique, et examiner, entre autres choses, si, comme
le dit le Professeur RIBES (pag. 42), « le Vitalisme
» *voile une face de la réalité, atrophie la moitié de*

» *l'Être Humain*, que, naturellement, nous nous sen-
» tons portés à *aimer*, *connaître*, et *cultiver de mieux*
« *en mieux*..., » mais nous croyons avoir suffisamment démontré l'*infidélité* et les *inexactitudes presque
continues* de ce tableau du *Vitalisme*, dont l'auteur
des *Fondements de la Doctrine Médicale de la Vie Universelle* a jugé convenable d'orner son travail.

Nous nous contenterons de reconnaître, que, comme
le dit notre Réformateur (pag. 42), « dans l'époque
« où nous sommes, peu d'hommes se piquent d'être
» conséquents avec eux-mêmes....! »

Aussi, grâce à l'avertissement qu'il nous donne
(page 42 encore), « nous ne serons pas *plus* surpris
» *que lui*, de rencontrer, dans le *Monde Vitaliste* (1),
» *un très-petit nombre d'espèces dignes du type primitif*,
» et *beaucoup d'espèces dégénérées.* »

Nous ajouterons même à cela que, parmi ces *espèces
dégénérées*, il en est dont les *écarts scientifiques* sont
si prononcés, qu'on a toutes les peines du monde à
se figurer qu'elles aient jamais réellement appartenu
à la *seule vraie Médecine*, à la *Médecine Hippocratique*.

Nous avons vu, dans cette séance, que celui qui
n'aspirait à rien moins qu'à bouleverser toute la
Science Médicale, en s'efforçant de déconsidérer, de
ridiculiser et d'anéantir la *Médecine Hippocratique*

---

(1) Qu'il appelle lui, mal à propos, *Spiritualiste*, comme on
le sait.

Ancienne et Moderne, a été malheureux quand il a voulu détruire les antiques et vénérables bases de ce monument impérissable : nous verrons, dans la Séance prochaine, s'il a été plus heureux, quand il a voulu construire lui-même un édifice nouveau.

NEUVIÈME LEÇON.

SOMMAIRE.

———

Il sera question, dans cette séance, de l'*Éclectisme Médical*, de la *Doctrine de la Polarité*, et de celle de la *Vie Universelle.*

I. 1° L'*Éclectisme* remonte au premier siècle de l'ère chrétienne.

« Potamon d'Alexandrie, habile Philosophe, qui » vivait sous Auguste, nous dit Éloy (1), fut chef » de la *Secte Éclectique*, ainsi appelée, parce que » ses partisans choisissaient, parmi les opinions cou-

———

(1) Ouvr. cit. (Potamon.)

» rantes, *celles qui leur paraissaient les plus saines*
» *et les plus probables.* C'est ainsi que POTAMON prit
» un *sage milieu* entre l'incertitude des Pyrrhoniens
» et les présomptions des Dogmatiques. *Il emprunta*
» *de chaque École de Philosophie ce qui pouvait per-*
» *fectionner les connaissances et l'esprit humain, et*
» *donna naissance à une manière de raisonner qui*
» *passe encore aujourd'hui pour la meilleure.*

» C'est *sur les mêmes principes que les grands Maî-*
» *tres de notre siècle ont établi la Théorie Médicinale.* »

Il paraîtrait que, de tout temps, l'idée d'*Éclec-*
tisme a traîné après elle celle d'un peu trop de bonne
opinion de soi chez ceux qui ont fait partie de cette
secte.

DIOGÈNE de Laërte ne parle guère des anciens
Éclectiques, qu'à l'occasion des Philosophes de l'antiquité qui *tiraient leur dénomination de leur vanité :*
« ..... Quelques autres Philosophes, dit-il, reçurent
» leurs noms de leurs *sentiments vains*, comme les
» *Philalètes* ou amateurs de *la vérité*, les *Éclectiques*
» et les *Analogistes* (1). »

Rigoureusement, l'*Éclectisme* n'est qu'un *choix*
que chacun suppose *excellent* parce qu'*il l'a fait lui-*
même, quoiqu'il y ait certainement quelque chose à
dire contre cette manière de raisonner.

BORDEU dit, en parlant de SYDENHAM et de BAR-

---

(1) Préface de DIOGÈNE de Laërte. Paris, 1795, in-8°, p. 11 et 12.

BEYRAC : « Leur Doctrine fut un composé de toutes
» les Sectes, dont les couleurs trop fortes étaient
» adoucies par le mélange ; semblables à l'abeille,
» ils composaient leur miel du sucre *choisi* sur toutes
» les fleurs. »

M. J. GUÉRIN dit lui-même (1) : « Le mot *Éclec-*
» *tisme* exprime un *choix*, et l'on est convenu d'en-
» tendre, par ce mot, le choix des vérités d'obser-
» vations contenues dans les systèmes. »

Mais comme le miel peut avoir des propriétés pur-
gatives ou même vénéneuses, selon la nature des
fleurs sur lesquelles les abeilles ont recueilli son principe sucré, de même le choix dont il s'agit peut
être quelquefois très-mal fait.

Est-il étonnant, d'après cela, d'entendre dire à
M. J. GUÉRIN : « Demandez à vingt personnes ce
» qu'il faut entendre par *Éclectisme Médical*, et je
» doute que deux opinions se rencontrent (2). »

L'auteur de l'article PLATNER (Ernest) de la *Bio-*
graphie Médicale de Paris, dit de ce Médecin (3) :
« Son esprit, naturellement enclin au Scepticisme,
» l'engagea dans la route *épineuse et ingrate de l'É-*
» *clectisme*, et lui fit essayer de concilier ensemble
» les Doctrines si opposées de LEIBNITZ et de KANT. »

---

(1) *Mémoire sur l'Éclectisme en Médecine. Paris*, 1831, *in-8°*,
pag. 46 et 47.
(2) *De l'Éclect.*, p. 23.
(3) **Pag.** 435.

M. DESGÉNETTES dit, à son tour, dans l'article STAHL
de la *Biographie Médicale de Paris* (1) : « qu'on place
» d'ordinaire BOËRHAAVE à la tête des *Mécaniciens*,
» encore qu'il soit, pour ceux qui l'ont bien étudié, le
» *premier modèle des Éclectiques.* »

Il faut bien, pour parler ainsi, que les auteurs des
articles PLATNER et STAHL, qui viennent d'être désignés, appellent *Éclectisme* autre chose que ce que l'on
appelle ainsi de nos jours ; et à plus forte raison de
ce qu'on appelait ainsi autrefois.

Cela suggérerait presque l'idée du besoin d'un
Éclectisme par excellence, c'est-à-dire d'un *Éclectisme qu'on ferait en mettant seulement à contribution
les divers Systèmes éclectiques eux seuls.*

2° Nous demanderait-on maintenant quel aurait été
l'Éclectisme de M. COUSIN, s'il eût consacré ses études
à la Médecine ? Nous répondrons sans balancer que
son Éclectisme alors aurait été le Vitalisme de l'École
actuelle de Montpellier.

En effet, nous sommes persuadé que si M. COUSIN
avait été Médecin, il aurait reconnu qu'il existait,
outre les Phénomènes *Physiques*, *Mécaniques et Chimiques ordinaires*, des Phénomènes *Vitaux* que l'ar-
rangement seul de la matière, c'est-à-dire l'organisation, n'aurait pu encore nullement expliquer ; et, de
plus, des Phénomènes d'une nature encore supé-

_____

(1) Tom. VII, p. 251.

rieure, tels que les Phénomènes *Moraux* et *Intellec-*
tuels, dont l'individu purement *Vital* ne fournissait
point d'exemples : et nous ne doutons pas qu'en
conséquence d'un raisonnement de la plus grande
exactitude, il n'eût adopté un *Éclectisme Médical*
fondé autant sur l'*Histoire de la Médecine* que sur
celle de la *Philosophie*, et qui n'aurait été rien autre
chose que le *Vitalisme de l'École de* BARTHEZ ou l'*Hip-*
pocratisme Moderne de Montpellier.

Comme le dit M. COUSIN, à l'occasion du Discours
de M. VAN DE WEYER (1) : « C'est sur le sens com-
» mun que doit s'appuyer la Philosophie ; elle n'est
» que l'explication scientifique des vérités du sens
» commun. »

Aussi M. COUSIN donne-t-il pour conditions de
l'*Éclectisme bien entendu* : « 1° *l'analyse scientifique ;*
» 2° *l'analyse historique*, c'est-à-dire l'aspect phi-
» losophique et une érudition aussi sévère qu'éten-
» due, etc. (2) ; » et il ajoute ensuite, comme pour
confirmer notre propre manière de voir, touchant
l'*Éclectisme Médical :* « Mais supposez que l'analyse
» scientifique soit vague et superficielle, et que l'a-
» nalyse historique ne le soit pas moins, et jugez
» ce qui pourra sortir d'un travail aussi léger. Au
» lieu de la combinaison réelle des éléments orga-

---

(1) Voy. *Journal des Savants*, 1830, pag. 132.
(2) C'est, en effet, de rigueur, *dans les cas où*, ainsi que nous
l'avons dit nous-même, l'*Éclectisme est possible*.

» niques des divers systèmes, vous n'aurez que la
» juxta-position arbitraire de quelques phrases ex-
» traites çà et là des écrivains philosophiques; quel-
» que impartialité sans doute y serait, mais l'impar-
» tialité de la faiblesse et de l'impuissance : nulle
» précision dans les détails, nulle lumière dans l'en-
» semble; en un mot, le *Syncrétisme* au lieu de
» l'*Éclectisme* (1). »

3° L'*Éclectisme Médical* de M. RIBES, qui a fait le
sujet du Discours prononcé en 1829, n'est presque
que cette partie de l'*Éclectisme* que M. J. GUÉRIN a
appelé *Éclectisme critique*, dans son *Mémoire sur
l'Éclectisme en Médecine*, publié en 1831.

L'*Éclectisme* est, pour M. RIBES, un *choix* dans
lequel il *prend ce qui lui paraît bon*, et *laisse de côté
ce qui lui semble mauvais;* mais, dans cette appréciation des Systèmes, on reconnaît déjà un peu de
tendance à exagérer leurs défauts.

A cela près, cet écrit a pour fond une *excellente
Philosophie Médicale* :

A la page 6, il est question « des différentes faces
» de l'*Homme Moral* et de l'*Homme Physiologique.* »

A la page 8, HIPPOCRATE est présenté comme ayant
« élevé, le premier, un *système régulier* de con-
» naissances qu'il fit *reposer* sur la *notion profonde*

---

(1) Voy. : *Journ. des Sav.*, 1830. Analys. de l'ouvr. de M. DE REIF-
FENBERG sur l'*Éclectisme*, etc., p. 233.

» de l'*activité de la Nature*; sur sa *force conservatrice*
» et *médicatrice.* »

« La Médecine *Ancienne*, dit-il, plus bas, reste
» donc comme un *beau monument d'observation* et de
» *Philosophie.* »

A la page 15 : M. RIBES blâme « les *Mécaniciens*,
» les *Solidistes* et les *Organiciens de tous les temps...*,
» d'avoir exclu tous les faits qui établissent *incon-*
» *testablement* notre *unité* (1), notre *spontanéité phy-*
» *siologique.* »

A la page 17, il reconnaît: «... l'existence d'*affec-*
» *tions primitives générales* demeurant telles jusqu'à
» leur terminaison......, » et il blâme, *avec raison*
selon nous, ceux qui se laissent entraîner par le « *dé-*
» *sir de faire triompher* une *opinion que l'on s'est*
» *faite, à priori*, sur la *nature de l'homme.* »

A la page 20, il reconnaît « *légitime la distinc-*
» *tion des Phénomènes rationnels* d'avec les *Phéno-*
» *mènes sensitifs.....* »

A la page 21, conformément aux idées de M.
LORDAT, son Maître, il avance que « rien n'a plus
» de ressemblance, avec l'Être Moral, que l'*Individu*
» *Physiologique....*, » et il fait une comparaison soutenue dans ce sens.

A la page 24, il reconnaît lui-même : « que nous
» devons *rester dans le doute* sur la nature de la Cause

---

(1) Il n'est pas encore question ici d'*unité* et de *multiplicité à la*
fois; cela viendra plus tard.

» (des phénomènes physiologiques, c'est-à-dire *Vi-*
» *tale*); » et plus bas, dans la même page, il blâme
ceux qui franchissent les limites de la Philosophie en
faisant de la Cause Vitale « .... un *Principe de Vie*
» *personnifié, non pas tel qu'on l'admet à Montpellier,*
» *mais tel que se le figurent, dit-il, quelques Médecins*
» *peu instruits qui n'ont pas su comprendre* BARTHEZ. »

Si quelques-uns d'entre vous relisaient avec soin
ce passage remarquable, serait-il impossible qu'ils
crussent au moins y entrevoir un solide argument *ad
hominem.....* ?

A la page 27, M. RIBES trouve « raisonnable de ne
» pas dédaigner l'intervention d'un *doute salutaire ;* »
ajoutant, à la page suivante : « *au moyen du Scepti-*
» *cisme,* nous *nous tenons à l'abri des hypothèses* et
» *des fausses analogies ; et nous sommes constamment*
» *dans l'observation des faits et de la saine logique.* »

A la page 28, après avoir admis l'existence des
réalités concrètes, mais aussi celle des *réalités abs-*
traites (1), il tâche de « tracer un *cadre* capable de
» contenir toutes les *vérités,* et d'en *rendre raison*
» *sans aucune hypothèse....* »

« Cette *manière de raisonner par hypothèse,* dit-

_____

(1) « L'examen de cette question est important, dit-il; il se lie à la
» distinction de ce qui, dans les sciences, constitue leur partie *abs-*
» *traite* et leur partie *concrète,* deux *parties* qui, ainsi que nous
» avons eu occasion de le voir, sont *aussi positives l'une que l'au-*
» *tre.* » p. 35.

» il, page 42, ... est *radicalement vicieuse*.....; ce
» qui explique pourquoi, *pendant long-temps, les*
» *progrès des Sciences ont été si lents.* »

Il ajoute ensuite : « En passant des faits *particuliers*
» aux faits *généraux ou principes, ...* ceux-ci *étant*
» *inductifs* ou *l'expression même des faits, l'imagination*
» *ne joue aucun rôle.* »

« Les seules *bonnes Théories,* dit-il, page 46, sont
» celles qu'on obtient de cette manière : toutes les
» autres sont *entachées* d'hypothèses, et, *avec de la*
» *bonne foi* (c'est M. RIBES qui parle), *on est obligé*
» *de les repousser, surtout au lit du malade.* »

M. le Professeur RIBES termine ensuite son Discours
par cette péroraison réellement éloquente (page 51).

« Tel est l'esprit médical que je veux apporter
» dans toutes les questions que je viendrai traiter
» dans cette Chaire. Si j'aspirais à *vous attirer autour*
» *de moi plutôt pour vous plaire que pour vous ins-*
» *truire,* je vous dirais : *J'arrive pour professer des*
» *Systèmes nouveaux et brillants,* des *Doctrines sé-*
» *duisantes,* courtes et faciles; mais comme je suis
» persuadé que *vous êtes avides d'instruction,* et que
» *vous préférez à tout des Doctrines vraies,* je ne
» craindrai pas de vous répéter que les nôtres sont
» *longues,* difficiles, *abstraites....* Abstraites !..... Ce
» mot est peut-être encore pour vous *l'égal d'obscur,*
» et vous êtes *effarouchés de l'entendre. Quelques per-*
» *sonnes à vue courte, quelques hommes passionnés ont*
» *pris d'ailleurs tant de plaisir à l'entourer de défa-*

» veur ! J'espère vous prouver que nos idées ne sont
» obscures que pour ceux qui ont quelque intérêt à
» les trouver telles, ou qui ne veulent pas se donner
» la peine de les approfondir. Plein de zèle pour vous
» comme pour nos doctrines, plein de confiance dans
» les résultats de la raison, je suivrai avec persévé-
» rance cette ligne moyenne que je vous ai signalée.
» Vous la suivrez avec moi; et vous ne craindrez pas
» plus que moi de vous égarer dans une route qu'ont
» tracée et parcourue des hommes tels que BARTHEZ,
» DUMAS, M. LORDAT. »

Cela suffit, sans doute, pour vous faire justement
apprécier l'excellent esprit qui a présidé à la rédaction de ce Discours..... Mais aussi nous devons vous
dire maintenant : méditez dans vos propres intérêts
ce que vous venez d'entendre...... ! Comparez 1829
avec 1835..... et, vous-mêmes, jugez..... !

Quel dommage ! d'avoir laissé de côté ces excellents principes de Logique, cette bonne Philosophie,
pour ne sacrifier presque exclusivement aujourd'hui
qu'à l'Hypothèse, l'Association et l'Amour, qui sont,
en quelque sorte, les seules Divinités dont on con-
sent encore à recevoir les lois.... !

4° Quant à l'Éclectisme en Médecine de M. Jules
GUÉRIN (1), nous nous plaisons d'autant plus à lui
rendre publiquement les éloges qu'il mérite, que
cet Éclectisme n'est à nos yeux que le Vitalisme bien

_____

(1) Paris, 1831, in-8°.

conçu, ou l'*Hippocratisme Moderne*, ou la *Doctrine Médicale de Montpellier*, si on l'aime mieux : ce ne sont que deux flacons, d'une même liqueur, qui ne diffèrent l'un de l'autre que par leurs seules étiquettes.

Nous trouvons la preuve de cette assertion dans le parallèle de l'*Éclectisme* et du *Physiologisme*, tracé par M. J. Guérin, aux pages 38 et suivantes ; et nous réclamons, comme propriété du *Vitalisme*, des traits qui évidemment lui appartiennent, quoiqu'ils aient été exclusivement attribués à l'Éclectisme par l'auteur.

La *considération de la cause* et du *début* de la maladie, ainsi que les *différences dans ce mode de succession*, *de généalogie*, *des symptômes*, appartiennent aussi bien, en effet, au *Vitalisme*, qu'à l'*Éclectisme*.

Aux pages 51 et 52, l'auteur semblerait avoir omis quelques traits essentiels du portrait du *Vitaliste*, dans la crainte de ne pouvoir plus le distinguer de son *Éclectique*, si la fidélité de l'image était rigoureuse.

Ce que dit M. Guérin de l'*Éclectisme*, en lui comparant l'*Éclectisme Botanique*, c'est-à-dire la *Méthode naturelle* de Jussieu *appliquée à la classification des plantes* (pag. 58, 59), et le passage suivant qui se trouve à la page 69 : « L'*Éclectisme*..... embrasse » la maladie dans toute son étendue et l'observe dans » tous ses instants ; il veut le plus grand nombre

» des caractères, et il les cherche.... » ; sont autant
de preuves en faveur de l'identité que nous croyons
exister.

Ce que dit encore l'auteur à la page 46, de la
Philosophie de BACON, et de la *Médecine Hippocratique Moderne*, ou *de Montpellier*, est précisément un
cachet authentique en faveur de la vérité de notre
assertion.

Nous dirons toutefois que nous ne partageons pas
le sentiment du savant et spirituel Rédacteur de la
Gazette Médicale de Paris, touchant sa confiance
dans la *certitude mathématique* des *opérations de l'É-
clectisme Médical*. Ce qu'avance M. GUÉRIN, à cette
occasion, ne nous paraît pas assez probant, quelque désir que nous ayons nous-même de voir cette
espérance se réaliser. Le caprice de la cause des phénomènes vitaux, nous semblera toujours devoir s'y
opposer. Cette raison nous paraîtrait avoir été sentie
et développée dans des *Réflexions sur les avantages
de l'Éclectisme en Médecine* de M. RISUEÑO DE AMA-
DOR, sur lesquelles M. BOUSQUET a fait un *Rapport
à l'Académie Royale de Médecine*, dans sa *séance du
6 Mai* 1834 (1).

5° Nous ne saurions quitter cette matière sans faire
quelques réflexions sur l'*Éclectisme ancien* ou l'*Éclectisme* qui ne serait qu'un simple *choix* fait dans des

(1) Voy. la *Gazette Médicale de Paris* (1834), p. 318.

Systèmes de Médecine *dont on retiendrait ce qu'ils auraient d'utile*, en rejetant *ce qui aurait été jugé inutile ou mauvais.*

1. L'*Éclectisme* suppose que l'on connaît parfaitement tous les Systèmes ; qu'on les possède assez bien pour faire de chacun un Exposé à l'abri de tout reproche ; que l'on a l'esprit, les connaissances et la justesse de jugement nécessaires pour faire, dans chaque Système ou Doctrine, le départ *du bon* d'avec *le mauvais.*

C'est sans doute pour ces motifs que DIOGÈNE de Laërte accusait les *Éclectiques* d'avoir un peu trop bonne opinion d'eux-mêmes.

2. De tout temps, et dans tous les genres de connaissances peut-être, chacun a fait, pour son propre usage, un choix qui était un véritable *Éclectisme.*

3. L'Éclectisme a pu être quelquefois le résultat d'un assemblage de propositions détachées des idées constitutives de divers Systèmes, auxquelles elles se liaient assez naturellement ; tandis qu'elles ne s'unissaient que d'une manière forcée avec celles qu'on avait déjà choisies et adoptées soi-même, par l'effet d'une préférence malheureuse. Dans cette supposition, on deviendrait *Éclectique*, parce qu'on n'aurait d'idées bien arrêtées ni sur le Système qu'on se serait fait, ni sur les Systèmes auxquels on aurait fait des emprunts.

4. L'*Éclectisme* étant un *choix*, ne peut être *bon* ou *mauvais*, en *soi*, ou d'une manière *absolue* : son

caractère, ou, si l'on veut, sa qualité, dépend de l'esprit, des connaissances et du jugement de celui qui l'opère. L'*Éclectisme* d'un homme doué de beaucoup d'esprit, d'un grand nombre de connaissances et d'un bon jugement, sera toujours un *bon Éclectisme*, résultant d'un choix fait avec discernement sur une grande quantité de faits bien observés, ou de propositions qui en auront été rigoureusement déduites ; et il ne manquera pas de procurer de brillants avantages à son auteur : tandis que l'*Éclectisme* d'un homme sans esprit ni connaissances, ayant de plus un jugement faux, par exemple, constituera certainement un *mauvais choix*, fait sur un *petit nombre de propositions*, et dont l'utilité serait constamment ou bien faible, ou tout-à-fait nulle.

Supposons qu'un Élève de première année et un Professeur consommé veuillent tous deux faire de l'*Éclectisme*..... Il est aisé de pressentir combien sera énorme la différence que présentera le produit de leur travail intellectuel. Même en les supposant égaux, sous le rapport de l'esprit et du jugement, tout rappellerait, dans l'*Éclectisme* du jeune Élève, qu'il n'a eu d'autres matériaux que les seuls faits peu nombreux qu'il pouvait alors connaître ; quand tout annoncerait, dans celui du Professeur, que les faits qui ont servi de base à son travail étaient innombrables. Aussi pourraient-ils être : l'un presque entièrement *inutile ;* l'autre, au contraire, très-avantageux.

II. Il est une Doctrine qui, quoique *reposant uniquement* sur une *spéculation de l'Univers*, mérite de vous être signalée, puisque, d'une part, elle présente assez d'originalité ; et que, de l'autre, des hommes de mérite ont attiré sur elle l'attention du monde savant, dans le XIXme siècle. Cette *Doctrine* est celle de la *Polarité* ; création moderne qui s'est opérée sous l'influence de l'École de KANT, et que l'on trouve bien développée dans les ouvrages publiés par WILBRANDT, en 1810 ; BURDACH, en 1815 ; ARTMANN, HILDENBRAND, et plus particulièrement LENHOSSEK, en 1811 et 1816 (1).

Nous entrerons dans quelques détails sur ce sujet, quand il sera question des *Grangéristes*, dont selon nous ils constituent une espèce.

Nous nous contenterons de dire seulement ici que, dans cette Doctrine, dont l'idée de *Vie Universelle* est aussi la base, *l'homme* est *seulement homme ;* la *femme seulement femme* (2) ; *l'unité seulement une ;* la *multiplicité seulement multiple......* Nous vous demandons pardon de nous exprimer avec une clarté dont la naïveté est *axiomatique...;* mais nous y sommes contraint : vous ne tarderez pas à voir que c'est en cela que cette Doctrine diffère d'une autre dont il sera bientôt question.

---

(1) Voyez l'*Exposition de la Doctrine de la Polarité* dans le *Journ. des Progrès des Sciences et Institutions Médicales.* T. III, p. 1-38 ; T. XV, p. 1-53 ; et T. XVI, p. 1-56.

(2) Voy. le *Journ. des Progrès,* etc. T. XVI, p. 23.

La Doctrine de la Polarité tend à *réduire les phé-nomènes à une seule et même unité, en les expliquant par un rapport polaire* (1).

Du reste, ses adeptes eux-mêmes conviennent qu'il est encore pour eux *beaucoup de points qui sont obscurs* (2).

La conclusion que l'on tire des propositions dont l'ensemble constitue cette Doctrine, c'est que *tout* étant constamment soumis à *l'action des forces uni-verselles, tout est vivant,* TOUT VIT.

III. Enfin, nous sommes obligé de nous occuper d'une *Doctrine annoncée comme Médicale;* qu'on *nous dit être Nouvelle;* qu'on nous présente comme la *con-ception d'un auteur vivant,* et qui ne tendrait à rien moins qu'à détruire l'ancienne Médecine, à ruiner des institutions, objet d'une longue vénération; à réorganiser le Corps entier de la Science Médicale, et surtout sa Thérapeutique, etc., etc. Cette *Doctrine,* c'est la *Doctrine Médicale de la Vie Universelle de M. le Professeur* RIBES.

1° L'idée fondamentale de cette Doctrine est aussi que TOUT VIT..... (3)

Mais cette Doctrine est-elle *nouvelle?* Appartient-elle réellement à un homme *actuellement vivant?* Ou bien

---

(1) *Journ. des Progr.*, etc. T. XVI, p. 55.

(2) *Journ. des Progr.*, etc. T. XVI, p. 56.

(3) *Voy.* le *Disc. sur la vie de l'espèce humaine.* Montp., 1831 ; in-8°.

est-elle, au contraire, fort ancienne ? — C'est ce que nous allons examiner.

1° Personne n'oserait certainement refuser la vie aux végétaux et aux animaux : la question de *la Vie Universelle* est donc tout entière dans l'appréciation de l'état des minéraux.

N'est-ce qu'en 1834 que des auteurs ont enseigné et professé que les *minéraux vivaient?* — Voici sur cet objet le résultat de nos recherches.

2° L'École d'ÉLÉE, dont LEUCIPPE était le Fondateur, et DÉMOCRITE lui-même, admettaient que les *atomes* et le vide sont *le principe de toute chose.*

« Le Monde, disaient les Stoïciens avec ZÉNON (1),
» est un *grand animal* qui a sens, esprit et raison ;
» il y a, ainsi que dans l'homme, corps et âme dans
» ce grand animal ; l'âme y est présente à toutes
» les parties du corps. »

Dans cette idée, nous sommes des *insectes parasites*, des vers intestinaux peut-être... ! N'importe... Mais *tout vit....!*

3° Selon STRATON, de Lampsaque, le *Monde n'était point animé ;* les espèces se *formaient uniquement*

---

(1) *Encyclop. Méth.* (Philos.) T. III , p. 588. CICÉRON accusait ZÉNON de donner un air de nouveauté à ses pensées à l'aide d'un *manége* consistant à *changer les noms en laissant les choses telles qu'elles étaient*, d'après l'*Art de* STILPON. POLÉMON lui fait le même reproche, dont JUSTE-LIPSE a voulu vainement le justifier (*).

(*) Voy. *Mém. de l'Acad. des Inscr. et Belles-Lettr.* T. XXXII, p. 56 et 101.

par des rencontres fortuites. C'étaient aussi les principes d'ÉPICURE (1), qui, ainsi que LUCRÈCE (2), plaçait les Dieux hors de la sphère des événements humains.

4° Dans son livre intitulé : *Paradoxe que les métaux ont vie*, publié à Paris en 1640, in-16, Guillaume GRANGER est à la fois et le premier et un de ceux qui s'expliquent le plus clairement, et de la manière la plus détaillée, sur cet objet.

Selon GRANGER, les *métaux se nourrissent, croissent* et *se multiplient* (p. 71). Leur vie a *divers âges, comme celle des autres corps vivants* (pag. 75).

Il leur reconnait, ainsi qu'aux *pierres précieuses,* un *Principe Intérieur et Vital* (pag. 77).

Il ajoute (pag. 79) que « par leur baume ou » PRINCIPE VITAL (entendez-vous, Messieurs), *ils* » *se conservent, sans se diminuer en rien que ce soit.* »

Le chapitre XIV (pag. 81) a pour titre : *Des raisons particulières aux pierreries qui* CONFIRMENT LEUR VIE.

Pag. 83, GRANGER nous rappelle que le fameux

---

(1)   « *Semota ab nostris rebus secretaque longè.* »
LUCR., *Lib. I.*

(2) Il est digne de remarque que cette Philosophie a de tout temps disposé au *suicide :* LUCRÈCE parait s'être tué à l'âge de 42 ans, et CRÉECH, qui l'a traduit en Anglais, pénétré, sans doute, de l'esprit de son original, a suivi son exemple à 41 ans. — On connait les doubles suicides modernes de plusieurs couples S¹-Simoniens amoureux.....

PIC DE LA MIRANDOLE admettait l'*existence de la vie dans les corps lumineux.*

A la page 86, GRANGER soutient que les pierres précieuses sont plus vivantes que les autres.

Il termine son livre en disant : « Concluons..... » qu'il y a grande apparence de dire et même d'as- » surer *que les métaux ont vie.* »

Ce qui prouve que Guillaume GRANGER a médité son sujet, c'est ce qu'il dit, d'après RUEUS, des diamants de Mme DE HEURE, de la maison de Luxembourg, qu'il assure « *avoir produit* visiblement de » temps en temps *des diamants semblables à eux.* » (Pag. 58.)

GRANGER parle même de l'*Amour des minéraux*, à l'occasion de l'*action de l'aimant* (pag. 93) (1).

La Doctrine qui a pour conclusion rigoureuse générale que TOUT VIT ; la *Doctrine de la Vie Universelle, exposée et publiée, avec beaucoup de détails, en* 1640, *appartient donc à Guillaume* GRANGER. C'est lui qui en est l'*auteur*, c'est lui qui doit de plus en être le *parrain.* Aussi l'appellerons-nous dorénavant GRANGÈRISME.

5° Cette Doctrine ne pouvait pas faire fortune : elle devint même, aussitôt qu'elle parut, un objet de dérision.

Cependant le commencement du XVIIIme siècle vit

---

(1) « Comme si de l'Amour entre eux était sensible
   » L'un l'autre se couplant de secrète Amitié
   » Qui ces deux corps inspire à trouver leur moitié. »

mourir, jeune à la vérité, un Médecin *Grangériste*, qui, malgré cela, était homme de beaucoup de mérite sous un autre rapport : ce Médecin fut BAGLIVI.

Comme en parlant de BAGLIVI, à la page 200 de ses *Fondements de la Doctrine Médicale de la Vie Universelle*, M. RIBES ne dit rien des idées de cet auteur sur la *vie des minéraux*, probablement par oubli (car nous pensons qu'*il aurait*, sans cela, *cité les passages remarquables qui s'y rapportent*), nous allons remplir cette lacune.

Dans les œuvres de cet auteur, édition de Lyon, 1704, in–4°, se trouve (pag. 475) un petit traité intitulé : *De vegetatione lapidum*.

Aux pages 482 et 483, BAGLIVI attribue la végétation et l'accroissement des pierres, à l'action combinée de deux fluides, l'un *extérieur*, l'autre *intérieur*, *disposant les molécules* importées dans leur *position convenable, ainsi que cela se fait dans les végétaux et les animaux*.

A la page 487, il est question : 1° de la « *régé-* » *nération* des diamants dans certaines contrées de » l'Inde, d'après STÉNON; » 2° d'une certaine *force plastique*, présidant, selon AVICENNE et ALBERT–LE–GRAND, à la génération des pierres, *analogue à la force séminale et formatrice des animaux et des plantes* (1);

---

(1) « .... *Instar plantarum vel animalium* vi *seminariâ et formatrice donentur......* »

3° du nom d'*esprit minéral* assigné par ALBERT–LE–GRAND à cette *force ;* 4° enfin, d'autres dénominations données encore à cette force, telles que : *vis procreandi, causa gignendi, vis prolifica ac suî assimilatrix.*

Aux pages 488 et 499 se trouvent d'autres passages de ce genre ; et à la page 498, il est dit textuellement que la Nature *procède de la même manière, dans les règnes animal, végétal et minéral*, en ce qui concerne la *nutrition* et l'*accroissement.*

6° Dans le XIXme siècle, plusieurs auteurs s'efforcent de ressusciter le *Grangérisme* resté comme oublié depuis BAGLIVI.

GUILLOUTET publie, en 1807, sa *Nouvelle Théorie de la Vie*, où l'on voit reparaître encore le Dogme fondamental de la *Doctrine de la Vie Universelle.*

Aux pages 8 et 9, GUILLOUTET reproche à BARTHEZ de *n'avoir pas admis un Principe Vital dans les minéraux.*

A la page 11, il rapporte tous les *phénomènes de la Nature* à la *puissance attractive* et à la *force répulsive du calorique.*

Aux pages 19, 20 et 21, cet auteur s'exprime de manière à faire penser que, s'il est mort, ce n'est certainement pas sa modestie qui l'a tué.

Voici comment GUILLOUTET met à nu toute sa pensée à la page 24 : « .... Les *minéraux vivent,* les végé- » taux *vivent et sentent,* les animaux *vivent, sentent* » *et pensent.....* » Il est difficile d'être plus clair.

Selon cet auteur (p. 29), « la *mort,* comme le

» froid, n'est qu'un *état relatif* à *certains modes* ou » à *certaines formes*, qui sont les *seules périssables...* »

A la page 81, GUILLOUTET regarde comme sans fondement la division de la Matière en *Morte* et en *Vivante*.

A la page 85, « il *conclut* que la *vie* est *essen-* » *tiellement liée à l'existence de la matière.....*; » et à la page 89, il cite, en faveur de sa théorie, « EM- » PÉDOCLE, HÉRACLITE, PLATON, GLISSON, GASSENDI » et LEIBNITZ........ »

7° A dater de 1810, l'on rencontre des Grangé- ristes d'une nouvelle espèce : ce sont ceux qui suivent les principes de WILBRAND, BURDACH, etc., c'est- à-dire, ceux qui se rattachent à la *Doctrine* Allemande *de la Polarité*.

Le fluide *Électro-magnétique* fait, dans cette Doc- trine, ce que le *calorique* opère lui-même dans la théorie de GUILLOUTET.

MM. MARTINET, RIESTER et WILBRAND ont publié une *Exposition de la Doctrine de la Polarité*, dans le *Journ. des Progrès*, etc. (1) :

Ici les *phénomènes vitaux* reconnaissent pour *causes* les *forces universelles* (p. 3 *du* 1ᵉʳ *art.*).

La *distinction* de la *vie* d'avec la mort est une *chi- mère* (pag. 3).

La *force de la Nature* se divise en *deux forces po-*

---

(1) T. III, p. 1-38 ; T. XV, p. 1-53 ; T. XVI, p. 1-56.

laires : l'une *attractive*, l'autre *répulsive*, sans cessé
en opposition (pag. 4).

La vie est le résultat de ce combat perpétuel tendant vers un état d'équilibre, que, dans cette École,
on appelle l'*indifférence* (pag. 4).

Tous les phénomènes de la Nature se réduisent au
mouvement (pag. 5).

« *Tous les corps sont vivants*. Il n'existe rien, de-
» puis la poussière jusqu'à l'homme, qui soit réelle-
» ment mort (pag. 7).

« On doit appeler *Vie Universelle*, dit M. MARTINET
» (pag. 7), cet ensemble de forces en vertu duquel
» la Nature entière se maintient et se conserve. »

A la page 8, on parle nettement de la *Vie des
minéraux*.

Enfin, on lit á la page 9 : « Tous les corps, con-
» sidérés dans leur ensemble, jouissent de la *Vie
» Universelle*, et chacun en particulier jouit de la
» *Vie Individuelle* (1); *aucun ne peut mourir*, mais
» *seulement changer de mode et de degré de vie*. »

8° En 1829, paraît l'ouvrage d'un *Vitalico-Uni-
versaliste*, ou d'un *Grangériste* d'une nouvelle nuance;
c'est celui d'un Oratorien d'Aix, M. BOZE, ayant
pour titre : *Éléments de Chimie expérimentale formant
la Physiologie atomique des corps dans les trois règnes*

---

(1) Ceci rappelle la distinction de la *vie privée* et de la *vie
publique* (fonctions privées et fonctions publiques) des organes,
qui remonte au moins jusqu'à GALIEN.

de la Nature, véritable base de la génération des ani-
maux, des végétaux et des cristaux, et qui a pour
type original la régénération du Monde primitif de la
Genèse (1).

Dans cette Doctrine, qui se rattache à celle de la
Polarité, l'auteur admet (p. 116) « des atomes for-
» mant un *Fluide Universel*, qu'il considère comme
» le grand ressort du mouvement de la Nature.... » ;
et ces atomes *électro-magnétiques* « constituent la vie
» organique des *Vitalides*, de l'animal ; des *Vita-*
» *phytes*, du végétal ; et des *Vitalithes*, du minéral. »

Du reste, l'auteur, homme d'esprit, et recommandable sous d'autres rapports, tient, dit-on, fort
peu à sa théorie, et nous l'en félicitons : il fait très-
bien.

9° En 1833, paraît sur l'horizon une publication *Grangériste* d'une nouvelle espèce dans certains
détails, mais semblable, par le fond, à toutes celles
qui existaient depuis Guillaume GRANGER : nous vou-
lons parler du *Discours* de M. le Professeur RIBES,
sur *la Vie Universelle*, *Discours* précurseur d'un autre
écrit intitulé : *Fondements de la Doctrine Médicale*
de la Vie Universelle, T. Ier, publié en 1835, in-8°.

Mais avant d'aborder directement cette matière,
tâchons de faire convenablement apprécier les diverses nuances que les *Grangéristes* peuvent revêtir.

---

(1) Aix, 1829, in-8°.

Pour bien distinguer les *Grangéristes* les uns d'a-
vec les autres, nous en ferons 4 espèces :

1re ESPÈCE : *Grangéristes purs*, dont nous rappro-
cherons BAGLIVI ;

2me ESPÈCE : *Grangéristes par caloricité* (GUILLOUTET);

3me ESPÈCE : *Grangéristes par polarité* (École de
WILBRAND, BURDACH, etc., et dans laquelle nous
classerons aussi M. BOZE) ;

4me ESPÈCE enfin : *Grangéristes par* ASSOCIATION *et*
AMOUR, avec *co-existence des deux sexes* et apologie
constante de l'Hypothèse (1).

Il est aisé de voir, par ce qui précède, que, quand
cédant en apparence à une inspiration, on s'est écrié :
TOUT VIT....!, croyant annoncer ainsi une *idée nouvelle*, on n'a fait qu'exhumer une *très-vieille idée*,
que quelques esprits ont tâché de ressusciter de temps
à autre ; mais qui, exposée au grand jour, n'est
bientôt plus qu'un cadavre tombant en poussière par
l'effet de la vétusté. Il en est de certaines idées comme
de l'existence de quelques *Espèces* placées très-bas dans
l'échelle générale des *Êtres* : elles ne peuvent continuer à donner des preuves du peu de vie qui leur
a été réparti, qu'à la condition, *sine quâ non*, de

---

(1) Ç'a été vainement que, pour éviter cette périphrase, nous
avons cherché une dénomination, simple ou composée n'importe,
mais courte, exacte et sérieuse, qui pût bien caractériser les *Grangéristes* de cette 4me Espèce.

se cacher dans une obscurité qu'elles ne sauraient quitter impunément,

II° Voulez-vous maintenant parfaitement connaître la marche de l'esprit philosophique du Réformateur dont nous nous occupons ici, dans l'intérêt de la *vérité*, et par conséquent de la *seule vraie science?* nous allons vous indiquer un moyen sûr : il vous paraîtra quelque peu nouveau peut-être; mais certainement il ne vous trompera pas.

1° Quand un auteur a de l'esprit et des connaissances étendues, comme celui dont il s'agit ici, une *épigraphe n'est jamais une phrase tirée au sort :* elle est toujours choisie avec soin; mûrie; longuement méditée.

Cette espèce de devise que prend celui qui écrit, est constamment significative et d'une très-grande valeur, au moins sous quelque rapport important : elle exprime ordinairement, chez les gens d'un mérite réel, ou une intention particulière, ou une circonstance saillante de la vie de l'auteur; ou bien elle résume les principales idées du livre en tête duquel elle se trouve, et dont elle constitue en quelque sorte la *fin*, la *tendance spéciale*, c'est-à-dire, l'*esprit*.

Si diverses *épigraphes* d'un auteur ornent les titres d'une série de travaux afférents à la même Science, on peut voir aisément, par la suite de propositions qui les constituent, quel a été le point de départ de celui qui les a rédigées; quelle est sa Philosophie actuelle; quelles sont les nuances philosophiques intermédiaires qui lui ont successivement servi de transition : en un mot, l'on sait ainsi, manifestement, quel est le *progrès*, ou plutôt la *marche*, en *avant* ou en *arrière*, de celui qui a procédé de cette manière dans ses publications.

Mais les *épigraphes* sont fort dangereuses, pour quiconque n'a pas d'idées bien arrêtées : ce qu'il y aurait de plus prudent alors, serait de ne jamais en prendre : on s'expose, sans cela, a être mis plus tard en *contradiction avec soi-même*, ce qui n'est jamais fort agréable.

Faisons maintenant l'application de ces idées générales que nous avons arrêtées une fois pour toutes dans notre esprit.

2° 1. Sur le titre d'une bonne Thèse soutenue en 1824 (1), fondue 4 ans après dans un *bon livre* : le *Tome* PREMIER de son *Anatomie Pathologique*, M. RIBES prend l'épigraphe suivante qui est *très-jolie*, *très-spirituelle*, et *fort remarquable* :

« LAÏDEM *habeto dummodò te* LAÏS *non habeat.* »

ARISTIPE.

Cette épigraphe n'étant qu'une *métaphore étendue*, nous sommes persuadé que nous saisirons parfaitement l'esprit de l'auteur en la traduisant de la manière suivante :

« Sachez assez bien connaître les *fausses Doctrines* » (LAÏS), pour être à même de les apprécier conve-

---

(1) *Quelques réflexions sur l'Anatomie Pathologique.* Montp., 1824, 84 pages, in-4°.

» nablement ; mais ayez assez de Philosophie pour
» qu'elles ne puissent jamais vous entraîner et vous
» faire tomber dans l'erreur. »

Il est tant d'occasions dans lesquelles un peu de
curiosité a suffi pour faire succomber la vertu, qu'il
serait fort possible, en effet, que l'on se fût souvent
égaré en cherchant à connaître des *fausses Doctrines* !

2. En 1828, M. RIBES prit pour épigraphe du
Tome premier de son *Anatomie Pathologique*, la phrase
suivante de M. LORDAT, extraite de son Cours inédit
sur les *Partitions Médicales* : « Ce n'est plus le mo—
» ment de proclamer les avantages de l'Anatomie Pa-
» thologique ; personne ne les conteste : aujourd'hui,
» le vrai moyen d'être utile serait d'indiquer la *vraie*
» *Philosophie* qu'on doit apporter dans ses recherches.»

On sent aisément quelle pouvait être encore la
philosophie de l'auteur.

A la vérité, on ne sait plus pourquoi il a conservé
la même épigraphe sur le *Tome second*, dont l'esprit
est si différent, si ce n'est parce que le commencement de cet ouvrage portant, sur le titre et l'étiquette, *Tome premier*, il fallait bien que nécessairement il eût une continuation, de manière ou d'autre,
portant aussi sur l'étiquette et sur le titre, *Tome second.*

3. En 1829, en empruntant au *tendre* OVIDE la
devise *inter utrumque tene*, à l'occasion de l'*Éclec-*
tisme Médical, il semblerait encore être resté fidèle
à l'épigraphe, pleine de sagesse, où il était question de LAÏS.

4. Mais en 1832, sa philosophie a tout-à-fait changé.

Son *Discours sur la Science des rapports de l'homme avec le Monde extérieur*, présente sur le titre l'épigraphe suivante tirée de son propre texte : « L'esprit » humain est parti du chaos, c'est-à-dire de l'*unité* » *confuse*, et s'est avancé par des progrès successifs » vers l'*Unité Harmonique* (pag. 6). »

Nous avouons sans détour qu'ayant une idée nette de l'*Unité*, de l'*Harmonie*, et de la *Confusion*, nous ne pouvons pas plus comprendre ce qu'est une *Unité confuse* que ce qu'est une *Unité harmonique*.

5. L'épigraphe précédente semble avoir été faite pour rendre moins extraordinaire celle du *Discours sur la Vie Universelle*, prononcé en 1833, épigraphe dans laquelle l'auteur rend lui-même, ainsi qu'il suit, ses propres pensées : « Comme la vie, la science » est *une* et *multiple à la fois; et* ses progrès ont pour » condition nécessaire la *combinaison* des efforts et » la *division* du travail. »

6. Le *Discours sur la Vie de l'Espèce Humaine*, prononcé en 1834, a pour épigraphe le fameux *Tout vit....!*, donné comme une *pensée*, une *conception nouvelle*, puisque c'est le *fondement* de la *Doctrine de la Vie Universelle*, et dont néanmoins vous avez vu l'*ancienne histoire*, disons plus, l'*antiquité*.

« La vie (dit l'auteur, à la page 5), c'est l'attrac-» tion animée, l'ASSOCIATION, l'AMOUR. »

Nous aimerions bien de savoir si un homme condamné à vivre seul, pendant 25 ans, entre quatre murailles, pourrait penser lui aussi que « La vie, » en supposant qu'elle fût l'*Attraction animée*, fût » aussi l'ASSOCIATION, l'AMOUR ? »

7. « Ce n'est pas l'*irritation* qui est la *vie* : c'est » l'*Association*, » dit notre auteur, sans rien emprunter à personne, à l'occasion de son *Discours sur la Vie de l'Individu*, prononcé en 1835.

Nous sommes forcé de reconnaître, nous, que c'est, au contraire, la *vie* qui est la cause de l'*irritation* et de l'*association*.

Jamais un Monarque a-t-il craint une *association* de conspirateurs qui ne seraient que *cadavres* !

8. Enfin, M. RIBES, dans l'épigraphe de ses *Fondements de la Doctrine Médicale de la Vie Universelle*, dont le *Tome 1er* a paru en 1835, s'exprime ainsi qu'il suit : « Tout vit, tout marche inces» samment vers le règne de l'*Association et de l'A-* » *mour.* »

Mais est-il bien sûr qu'une *Gangrène*, une *Nécrose*, la *Fièvre Jaune*, le *Choléra-Morbus Indien* et la *Peste*, qui certainement sont *quelque chose*, *marchent incessamment vers le règne de* l'ASSOCIATION *et de* l'AMOUR?

Voilà cependant où nous en sommes venus, en suivant pas à pas les Doctrines successives de notre Réformateur. Bientôt l'Univers entier ne sera plus qu'un vaste temple de Gnide, n'ayant d'autre Divinité que celle de l'AMOUR (1).

---

(1) M. RIBES écrit le mot ASSOCIATION en lettrines, et le mot

« La vie Matérielle est AMOUR réalisé *en actes*,
» comme la vie Spirituelle est AMOUR réalisé en
» *pensées* (1). »

Mais qu'on y prenne bien garde ; il ne suffit pas
d'avoir dit autrefois avec ARISTIPE :

« LAÏDEM *habeto dummodò te* LAÏS *non habeat*, »
pour être à l'abri de tous les dangers que l'on peut
courir par la suite !

Dans l'article *Courtisane* de la partie médicale de
l'*Encyclopédie Méthodique* (2), MARQUART s'exprime
de la manière suivante :

« LAÏS fit perdre la raison à beaucoup de Philo-
» sophes, à DIOGÈNE même, qu'*elle rendit heureux*,
» à ARISTIPE, qui disait d'elle : *je possède* LAÏS, *mais*
» *elle ne me possède pas* (3). »

Continuant à représenter métaphoriquement les
Fausses Doctrines par LAÏS, nous verrons si, malgré
l'ancienne résolution, aussi digne d'éloges que spiri-
tuellement exprimée, de notre antagoniste, nous ne
pourrons pas lui dire, dans la séance prochaine : LAÏS
TE HABUIT....!!

AMOUR en caractère deux fois plus fort que celui d'ASSOCIATION.
Il est évident que, dans cette Doctrine, l'ASSOCIATION n'est qu'un
moyen : elle n'y figure que tout autant qu'elle est utile à l'*AMOUR*,
qui *seul* est le *point important*, le *dogme fondamental*.

(1) *Disc. sur la Vie de l'Individu*, p. 15.

(2) **T. V**, p. 167.

(3) Voyez aussi : *Histoire de* LAÏS, *Courtisane Grecque, avec des
anecdotes sur quelques Philosophes de son temps* (par LEGOUZ DE
GERLAND). *Paris*, 1756, *in-12*.

DIXIÈME LEÇON.

SOMMAIRE.

III° Quelques-uns de nos auditeurs, qui sans doute n'ont pas voulu prendre la peine de lire les écrits relatifs à la *Doctrine de la Vie Universelle ,* ont *prétendu* que cette Doctrine *n'avait point été présentée ,* à cette époque , *comme* une Doctrine *Nouvelle :* or , *ils sont complètement dans l'erreur sur cet objet.* Nous allons le leur prouver , à l'instant , par les écrits des disciples les plus chéris, et par ceux du Maître lui-même.

1° M. YVAN dit , dans sa thèse (1), « qu'il avait

---

(1) Montp., 1836, in-4°, n° 3, p. 5.

» instinctivement désiré ce que M. RIBES a *si glo-*
» *rieusement proclamé.....* » : ce qu'il regarde, lui,
comme « la *Doctrine la plus satisfaisante.* »

Il dit textuellement : « qu'il l'avait élaborée auprès
» de *son auteur.* »

« J'ai cru ne pas faillir en adoptant la *Doctrine*
» *de la Vie Universelle ,.* dit aussi M. GARDAREIN (1) ,
» je n'y ai vu qu'une *hypothèse nouvelle....* »

2° Voici maintenant comment s'exprime le Maître
lui-même :

1. Dans la table analytique de son *Anatomie Patho-*
logique (2) , après avoir parlé des différences découlant
des principes fondamentaux qui séparent la Médecine de la Chirurgie, M. RIBES ajoute : « Cette dis-
» tinction disparaît dans *ma Théorie.* Conséquences
» pratiques de MON PRINCIPE d'*Association.* »

2. A la page 108 de ses *Fondements de la Doctrine*
Médicale de la Vie Universelle , on lit : « Tel est le
» principe sur lequel repose, comme sur sa base ,
» un *édifice scientifique* PLUS COMPLET QUE CEUX QUI
» ONT EXISTÉ. »..... « Voilà l'Unité , voilà la Multi-
» plicité NOUVELLES. » (Pag. 106.)

3. Notre Réformateur dit encore (T. II , p. 311
de son *Anatomie Pathologique* : « que l'homme et son
» milieu sont associés pour produire de concert les

---

(1) Thès. de Montp. (1836), n° 35 , *sur la Sympathie* , p. 60.
(2) T. II , p. 352.

» phénomènes de la vie......; qu'enfin une seule loi
» existe, loi de vie, ATTRACTION ANIMÉE...... » Et
à la page 312, il ajoute : « Je m'arrête. Mon *Hy-*
» *pothèse*, ou MA *Conception*, deviendra un principe,
» etc...... »

4. Il dit, en outre, dans ses *Fondements de la Doctrine de la Vie Universelle*, page 266, en parlant de
la *Spécificité* : « J'ai fixé ailleurs, en passant, le sens
» de ce mot, dans MA *Conception* médicale..... »; et
il ajoute, à la page 281 : « je vais résumer la jus-
» tification de MA *Conception* médicale...... »

A la page 268 du même livre, on lit de plus :
« Ainsi la *Conception Médicale* NOUVELLE unit la di-
» versité des Doctrines par un lien commun. »

Dans l'avant-propos de ses *Discours*, réimprimés
en 1836, M. RIBES lui-même s'exprime ainsi qu'il
suit (1) : « Par ces spécialisations successives du même
» fait, l'Auteur montre les applications du Principe
» Fondamental qui est la base de la Science *Nouvelle*. »

Enfin, à la page 16 de son *Discours sur l'Association
intellectuelle*, il s'écrie en présence de ses Disciples :
« A l'œuvre donc, Messieurs, et soyez fiers de com-
» mencer une ÈRE MÉDICALE NOUVELLE.... Hâtez-vous,
» la moisson sera grande pour les premiers et les plus
» actifs, car le *champ* de la Médecine *tout entier vous*
» *appartient*. »

Ne vous semble-t-il pas voir l'Islamisme préten-

_____

(1) pag. vi et vij.

dant succéder au Christianisme ; le Croissant faisant des efforts pour supplanter la Croix ; l'Hégyre voulant faire oublier l'Ère Chrétienne ; MAHOMET, enfin, n'aspirant à rien moins qu'à effacer jusqu'au souvenir de J.-C. !

Pourrait-on désirer quelque chose de plus clair !

On pense bien, d'ailleurs, que M. le Professeur RIBES n'aurait pas pris la peine d'exposer cette *Doctrine* avec tant de détails, s'il n'avait d'abord commencé par s'imaginer qu'elle lui appartenait.

Il est donc évident que M. RIBES *s'est cru l'auteur* de la *Doctrine de la Vie Universelle*, dont il a exposé les *Fondements ; et il est plus évident encore*, d'après notre démonstration historique, *que cette Doctrine n'est pas de lui.*

Passons donc à autre chose, cette question étant jugée une fois pour toutes.

IVº N'étant ici ni père de famille, ni Préfet de police, ni Publiciste, ni Théologien, nous ne considérerons la *Doctrine de la Vie Universelle* que sous le rapport purement Philosophico-Médical.

On aurait pu cependant, jusqu'à un certain point, examiner de très-près les questions qui ne viennent que d'être indiquées : il n'est pas une seule d'entre elles qui ne soit, en effet, de la plus haute importance. Nous ne saurions penser que, lorsqu'après avoir pris un titre aussi recommandable que celui de Docteur, on a l'intention de se livrer à la Pratique de l'*Art de Guérir*, il soit indifférent d'adopter ou de

rejeter telle ou telle Morale, telle ou telle Religion,
telle ou telle manière de vivre. Par cela seul que
nous consacrons notre existence entière au soulagement de l'Humanité souffrante, il est, sans contredit,
d'obligation pour nous, de ne jamais refuser nos soins
gratuits aux malheureux qui les réclament; mais nous
ne devons pas négliger néanmoins de nous ménager
un accès dans les maisons et auprès des familles les
plus honorables, pour tâcher de nous y faire connaître, estimer et considérer de plus en plus.

Malgré cela, nous nous contenterons de dire, seulement en ce lieu, qu'en dernière analyse, le *Matérialisme Médical* et ses funestes conséquences, sont les
bases fondamentales sur lesquelles cette Doctrine est
établie.

Réduite à sa plus simple expression, la *Doctrine
de la Vie Universelle* n'est, en effet, qu'une *Cosmogonie* créée par la *volupté qu'a chantée* LUCRÈCE, et
sur la nature de laquelle, quoi qu'on en dise, il
n'est pas possible de se méprendre.

Quand nous avons dit, dans la Leçon précédente,
que cette Doctrine tendait à faire du Monde un vaste
Temple au sein duquel elle plaçait l'AMOUR, nous
aurions dû ajouter encore que cet AMOUR était, non
pas celui de PLATON, mais bien, au contraire, celui
d'ÉPICURE.

On dira peut-être que c'est un peu trop clairement expliquer sa pensée...! Mais pourquoi nous
gênerions-nous dans l'expression de la vérité, quand

notre Antagoniste se gêne si peu lui-même, soit dans la manière dont il nous attaque, soit dans celle dont il expose lui-même ses propres idées.

Dans son Discours de 1832 (p. 18 et 19), il dit textuellement : « Voyez notre Faculté ; elle est par- » tagée en deux camps : dans l'un se défendent *les* » *partisans du Passé de la Science ;* dans l'autre, *les* » *hommes du Présent* sont occupés à la fois à DÉTRUIRE » LE VITALISME et à PROPAGER LE MATÉRIALISME MÉ- » DICAL, qu'ils ESSAIENT D'ORGANISER. »

Il serait à souhaiter que tout le reste de la Doctrine fût aussi clair que ce passage, où les intentions de l'auteur se dessinent si nettement !

Nous dirons, néanmoins, de M. le Professeur RIBES, en ce qui concerne uniquement le *Matérialisme Mé-dical*, ce que l'on a dit du savant FRERET, à l'occasion de ses *Lettres de* THRASIBULE *à* LEUCIPPE, dans lesquelles, avec des moyens faibles et usés, il plaide la cause du *Matérialisme :* « il a *beaucoup trop d'esprit* » *lui-même,* pour ne pas être la *preuve vivante du* » *contraire.* »

v° Parmi les nombreux reproches généraux que l'on adresse à cette Doctrine, nous ferons remarquer seulement les suivants :

1. L'hypothèse s'y trouve érigée en principe, quoique l'Auteur, qui l'a en quelque sorte *stigmatisée,* principalement dans son Discours sur l'*Éclectisme* (1),

_____

(1) Voyez : pag. 28, 41 et 42, où il est dit : « .... Cette manière de

eût soigneusement prescrit de la *laisser constamment de côté* lorsqu'*on voulait former la véritable Science.*

On y voit que le goût de l'Auteur pour l'hypothèse est des plus prononcés, malgré ce qu'ont pu dire, d'une manière si juste, GOULIN, CHARRIÈRE, et tant d'autres que nous pourrions nommer encore.

N'oubliez pas, dit GOULIN (1), qu'une « *hypothèse* » n'égarera jamais ceux qui *la distingueront bien* » *d'une démonstration;* mais que, par rapport aux au-» tres, c'est un *glaive entre les mains d'un furieux.* »

Aussi, dit très-sagement CHARRIÈRE (2), « le *mal* » *eût été au comble,* si, de temps en temps et par in-» tervalles, *des hommes que le torrent ne peut entraîner* » *ne s'étaient élevés contre les hypothèses!* »

2. Le conseil que l'on donne de créer des *Dogmes,* des *Principes,* n'importe, *à priori,* pour les *admettre* ou les *rejeter* ensuite *quand ils auront été vérifiés par les faits,* est certainement un des moins bons que l'on puisse imaginer, lorsqu'il s'agit de cons-truire une Science (3).

» *raisonner par hypothèse....* est RADICALEMENT VICIEUSE; .... ce qui » explique pourquoi les PROGRÈS réels des Sciences ont été si » LENTS..... » Voyez aussi : pag. 43, p. 45, p. 46, où il rejette les théories autres que celles qui sont *inductives.*

(1) Encyclop. Méthod. *Médecine* (Dogmatisme), pag. 497.

(2) Aperçu sur l'Hist. de la Méd. Montp., an VII, in-4°, pag. 5.

(3) Le Professeur RIBES et le célèbre LA PLACE ont, sur ce point, une manière de philosopher diamétralement opposée.

« La méthode la plus sûre qui puisse nous guider dans la re-

La simple raison indique, en effet, que la seule marche à suivre, quand on veut obtenir des Dogmes avec lesquels les faits d'un Ordre déterminé ne soient point en contradiction, c'est de tirer ces *Dogmes* ou *Principes* des faits eux-mêmes, par une *induction rigoureuse*.

Si notre Réformateur regarde la méthode de BACON comme l'ennemi mortel des principes du Vitalisme (1), c'est uniquement, nous sommes forcé de le dire, parce qu'il n'a pas été plus juste envers la *méthode philosophique* de BACON, qu'il ne l'a été dernièrement envers le *Vitalisme*.

D'ailleurs il blâme lui-même (p. 17 de son Discours sur l'*Éclectisme*) « le désir de faire triompher » une opinion que l'on s'est faite *à priori*.....; » et à la page 43, cette critique est remplacée par l'apologie des « *principes inductifs* » qu'il représente comme une « *expression même des faits*, » dans laquelle, dit-il, « *l'imagination ne joue aucun rôle.* »

Il est difficile d'être plus en contradiction avec soi-même, sur tous ces objets.

3. On a dit que rien n'était encore *moins médical* que la *Doctrine*, prétendue *médicale*, de la *Vie Universelle;* et c'est dans le texte même de M. RIBES que nous trouvons les preuves de ce grave reproche.

» cherche de la vérité, dit LA PLACE, consiste à s'*élever, par* » *induction, des phénomènes aux lois, et des lois aux forces.* » (Essai philosophiq. sur les probabilités, pag. 258.)

(1) Voyez : *Fondements de la Doctr. de la Vie Univers. p.* 98.

Persuadé que, comme il le dit lui-même (1) : « la
» vérification par la Thérapeutique est le *criterium*
» des opérations faites, jusque-là, sur les faits tirés
» des autres sources » , nous attendrons, pour la
regarder comme *Médicale* , que cette Doctrine ait une
Thérapeutique qui lui soit *propre*.

Du reste, nous ne craindrons pas de le dire d'avance,
nous regardons comme *impossible* une bonne *Thérapeutique Nouvelle* , *découlant rigoureusement des Dogmes de la Vie Universelle* , et dont les Principes,
*différant des Principes Thérapeutiques connus jusqu'à
ce jour* , *n'appartiendraient exclusivement qu'à cette
seule Doctrine.*

4. On reproche, avec raison, à la Doctrine dont
il s'agit, de n'*avoir rien de fixe, rien de stable*. Elle
est, en effet, dans un état transitoire perpétuel : en
1836, elle n'est plus ce qu'elle était en 1835 ; en
1837, elle sera toute autre chose que ce qu'elle est
aujourd'hui.

M. RIBES nous dit (pag. 9 de son Discours de
1832) : « Le règne du *Dualisme Chrétien* est fini....
» les hommes ont *cessé de croire* à l'*utilité de la dis-
» tinction* d'un *esprit infini séparé des Mondes* (2)....

---

(1) *De l'Anatom. Patholog.*, *etc*. T. II, cité par M. ELDIN, pag.
51. Thèse de Montp., n° 106 (1835).

(2) » FRÉDÉRIC II, apôtre zélé de l'Athéisme, appelait *vieilleries*
» l'opinion de l'existence de DIEU. » (AMOREUX. *Introduct. historiq.*
à l'ouvrage de LUSSAULD , pag. 11.)

» les *Savants* rejettent la *distinction de l'Ame et du*
» *Corps*, *du Principe Vital et de l'Organisation.* »

Il est grand dommage que notre Auteur ne nomme
pas les *Savants* auxquels ce passage fait allusion !

Dans son Discours de 1836, sur la *Vie de la Femme*
(pag. 6), le Réformateur abandonne l'idée de la *Dualité*, en faveur de l'adoption de ce qu'il appelle
l'*Uni-Triplicité*.

Cela nous rappelle la manière dont certain Musicien
dépeignait les progrès que faisait son fils en Composition Musicale. D'abord il a fait, disait le père, un
Solo réellement heureux, qui, l'année d'après, a été
suivi d'un *Duo* de beaucoup de mérite. Cette année,
ajoutait-il, il a composé un *Trio* délicieux, qui me
fait penser que l'on peut compter, pour l'année prochaine, sur un morceau à *Quatre Parties* de toute
beauté.... !

Notre Réformateur était d'abord pour l'*Unité* du
Système physiologique ; puis il a admis une *Dualité* ;
aujourd'hui c'est l'*Uni-Triplicité* qui est à l'ordre du
jour : ce qui nous persuade que, le *Progrès* continuant toujours, nous aurons probablement un *Qua-
tuor* de causes l'année prochaine.

5° L'accusation d'*altération du sens des mots*, et
d'*obscurité du langage*, sera le dernier des reproches
généraux que nous nous contenterons de signaler ici.

L'année passée, au moment où nous délibérions
sur les droits à l'admission d'un Candidat venant de
soutenir une Thèse faite dans l'esprit de la *Doctrine*

de la Vie Universelle, M. LALLEMAND dit à M. RIBES, *en notre présence :* « *Franchement, si vous voulez* » *qu'on vous comprenne, il vous faut publier un Dic-* » *tionnaire et une Grammaire de votre langue.* » — « *C'est ce que je ferai,* » répondit alors M. RIBES, d'un ton qui fit penser que le conseil de M. LALLEMAND aurait pu lui être plus agréable.

Mais nous sommes dans l'obligation, nous-même, d'ajouter encore quelque chose au conseil judicieux que donnait M. LALLEMAND, dans cette occasion : il ne suffirait pas qu'un Réformateur publiât un *Dic-* *tionnaire et une Grammaire de son nouveau langage,* pour que cette manière de parler fût généralement reçue : il *faudrait,* en outre, que l'*Académie Fran-* *çaise voulût bien l'adopter.*

1° Dans cette Doctrine, *être* et *vivre* sont *syno-* *nymes*..... *Tout ce qui est vit....,* nous dit-on !

C'est évidemment donner une définition nouvelle, arbitraire et peu juste, des mots *être* et *vivre.*

On peut très-bien, *être,* et ne pas *vivre ;* puisque le cadavre est ainsi.

Bientôt après (1), M. RIBES ajoute que « *être* et *association* sont *identiques.* »

D'abord nous dirons que, *jamais,* un nom substantif et l'infinitif présent d'un verbe, ne peuvent ni *être* *identiques,* ni exprimer des *états identiques,* ce qui

---

(1) *Fondements de la Doctrine de la Vie Universelle,* p. 109.

déjà n'est pas la même chose ; mais nous dirons de plus que l'on bouleverse très-gratuitement le langage, quand on veut soutenir que l'on ne peut *être*, et même *être vivant*, sans être aussi *nécessairement associé*.

Si quelqu'un venait nous dire que le malheureux VÉSALE, *mort de faim et de misère*, dans l'île déserte où la tempête l'avait jeté tout seul, continuait à être *vivant* et en *compagnie* : nous ne comprendrions plus celui qui nous parlerait ainsi, et nous douterions presque qu'il se comprît lui-même. Nous serions tenté d'user envers lui de l'apostrophe que M. RIBES adresse à ses Disciples, à la page 5 de son Discours sur l'*Association intellectuelle* : « *Vous n'avez de loi que le caprice, et le caprice conduit au désordre intellectuel.* »

Comme pour nous le Dictionnaire de l'Académie Française est quelque chose, au lieu de nous paraître synonymes, les mots *être*, *association* et *vie*, nous semblent, au contraire, avoir chacun une *acception toute différente*.

2° Il en est de même des mots *Passivité* et *Activité* (1), *Unité* et *Multiplicité*, existant simultanément, pour le même objet, et dans le même lieu.

C'est à force de brouiller le sens des mots, jusque-là les plus clairs, que l'auteur dont il s'agit a été soupçonné de ne s'être fait une idée bien juste ni de

---

(1) Disc. de 1832, p. 21.

l'*Animisme*, ni du *Vitalisme*, quand on a vu surtout
qu'il appelait (p. 208) le *Stahlianisme* : « l'*Animisme*
ou *Vitalisme de* STAHL »...! *Animisme* et *Vitalisme* sont
des Doctrines très-distinctes ; ces mots, quoi qu'on
en dise, ne sont certainement pas *synonymes*. Aussi
voyons-nous M. RIBES lui-même (pag. 97) contraint
de parler des *Spiritualistes* et des *Vitalistes* en *les*
distinguant les uns des autres.

On voit, par un passage de son Discours sur l'*As-*
sociation intellectuelle (1), que notre Réformateur conçoit « *en même temps l'Élection* et le *Despotisme*, la
» *République* et la *Monarchie*, l'*à posteriori* et l'*à*
» *priori*, l'*induction* et l'*hypothèse* (2).... ! » Nous ne
craignons pas de convenir publiquement que notre
capacité ne saurait aller jusque-là.

3° Nous sommes tout aussi embarrassé quand nous
cherchons ce qu'on doit entendre par les mots *Con-*
ception, *Hypothèse*, *Principe*, d'après les idées de
M. RIBES.

« Faisons une synthèse..... » veut dire, selon lui :
« *créons une hypothèse, un principe* (3). »

« Il en résulte, dit-il à la même page, qu'un *Prin-*
» *cipe* est évidemment une *Invention*, une *Hypo—*
» *thèse*..... »

---

(1) Bulletin du *Cercle-Médical*. 1836, p. 13.

(2) HOBBES ne reconnaissait pas de différence entre *le juste* et
l'injuste...... Quel dommage qu'HOBBES n'ait pas été Juge !

(3) *Fondements de la Doctrine de la Vie Universelle*, p. 102.

« La *Conception*, dit–il encore (p. 96), est une
» *Hypothèse*, une *manière de voir*, une *affirmation*
» *sur ce qui est......* »

Comment ! quand avec les corps constitutifs d'un
sel on recompose ce sel , *on fait une Hypothèse ?*

Un *Principe*, tel que l'énoncé suivant , par exemple : *le tout est plus grand que la partie.....*, est une
Hypothèse ?

L'*Hypothèse* est une *conception de l'esprit* , à la
bonne heure ; mais *toute conception de l'esprit est-elle
une Hypothèse....?* et fait–on une *Hypothèse* en *affir-
mant qu'une chose est*, quand réellement *elle est..... ?*

Avouons qu'en raisonnant ainsi, il n'est plus possible de s'entendre.

On a beau nous dire, dans le Discours prononcé au
Cercle–Médical (1) : « je suis votre *Chef Légitime*, ayant
» le *Pouvoir de seconder votre mouvement intellectuel*
» *et de le satisfaire......* » ; on a beau nous répéter :
« *je me reconnais pour votre Directeur , et je vais*
» *prouver que je le suis........* » : vu l'obscurité du
langage que l'on emploie , nous avons toutes les
peines du monde à trouver dans ces assertions, où l'on
est à la fois juge et partie, autre chose que des pé-
titions de principes. C'est vainement qu'on voudrait
nous rassurer par le ton positif que l'on prend , si
propre à entraîner dans d'autres circonstances. Nous

---

(1) page 12.

craignons toujours qu'on ne se trompe, et qu'ensuite, malgré la meilleure intention possible, on ne nous induise nous-même en erreur.

Quand on veut exposer une Doctrine dont les Principes sont réellement bons, on n'est nullement intéressé à torturer les expressions; à altérer ou à changer tout-à-fait le sens des mots généralement adoptés; et à dénaturer ainsi tout le langage. Ce qu'on a de mieux à faire, c'est d'imiter l'Avocat plaidant une bonne Cause : il faut être clair et concis comme lui.

En agissant autrement, on fait penser, *par cela seul*, que la Doctrine qu'on expose est *fausse*: l'auteur qui s'exprime ainsi ne ressemble plus, en effet, qu'à l'Avocat défendant une mauvaise Cause, dans laquelle il tâche de faire prendre le change à ses Juges, à l'aide de la diffusion de son style; de l'obscurité des termes dont il se sert, et de la longueur de son plaidoyer : ou plutôt même, il imite la Sèche, qui, poursuivie par un ennemi dont elle serait inévitablement la proie, répand son encre dans le milieu où elle s'agite, et s'échappe ainsi, en créant instinctivement l'obscurité tutélaire, à laquelle seule elle doit encore une fois son salut.

Qui ne sait qu'en vivant au milieu d'un peuple dont on ne voudrait point s'astreindre à parler la langue, on courrait fort le risque de n'être pas compris!

Le sens des mots est souvent assez altéré, interverti, dans le texte de notre Auteur, pour qu'il en soit plus d'une fois *tout-à-fait inintelligible*.

Quand il a dit, à la page 268 des *Fondements de sa Doctrine*: « .... les urs *ne me comprendront pas...* », il pouvait d'avance être très-sûr d'avoir raison, puisqu'il savait fort bien déjà qu'il avait travaillé en conséquence. Comme il n'ignore certainement pas que la première qualité du style est la *clarté*, il aurait parlé clairement s'il avait voulu être compris.

C'est là ce qui a été cause que plusieurs de ses honorables Collègues ont été forcés de convenir que les écrits dont nous parlons étaient souvent, même pour eux, très-difficiles à bien comprendre; et que, dans plus d'une circonstance, le sens de l'Auteur leur échappait complètement, malgré tous leurs efforts intellectuels.

Ceci nous rappelle un passage de A.-A. ROYER-COLLARD (1) qui se lie naturellement à notre sujet : » C'est le caractère de tous les Chefs de Secte, dit » cet auteur, en parlant de BROWN, de s'envelopper » de mystères, de ne parler qu'en énigmes ; le lan- » gage simple et naïf de la vérité mettrait trop à » découvert la vanité de ieurs pensées. Le meilleur » moyen de les combattre est donc de les arracher » à leurs ténèbres. »

L'Histoire de l'ancienne Philosophie nous apprend que les *Éléatiques* connaissaient déjà le manége logique des fauteurs modernes de fausses Doctrines.

_____

(1) Biblioth. Médic. T. IX, p. 378.

« Le siècle où brilla l'École d'ÉLÉE, dit ROLAND
» DE CROISSI (1), était précisément celui des So-
» phistes, dont le nom est resté à cette *Fausse Phi-*
» *losophie, qui croit* qu'*argumenter* c'est *raisonner.* »

L'appareil de l'ergotisme, les mots à double sens,
le style appelé quelquefois *amphigourique*, etc.,
faisaient le principal caractère de la Secte d'ÉLÉE.

« Le malheur des Éléatiques, dit encore ROLAND
» DE CROISSI (2), est d'avoir pris quelquefois le
» change en voulant le donner aux autres, et de
» n'*avoir pu se dépêtrer eux-mêmes de leurs propres*
» *filets.* »

Nous ne pouvons donc qu'approuver très-fortement M. DAUNOU, quand il dit, dans la *Biographie Uni-*
verselle (art. PLOTIN, pag. 83) : « Tout ce qui, en
» Philosophie, est *inexprimable en langage humain*
» *clair et précis*, n'est que *ténébreux, fantastique.* »

VI° Pour ce qui concerne les solides objections de
détail que nous pourrions faire, nous n'avons, pour
ainsi dire, que l'embarras du choix : car il serait
trop long, et peut-être fastidieux, de les présenter
toutes.

1. L'auteur de la Doctrine dont il s'agit est dans
l'erreur quand il dit, page 13, que « toute prati-

---

(1) Addition à l'article *Éléatique*, de DIDEROT. (*Encyclop. Méth.*
Philosophie, T. II, p. 322.)
(2) *Loc. cit.*, p. 323.

» que suppose une théorie : » l'usage d'aucun remède *empirique spécifique* ne suppose une théorie préalable, puisque ces moyens ne seraient plus des remèdes *spécifiques* si l'on connaissait leur mode d'action.

2. « L'espèce humaine, dit notre auteur (1), a-t-
» elle à parcourir ensuite les degrés d'une échelle
» descendante? doit-elle arriver à son déclin et mou-
» rir ? non ! *tout vit......* »

Mais, en supposant que ce fût vrai, il ne faudrait
pas que quelqu'un du XIXme siècle s'appropriât cette
idée ; elle appartient au moins à PLOTIN, qui, dans
le IIIme Siècle de l'Ère Chrétienne, c'est-à-dire, il y a
environ *seize cents ans*, soutenait « que l'*existence ne*
» *peut cesser d'être;* et que, par cela même qu'elle
» est *absolue*, elle est *éternelle* (2). »

Et puis, d'après cette idée, il faudrait bien se
garder d'ensevelir et d'enterrer les gens qui, devenant muets, insensibles, immobiles et froids, se
putréfient ensuite..... Il faudrait bien se garder d'être
dupes au point d'aller, sur un ordre de l'Autorité,
vérifier si quelqu'un, signalé comme ayant été as-
sassiné, est *mort* ou *vit* encore..... ON NE MEURT PAS ;
TOUT VIT, et TOUT VIT TOUJOURS, nous dit-on.......!
Y a-t-il de langage plus rassurant et plus clair que
celui-là ?

---

(1) Disc. de 1834, p. 8.
(2) *Biogr. Univers.* (PLOTIN), art. de M. DAUNOU, p. 82.

L'Hygiène devient même complètement inutile : c'est bien la peine de prévenir quelques légères indispositions qui pourraient, de temps en temps, nous atteindre, si l'on est bien convaincu, une fois pour toutes, que l'*on ne doit jamais mourir !*

3. Quant au Dogme de l'*Unité* et de la *Multiplicité*, à la fois (l'un des principes fondamentaux de la *Doctrine de la Vie Universelle*), il est plus ancien qu'on ne le pense.

« PARMÉNIDE, dit ROLAND DE CROISSI (1) renferma » sa Doctrine dans deux mots : *un* et *multiple.* »

« Les développements sophistiques de ces deux » mots remplissent presque tout le *Parménide* de PLA-» TON, ajoute-t-il. C'est là qu'on peut voir, si quel-» qu'un en a le temps et la patience, toutes les fu-» tilités des *Métaphysiciens Sophistes.* »

« PLOTIN a dit de PARMÉNIDE que, dans PLATON, » en parlant avec exactitude, il distingue les uns » des autres le premier *un*, qui est *un* de la manière » la plus propre; le second *un*, *qui est aussi plusieurs*; » et le troisième *un* qui *est de même plusieurs.* Ce sont » là, selon PLOTIN, les *trois hypostases*, qui sont les »- principes de tout, et dont il traite dans ce livre (2). »

On peut lire, sur l'*unum* et le *multa*, de PARMÉ-NIDE, les raisonnements à l'appui, qui sont *misé-*

_____

(1) *Encyclop. Méth.* (Philosoph.), T. II, p. 324, addition à l'article *Éléatique*, de DIDEROT.

(2) Encyclop. méth. (Philosophie), T. III, p. 457.

rables, dit Brucker (1), et *leurs résultats, qui ne valent pas mieux.*

« Si on admet plusieurs choses réelles, disait Zé-
» non d'Élée, ami et disciple de Parménide, il faut
» leur attribuer des qualités qui s'excluent mutuelle-
» ment : la *ressemblance* et la *dissemblance; le mou-
» vement* et le *repos; l'unité* et la *pluralité......* (2). »

Ceci rappelle ce Gorgias de Leontium, intrépide
ergoteur qui, dit encore Roland de Croissi (3) « *sou-
» tenait thèse sur-le-champ,* et, *sur tout, le pour* et *le con-
» tre, comme on voulait.* Il alla jusqu'à prétendre que
» l'*être* était la même chose que le *néant,* et le *néant*
» la même chose que l'*être.* Nous avons sa preuve (4)
» qui est pitoyable, mais qui apparemment était de
» mise, dans un temps où les autres Philosophes le
» payaient de la même monnaie. »

Indiquez-nous maintenant ce qu'a ajouté notre
Réformateur quand il a dit, p. 59 du *Discours sur la
Vie de l'Individu* : « Il est donc vrai pour vous,
» Messieurs, qu'il y a *un foyer,* et *trois foyers princi-
» paux de vie* dans l'*Association humaine.....* » ?

Nous a-t-il appris quelque chose de nouveau alors
même qu'il nous a dit, aux pages 107 et 108 de ses

---

(1) *Historia critica Philosophiæ. Lipsiæ,* 1742-67, in-4°, T. I,
pag. 1165.

(2) Voyez Tennemann, *Manuel de l'Hist. de la Philosoph.,* trad.
par Cousin, T. I, p. 108.

(3) *Encyclop. Méth.* (Philosophie), T. II, pag. 323.

(4) Aristot. *in* Xenoph., Zenon *et* Gorgia, *C. VI.*

Fondements de la Doctrine de la Vie Universelle :
« L'*être* est donc aussi *un* et *multiple* dans sa nature...
» j'affirme donc par conséquent que toujours *ce qui*
» *est* se présente comme *un être* et *plusieurs êtres* à la
» *fois* » ?

 » Tel est (ajoute-t-il ensuite, avec la persuasion
» qu'il nous donne du neuf), le *principe sur lequel*
» *repose*, *comme sur sa base*, *un édifice scientifique*
» PLUS COMPLET QUE CEUX QUI ONT EXISTÉ..... »

Nous aimerions bien de savoir comment le Maître
a prouvé à ses Disciples que la *Lune* et le *Soleil*
étaient aussi *un* et *multiples*.... Mais ces preuves-là
ne nous ont point encore été communiquées !

 4. On nous dit, à la page 19 des *Fondements de*
la Doctrine : « La Science n'est pas *uniquement* dans
» les faits...., la *vie* n'est pas dans le *doute*, mais
» dans l'*affirmative*. »

On sait, depuis long-temps, qu'avec des faits
isolés, quelque nombreux qu'ils fussent, on n'aurait point une Science ; on sait, depuis long-temps,
que de trois auteurs qui n'auraient à leur disposition
que les mêmes faits, l'un pourrait construire une
partie de la Doctrine normale ; l'autre un faux système fait d'une manière ingénieuse et spécieuse tout
à la fois ; l'autre, enfin, un système absurde de tout
point. Il est donc clair pour tout le monde, que les
faits sont les pierres avec lesquelles on bâtit ; que
l'édifice seul, régulièrement construit, est la science ;
mais que le choix de l'ordonnance, dépendant de l'ar-

chitecte qui peut être bon ou mauvais, se trouve
d'ailleurs en dehors des matériaux eux-mêmes.

Mais que veut-on dire par ces mots : « ... *La vie*
» *n'est pas dans le doute, mais dans l'affirmative...* »?
Ou bien par ceux-ci, de la page 9 du *Discours de*
1832 : « Le *Scepticisme* est la *mort*....., et la *vie*,
» au contraire, est une *affirmation* »?

D'abord nous sommes étonné de voir la MORT figurer dans la Doctrine prétendant que TOUT VIT...!
C'est une contradiction palpable. Mais ensuite, quel
est ce langage? Est-ce qu'en disant *non*, à quelqu'un
de vivant, *on le tue....?* Est-ce qu'en disant *oui*, à
un cadavre, *on le ressuscite....?*

La conclusion de tout ceci, savoir : le bannisse-
ment à perpétuité d'un *sage Scepticisme*, dans une
foule de circonstances où il est de rigueur, paraîtra-
t-il plus raisonnable ?

Comment! dans un Jury, à l'occasion d'une cause
criminelle, si l'on ne peut avoir la certitude qu'on
désirait, il faudra donc, d'après ces belles idées,
dire *oui* ou *non*, plutôt que rester dans le doute !

Eh ! ne voit-on pas que l'on serait, à chaque
instant, exposé ou à montrer une faiblesse ridicule,
ou à devenir soi-même criminel.

« L'homme ne peut rester dans le doute, dit aussi
» M. MONFALCON (1) : *il préfère l'erreur à l'ignorance*
» *de la vérité.* »

---

(1) Cité par M. GARDAREIN (*), qui a fait de ce beau principe
l'*Épigraphe* et la *dernière phrase* de son travail !

(*) Thès. de Montp., n° 35, de l'an. 1836.

Ce principe est bien un des plus mauvais que l'on connaisse. Cette Philosophie est bien la plus pitoyable Philosophie qui existât jamais !

Nous le dirons publiquement, un *homme qui ne doute de rien*, nous a paru toujours le moins propre à instruire les autres, et le moins capable de s'instruire lui-même.

On le voit clairement par ce que fait M. Monfalcon dans ses livres. Partant de cette idée, il dit, avec le même aplomb , et ce qu'il sait et ce qu'il est loin de bien savoir (1).

C'est avec peine que nous avons vu MM. Ribes et Gardarein ne pas reconnaître tout ce qu'un pareil principe avait de faux, et même de dangereux.

5. Après avoir dit (page 10 du *Discours de* 1832) que : « la *matière* est *l'égale de l'esprit* , et *n'a pas* » *moins d'importance que lui*...., » notre auteur dit de plus (page 18 du *Discours de* 1834), sans doute

---

(1) Voyez, dans l'*Introduction* de son *Précis de Bibliographie Médicale* (pag. 48 et 49), le passage concernant Barthez. Il y est dit : « Barthez est le Kant de la Médecine;..... il *personifie* » *des abstractions;....* il *dédaigne de se faire comprendre;...* sa » Doctrine est écrite d'un *style inintelligible;......* il voulait *tout* » *expliquer* (par son Principe Vital).... ! » Voilà pour ce qu'il ne sait pas. — Puis, à la page 51, il ajoute : « Barthez, Bordeu, » Grimaud, Dumas sont peu lus à Paris. Les Médecins qui *né-* » *gligent leurs écrits ignorent combien ces productions sont riches* » *en idées neuves, en aperçus ingénieux, en beaux développements* » *sur les sujets les plus intéressants de la Physiologie et de la* » *Pathologie.* » Ne serait-il pas difficile à un écrivain d'être plus *inexact*, et de présenter plus d'incohérence d'idées?

par un effet du progrès : « que le Globe terrestre
AIME ou VEUT, *pense* et *agit*...., » et il est persuadé
qu'il devra encore se perfectionner, sous ses rapports, quand il sera *homme* ou *femme adulte*, ou
plutôt *hermaphrodite à l'âge viril*, si l'on peut s'exprimer ainsi, car, selon notre Réformateur, le Globe
a ses *divers âges*, et il est, *à la fois, mâle et femelle.*

Il va sans dire que le Globe terrestre, *mâle et femelle*, se suffit à lui-même, comme les prétendus
hermaphrodites des terres australes, dont parle Jacques SADEUR, dans ses *Aventures* (1).

A la page 119 des *Fondements de la Doctrine*, il
est question « de *la vie intellectuelle de la terre....* » !
A la page 121 « ..... du *Mode* directement expressif
» de l'*Amour du Globe....* » ! Et à la page 15 du *Discours de* 1834 : « de l'*Amour sexuel* qui fait de la
» terre un *être mâle* et *femelle* » !

Félicitons la littérature des nombreuses acquisitions
qu'elle fera d'un instant à l'autre.... Les Pyrénées et
les Alpes publieront probablement bientôt leurs pensées.... Peut-être même, comme JOCONDE et le Roi
Lombard, ces énormes masses nous feront-elles un
jour le récit attendrissant de leurs intrigues amou-
reuses.....!

Il n'est pas étonnant qu'avec tant d'imagination
on ait osé apostropher les sectateurs de l'Organicisme,
en les appelant : *Organiciens sans poésie* !

---

(1) Voyez BAYLE, *Dict. Hist.* (édit. var.), T. XIII, p. 7 et 8.

6. L'idée que *tout* est *mâle* et *femelle*, à la fois, n'est ni plus moderne ni plus juste que tant d'autres idées de cette Doctrine.

1° D'après ce que dit PLATON (1), il exista primitivement une race de véritables Androgynes, ayant quatre bras et quatre jambes. Comme, plus forts que les autres hommes, ils voulurent attaquer JUPITER, ce Dieu les sépara, en fit deux individus à sexe distinct, qui dès lors tendirent sans cesse à se réunir. On peut voir sur ce sujet la note (F), *extrêmement curieuse*, qui accompagne l'article SADEUR, dans le Dict. de BAYLE (2), mais que nous n'avons pas osé copier.

Nous ne transcrirons point ici non plus les *Révélations* d'Antoinette BOURIGNON, que BAYLE fait connaître (3), « afin qu'on découvre mieux, dit-il, » (page 203) l'étendue des égarements dont notre » esprit est capable. » Nous dirons seulement que, dans la plus haute Antiquité, on a dû regarder les Dieux comme *mâles* et *femelles*, et les Déesses comme *femelles* et *mâles*.

Nous devons convenir ici que, depuis les *Androgynes normaux* dont parle PLATON, nous ne sachons pas qu'il en ait existé d'autres du même genre.

2° Malgré cela, s'il plaisait à quelqu'un de se laisser entraîner, par l'amour du paradoxe, jusqu'au

---

(1) *In convivio*, p. 1185, *edit. Francof.*, ann. 1602.
(2) **T.** XIII, p. 12 et 13.
(3) *Dict. Hist.* cit., T. I, p. 203.

point de vouloir absolument soutenir, envers et contre tous , que l'*Être Humain* est à la fois *mâle et femelle*... Irions–nous lui en donner un démenti ? Dieu nous en garde ! Nous ne saurions manquer de prudence et de politesse à ce point.

Quand, après avoir dit que la MINERVE de PHIDIAS *n'était point un Dieu*, STILPON voulut, par un jeu de mots, colorer son impiété, et faire prendre le change à l'Aréopage, en assurant qu'il avait voulu dire que la MINERVE de PHIDIAS était une *Déesse* et non pas un *Dieu :* « THÉODORE, dit LE VAYER, lui » demanda s'il avait vu PALLAS *sous sa jupe*, pour » parler si pertinemment de son sexe... ? (1); » et STILPON, ne pouvant répondre affirmativement, fut contraint de garder le silence.

Soyons assez sages pour profiter de la leçon que donna l'Aréopage à cet imprudent Sophiste.

Laissons à chacun la faculté d'exprimer sa pensée avec toute la liberté possible, sauf à user aussi du même privilège quand bon nous semblera.

Gardons-nous de nous prononcer sur des faits dont tous les principaux détails ne sont point parvenus à notre connaissance, *au moyen de nos propres sens*, parce qu'il ne serait pas impossible qu'un observateur intermédiaire, placé entre les faits et nous, ne nous induisît en erreur, même sans en avoir l'intention. Mais sachant beaucoup mieux que qui que ce soit *ce*

---

(1) *Vid.* DIOGEN. *Laërt. de vitâ et moribus Philosophor.*, etc. *Agrippin.*, 1535, *in-8°, p.* 117.

que nous sommes, opposons-nous de tout notre pouvoir, *dans toutes les suppositions imaginables*, à ce que l'on conclue, fort mal à propos, du particulier au général : ce qui irait directement, je ne dirai pas contre les lois de la saine Logique, mais même contre celles du simple bon sens.

3° Ce qu'il n'est pas aisé de déterminer, d'une manière bien précise, dans cette Doctrine, c'est la valeur de l'Homme considéré en *lui-même*, ou dans ses rapports avec l'*Être Humain*.

Tantôt l'*Homme* et la *Femme* ne sont que les deux MOITIÉS de ce que notre Auteur appelle (page 42) l'*Être Humain*.

Tantôt l'*Homme*, cessant d'être une MOITIÉ du *couple humain*, est (page 123) UN TOUT *harmonique*.

Tantôt l'*Homme* est à la fois UN et MULTIPLE.

Tantôt l'*Homme*, comme à la page 124, est un INDIVIDU HOMME ET FEMME....... !

L'*Homme*, en tant que *Homme*, est-il un *quart*, ou une *moitié* de l'*Être Humain?* est-il *un tout*, ou même *plusieurs touts?*

Présente-t-il une *unité*, une *dualité*, une *triplicité*.....? (1) Tout cela peut et doit être fort clair,

_____

(1) Cet embarras nous a rappelé la vieille énigme dont il est question dans MANGET (*Bibliotheca Chimica curiosa. Colon. Allobrog.*, 1702, in-f°, T. I, p. 26):

« *Nec Vir*, *nec Mulier*, *nec Androgynæ*,
 » *Nec puella*, *nec juvenis*, *nec anus*,
 » *Nec casta*, *nec meretrix*, *nec pudica*,
 » *Sed omnia : etc.*, *etc.* »

sans doute, dans la tête de l'Auteur ; mais, avouons-le, ce ne l'est nullement dans la nôtre.

7. Quant au dogme de l'association, c'est-à-dire de l'ATTRACTION *par l'AMOUR*, que l'on considère comme la *Cause créatrice de l'Univers* : il est de *toute antiquité*.

M. DAUNOU nous rappelle que, dans sa *Cosmogonie*, PLOTIN créait une *Vénus terrestre*, dont il faisait l'âme du *Monde Physique* (1).

L'AMOUR était le dogme fondamental de certaines anciennes Écoles.

L'Histoire de la Philosophie nous apprend que DENYS d'Héraclée abandonna le Stoïcisme pour passer dans l'École Cyrénaïque et Épicurienne, « parce qu'il » *regardait la Volupté* comme la *fin des actions hu-* » *maines* (2). »

La *Cosmogonie* d'EMPÉDOCLE était une véritable *Doctrine d'Amour*, dans laquelle, comme dans celle de la *Vie Universelle*, on expliquait l'*attraction* et la *répulsion* par ce *sentiment* : c'est l'AMOUR qui *rap-proche*, *harmonise*, *organise*, en un mot, *anime*, *vi-vifie tout*.

« EMPÉDOCLE, dans son poème de la Nature, avait » expliqué, peut-être *plus en Poète qu'en Philosophe*, » l'*union des principes* par un SENTIMENT D'AMOUR, » et leur *désunion* par un sentiment d'*aversion* et de » *haine* (3). »

---

(1) *Biograph. Univers.* (PLOTIN), p. 82.
(2) *Encyclop. Méthod.* (Philosophie), *Stoïcisme*, p. 593.
(3) *Encyclop. Méthod.* (Histoire), art. *Empédocle*, *p.* 440, *col.* 2.

L'Histoire de l'ancienne Philosophie nous apprend encore qu'HÉRACLITE avait construit, d'après un dogme opposé à celui d'EMPÉDOCLE, une Doctrine qui ne valait guère mieux que la sienne. « Pour » nous servir des expressions d'HÉRACLITE, dit SPREN- » GEL (1), *tout est produit* par *l'inimitié des parti- » cules homogènes*, et tout est *détruit* par *leur amitié.* »

Les idées relatives à ce qu'on appelle, dans l'an- cienne Philosophie, l'*Amour Principe*, remontent, pour s'y perdre, jusque dans l'Antiquité la plus reculée.

HÉSIODE lui-même a regardé l'*Amour* comme la cause de l'attraction qui rapproche les atomes de la Matière, et donne lieu à la création des Corps (2); et d'après la *Théogonie* d'ARISTOPHANE, l'*Amour, le plus ancien des Dieux*, et le père de tous les autres, était lui-même *sorti du Chaos* (3).

Du reste, de pareilles Doctrines n'étant bonnes à rien, ne sauraient être de la moindre utilité, à la *Médecine-Pratique* surtout! Ce ne sont que des *théo- ries hypothétiques doubles* (4).

---

(1) Ouvr. cit., T. 1, p. 267.— *Vid. et.* ARISTOT. *Ethica ad* NICOM., *lib. VIII, C. II, p.* 126.

(2) Il admet comme seuls *principes l'Amour et le Chaos.* (Voy. Académ. des Inscr. et Bel. Lettr., T. XXVII, p. 167.)

(3) *Encyclop. Méth.* (Philosop.), T. III, p. 450.

(4) Voici comment s'exprime un personnage grave, M. LORDAT, au sujet de « l'hypothèse de la *Vie Universelle*, opinion souvent » renouvelée des Grecs, rafraîchie en Allemagne depuis environ » vingt ans, et rendue plus ou moins abstraite, plus ou moins » concrète, suivant la trempe d'esprit de ceux qui l'ont mise en » vogue..... :

VII° La Médecine est, sans contredit, une des plus belles Sciences qui existent : mais il faut savoir la distinguer de tout ce qui, étranger et utile à sa constitution, pourrait aussi lui être funeste.

Quand bien même l'Homme aurait été, ce qui n'est rien moins que prouvé, minéral, végétal, poisson, etc., avant que d'être ce qu'il est (1), ce serait toujours l'*Homme*, sous sa forme actuelle, qui devrait faire l'objet principal de nos études médicales.

Sans nous écrier, comme LA BRUYÈRE, « que tout » est dit et que l'on vient trop tard depuis plus de sept » mille ans qu'il y a des hommes, et qui pensent (2) »,

---

» Quant aux *Théories hypothétiques doubles*, elles sont *si va-* » *gues, si éloignées de la pratique médicale, qu'il est à peu près* » *indifférent de les connaître ou de les ignorer.* Leur plus grande » utilité est de servir de mot de ralliement, au moyen duquel » plusieurs personnes qui se conviennent puissent se réunir et » se lier ensemble sous prétexte d'un intérêt commun. » (*De la Perpétuité de la Médecine*, etc. Montp., 1836, in-8°, pag. 88, 89 et 100.)

(1) « CÉSALPIN, Médecin du XVIIme siècle, plus Déiste qu'Athée, » dit AMOREUX (*), donnait la même origine aux hommes et aux » grenouilles. Peut-on extravaguer de la sorte ! »

LA METTRIE fait sortir les animaux de la terre, comme les herbes des champs (**).... C'est là ce qui avait fait dire à VOLTAIRE, qui connaissait particulièrement ce Philosophe : « que ce n'était » qu'un fou, qui n'écrivait que dans l'ivresse. »

(2) OEuvr. Paris, 1818, gr. in-8°. Les caract. ou les mœurs de ce siècle ; Chap. I, p. 5.

(*) Introduct. Histor. à l'Apologie pour les Médec., etc., de LUSSAULD, p. 32.

(**) Voy. *Réflex. Philosoph. sur l'orig. des animaux.*

nous conseillerons seulement, à ceux qui ont la démangeaison perpétuelle de faire du neuf dans le fond des Sciences, de connaître, un peu mieux qu'on ne le fait communément, les travaux de nos devanciers.

REID devait certainement être convaincu de l'excellence de ce précepte, lui qui, dans sa *lettre sur l'étude de la Médecine et sur la profession de Médecin, adressée à un Étudiant* (1), n'a pas craint de dire : « Si nous » passons en revue tous les hommes qui se donnent » pour savants, sans en avoir les qualités requises, » combien n'en verrons-nous pas *souffler des bulles de* » *savon avec autant de gravité que s'ils enfantaient des* » *mondes !* »

On trouvera de bonnes réflexions, sur cette matière, dans l'ouvrage curieux de G. SALDEN : *De libris, varioque eorum usu et abusu* (2), et particulièrement dans le chapitre intitulé : *de innovandi prurigine* μισοϐιϐλίας *causâ* (p. 282); ainsi que dans celui de GAZOLA, imprimé à Pérouse, en 1716, in-8°, sous le titre de : *Il mundo ingannato da falsi Medici.*

On a vu à quoi se réduisaient la *nouveauté* et la *solidité* des *principes* de la *Doctrine de la Vie Universelle.*

Nous l'avons considérée et jugée seulement sous l'aspect *philosophique.* Quand elle sera devenue *Médi-*

---

(1) Voy. les *Annales de Littérat.* Médicale étrang. de KLUYSKENS, T. XV, pag. 27.

(2) *Amstelod.*, 1688, in-12.

cale, c'est-à-dire quand elle aura une *Thérapeutique* qui ne soit *propre qu'à elle seule*, si toutefois elle doit ou peut jamais en avoir une pareille, nous nous occuperons, dans l'intérêt seul de la Science, de ce second aspect.

Mais quoique la *Doctrine de la Vie Universelle* ait été annoncée comme *Médicale*, nous doutons fort qu'elle le soit jamais. Il est dans le caractère des Réformateurs surtout, de promettre, comme on le dit vulgairement, *monts et merveilles*, et de ne rien tenir ensuite de ce qu'ils avaient promis d'abord. Il semblerait que c'est d'eux que l'auteur de la *Sapienza felice*, Pietro BARTHOLI, a dit : *quanto più richi di fuori, tanto più poveri di dentro.*

Nous craignons sincèrement que notre antagoniste, peut-être un peu plus confiant qu'il n'aurait dû l'être en ses propres forces, ne se soit laissé entraîner par trop de mépris pour le mérite et pour les œuvres d'autrui (1). Après avoir blâmé, pour des motifs

---

(1) Nous n'examinerons pas, en ce lieu, si, comme le dit M. RIBES (*) : « M. BROUSSAIS lui-même n'est plus qu'un *vieux re-* » *traité de la Science;* » et si « la Seine *glacée* ne fait que *réflé-* » *chir, comme un miroir, les monuments qui la bordent.* »

Nous nous contenterons de rappeler, pour affaiblir ce dernier reproche, que la *Gazette Médicale de Paris* a publié, en 1833, p. 373 et 374, une excellente Analyse *Critique* du Discours de M. RIBES sur la *Vie Universelle.*

Cette Critique est sévère sans doute ; mais nous ne pouvons la trouver que très-juste, sous tous les rapports.

(*) pag. 264 des *Fondements de la Doctrine,* etc.

différents, et *ses collègues de toutes les Facultés*, et pour ainsi dire *les Médecins de toute la Terre*, il s'écrie (page 21 de son *Discours de* 1832) : « C'est à *nous* » d'arriver à l'*Unité Harmonique*, etc...... »

Laissant de côté tout langage métaphorique, à cause des inconvénients qui presque toujours l'accompagnent, qu'on nous dise maintenant si nous avions tort de craindre, dans la dernière séance, qu'en étudiant les faux Systèmes, on ne pût être assez malheureux pour devenir leur dupe ?

Le Père de la Médecine regardait déjà, à son époque, la *véritable Science Médicale* comme *ancienne*. Aussi, dit-il, dans son livre *de Priscâ Medicinâ* : « Celui qui, *rejetant tout ce qui a été fait*, prend une » autre voie pour ses recherches, et se vante d'avoir » trouvé quelque chose de neuf, *se trompe et induit* » *les autres en erreur.* »

En définitive, le *Système de la Vie Universelle* n'est plus qu'un Enfant dénaturé, aspirant à déchirer le sein de la *Doctrine Médicale de Montpellier*, qui l'allaita, comme s'il eût été son propre fils, tant qu'elle méconnut son projet homicide.

Heureusement la main du jeune ennemi n'est pas sûre ; le poignard est mal dirigé ; le fer qui le constitue n'est pas d'une bonne trempe, et d'ailleurs analogue, par sa construction, à un autre poignard aussi fabriqué par l'*Amour* (celui qui figure dans *Ma Tante Aurore*), la lame rentre dans le manche alors que l'on veut s'en servir.

Vous avez été témoins de l'extrême facilité avec laquelle nous avons réfuté tout ce qu'il nous a plu d'attaquer. Vous le voyez vous-mêmes : l'auteur qui a voulu rajeunir cette vieille Doctrine est de la classe de ces « esprits hardis dont parle GIBBON (1), qui, » s'écartant du sentier battu, *aiment mieux se tromper* » *seuls, que d'avoir raison avec le peuple.* » Aussi pensons-nous, avec M. LORDAT (2), « qu'il serait » à désirer que des auteurs estimables n'employassent » pas l'ascendant de leurs talents et de leur réputa- » tion, à mettre en crédit de *pareilles imaginations.* »

Quelle serait donc désormais l'utilité de l'avis indirect, en apparence *salutaire,* que nous donne notre antagoniste, dans les termes suivants? « Si j'étais le » Commandant d'un bataillon du *Passé,* dit-il à ses » adeptes, je vous crierais, d'une voix sévère, comme » l'autorité ancienne : *Serrez vos rangs, et face à* » *l'ennemi....* (3) ! »

Le conseil serait bon, si le combat durait encore : mais l'ennemi, qui s'était vanté de détruire la *Médecine Hippocratique Ancienne et Moderne,* étant lui-même culbuté sur tous les points, ce que prescrit la générosité, plutôt que la fatigue, c'est de rengaîner notre épée, pour jouir paisiblement du spectacle d'une

---

(1) *Mémoires.* Paris, an V, in-8°, T. II, p. 4.
(2) *Conseils sur la manière d'étudier la Physiologie de l'Homme.* Montp., 1813, in-8°, p. 42.
(3) *Disc. de* 1834, p. 34.

déroute complète, en attendant qu'une autre agression, tout aussi gratuite, nous mette de nouveau le
fer à la main (1).

---

(1) Après tout ce qu'on vient de lire, à l'occasion du *Matérialisme*, on ne sera nullement étonné de voir le célèbre auteur de
l'*Esprit des Lois* s'exprimer, sur cet objet, de la manière suivante :
« Ceux qui ont dit qu'une *fatalité aveugle a produit tous les effets*
» *que nous voyons dans le monde*, ont dit une *grande absurdité* ; car,
» quelle plus grande absurdité qu'une *fatalité aveugle* qui aurait
» *produit* des *êtres intelligents* (*) ? »

(*) *Esprit des Lois*, Livre I, Ch. I.

23

ONZIÈME ET DERNIÈRE LEÇON.

———

Cette séance doit être divisée en deux parties bien distinctes.

La première, sera remplie par des considérations apologétiques et critiques sur les plans qui ont été suivis dans la composition des principales *Biographies de Médecins*, et des meilleures *Histoires de la Médecine* publiées jusqu'à ce jour ; et la seconde sera surtout consacrée à l'exposition du *programme d'un* COURS COMPLET D'HISTOIRE DE LA MÉDECINE ET DE BIBLIOGRAPHIE MÉDICALE , tel que nous le concevons.

I. Nous ferons remarquer d'abord qu'à diverses époques, on a publié ou composé des Recueils de

Biographies de Médecins, croyant, mal à propos, publier ou composer ainsi de véritables *Histoires de la Médecine*.

1° Les *Recueils de Biographies Médicales* sont d'excellents matériaux, susceptibles, sans doute, d'être utilement employés par l'*Histoire de la Médecine ;* mais, quelque volumineux qu'ils fussent, ils ne pourraient la suppléer : le plan sur lequel ils sont construits s'y opposera toujours, malgré la peine qu'on s'est donnée pour faire disparaître cet obstacle.

Dans ces *Biographies* Médicales, on est obligé de descendre à des détails, qui font parfaitement connaître ce qu'était l'homme à réputation, lorsqu'il se trouvait, comme on le dit, *en robe de chambre*. Ces détails pourraient inspirer quelque intérêt à des gens du monde ; mais, par cela même qu'ils ne sont absolument d'aucune utilité à la Science, ils n'intéresseraient que fort peu ceux qui passent toute leur vie à la cultiver sérieusement.

Nous ne parlons point ici des *Biographies Médicales*, soit extraites de Discours improvisés par la Reconnaissance ou l'Amitié, sur la tombe même d'hommes célèbres sous quelque rapport, et dont on vient de faire la perte ; soit fournies par les *Éloges* ou *Panégyriques obligés*, prononcés, après l'étude et la réflexion nécessaires, dans les séances solennelles qui, long-temps à l'avance, leur avaient été destinées. Ces sortes de pièces d'éloquence, vraies compositions de Rhétorique, surtout dans l'intérêt de

l'orateur, dont elles toisent en quelque sorte publiquement le mérite, sont loin de constituer toujours
les meilleurs documents *historiques* que l'on puisse
se procurer.

Il semble avoir été convenu, en effet, une fois
pour toutes, que la célébrité défunte serait toujours
un composé de toutes les perfections imaginables,
auxquelles, malgré les faiblesses de l'Humanité, ne
viendraient jamais se joindre ni le plus léger défaut
de caractère, ni le plus petit travers d'esprit, ni le
moindre vice.

On loue même souvent alors, celui qu'on était loin
d'aimer, quand il vivait encore : et, plus d'une fois,
l'orateur qui, à force d'esprit et de talent, attendrit
ceux qui l'écoutent, n'aurait nul désir de ressusciter
le *Célèbre* qui n'est plus, quand bien même il en
aurait le pouvoir. Descendu dans la tombe, ce dernier est *toujours*, comme père, un pélican passionné
d'amour et de dévouement pour ses enfants ; comme
époux, un PHILÉMON plus tendre, plus empressé et
plus prévenant que celui de la fable; et comme ami,
un PYLADE, un CASTOR, un POLLUX.... !

Il n'est pas de tyran domestique, de despote en
amitié, ou de paternité inflexible jusqu'à devenir
cruelle, dont on ne fasse un modèle d'amabilité, de
douceur et de vertu, quand est venu le moment de
prononcer une *Oraison funèbre* ou un *Panégyrique*.
Ces sortes d'éloges, à un petit nombre d'exceptions
près, ne sont pas même des *Romans Historiques*, en

ce que, si la partie romanesque s'y trouve, la partie historique s'y cherche d'ordinaire inutilement.

Les seuls Panégyriques, ou plutôt les seules *Biographies* qui puissent et doivent être du ressort de l'*Histoire*, sont celles dans lesquelles le Mérite, le Génie, la Gloire, l'Immortalité du Héros ou du Grand-Homme, sous quelque rapport que ce soit, ressortent, comme d'eux-mêmes, du seul récit fidèle des actions dont on entretient ses lecteurs ou ses auditeurs.

Le savant Rollin nous rappelle que « c'était, chez » les Païens, une consolation, en mourant, de laisser » son nom en estime parmi les hommes : ils croyaient » (avec raison) que, de tous les biens humains, » c'est le seul que la mort ne nous peut ravir (1).»

Chez les Païens, dit cet auteur : « Le peuple ad-» mirait le pouvoir des lois, qui s'étendait jusqu'après » la mort ; et chacun, touché de l'exemple, craignait » de déshonorer sa mémoire et sa famille (2). »

Dans l'ancienne Égypte, on ne pouvait louer les morts, et surtout les Rois, que quand on y était autorisé préalablement par un jugement public favorable, prononcé à la suite d'une sorte de plaidoyer, faisant connaître, dans les plus grands détails, les vertus, mais aussi les vices ; les traits de courage, mais aussi ceux de lâcheté ; les actes de justice, de munificence, de clémence et de magnanimité, mais

---

(1) *OEuvr. complét.* Paris, 1817, in-8°, T. I, p. 49.
(2) *Loc. cit.*

aussi ceux de partialité, d'avarice, de cruauté et de bassesse, de celui qui venait d'expirer. « On ne comp- » tait pour louanges solides et véritables, dit ROL- » LIN (1), que celles qui étaient rendues au mérite » personnel du mort. »

Cette Histoire fidèle, récitée publiquement sur le bord de la tombe des Rois, d'où l'on retira, quelque-fois, des monarques jugés indignes des honneurs de la sépulture (2), étaient un motif puissant, pour les successeurs de la Monarchie, de vivre de manière à éviter ces censures flétrissantes, en tâchant de méri-ter, au contraire, et les honneurs de la sépulture, et les éloges publics dont ils étaient accompagnés ; ce qui faisait, à la fois, la considération, le bonheur, la puissance et la gloire des familles régnantes (3).

Voilà comment devraient être faites les *Biogra-phies*, pour que l'Historien, aussi impartial que vé-ridique, pût et dût réellement en profiter.

2° Il est extrêmement aisé de prouver que, dans bien des circonstances, on n'a réellement fait qu'un

---

(1) *OEuvr. complèt.*, T. 1, p. 50.

(2) ROLLIN, *Ouvr. cit.*, T. 1, p. 49.

(3) Pendant long-temps il s'est fait une enquête analogue, à la mort des Doges de Venise.

« La première chose qu'on fait après la mort du Doge, dit le » Cheval^r de JAUCOURT (*), c'est de nommer trois inquisiteurs pour » rechercher sa conduite, pour écouter toutes les plaintes qu'on » peut faire contre son administration, et pour faire justice à ses » créanciers aux dépens de sa succession. »

(*) *Encyclop. Méth.* (Hist., art. Doge.), p. 359.

Recueil de *Biographies Médicales*, quand on croyait avoir réellement composé une *Histoire de la Médecine*.

Le premier auteur que nous citerons à l'appui de ce sentiment, est BEN CASEN, Médecin Arabe, dont le Manuscrit semblerait encore inédit. HOTTINGER nous apprend, dans ses *Analecta historico–theologica* (1), que cet auteur s'est sucessivement occupé : 1° de l'*Origine de la Médecine*; 2° des *premiers Médecins*; 3° des *Médecins Grecs, de la race d'ESCULAPE*; 4° des *Disciples d'HIPPOCRATE*; 5° des *Médecins, depuis GALIEN*; 6° des *Médecins Chrétiens d'Alexandrie*; 7° des *Médecins célèbres depuis le Mahométisme*; 8° des *Médecins contemporains des Abbassides*; 9° des *Métaphrastes ou traducteurs des livres Grecs en Arabe*; 10° des *Médecins de la Mésopotamie et de Babylone*; 11° des *Médecins Barbares*; 12° des *Médecins Juifs*; 13° des *Médecins Africains*; 14° des *Médecins Égyptiens*; et 15° des *Médecins Syriens*.

D'après ce que dit MEIBOM, dans sa lettre écrite à Jérôme WELSCH, ALPAGUS avait entrepris la composition d'une *Histoire de la Médecine ou des Médecins*, qui n'aurait été ni imprimée, ni même achevée.

MEIBOM semblerait néanmoins avoir senti la différence qui existe entre une *Biographie Médicale Générale* et une *Histoire de la Médecine*, puisque, ayant composé un Recueil de *Vies de Médecins*, qui s'éten-

---

(1) Pag. 292, Diss. 6.

dait jusqu'au XVme siècle (1), il avait, en outre, formé le dessein d'écrire une *Histoire de la Médecine*.

MÉNAGE avait aussi composé une *Histoire des anciens Médecins*, qui, restée long-temps manuscrite chez l'abbé BIGNON, paraîtrait n'avoir pas encore été imprimée.

La partie de l'*Histoire de la Médecine* que contiennent les *Essais de Médecine de* BERNIER, se réduit presque entièrement à une *Biographie Médicale*.

DU CHÂTEL, auquel on est étonné que le savant Daniel LE CLERC ait conservé le nom de *Castellanus*, dans son *Histoire de la Médecine* ; BRUMFELS, CHAMPIER, que LE CLERC appelle encore, on ne sait pourquoi, CHAMPERIUS ; FUCHS, PEUCER et beaucoup d'autres, ont aussi publié des *Vies de Médecins* qu'ils n'ont pas toujours suffisamment distinguées de l'*Histoire de la Médecine*.

Bien plus, un auteur Allemand, SCHACHER, a soutenu, à Leipzig, en 1738, une Dissertation sur les *femmes célèbres qui s'étaient distinguées dans l'exercice de l'Art de Guérir* (2). Comme on le voit, l'*Histoire* apprend à tous ceux qui veulent bien la consulter, que si, à toutes les époques, il a existé des femmes de beaucoup de mérite dans tous les genres, il s'est trouvé aussi, de tout temps, des hommes, qui ont su reconnaître ce haut degré des facultés intellec-

---

(1) *De vitis Medicorum usque ad sæculum XV.*

(2) *Diss. de fœminis ex arte Medicâ claris. Lips.*, 1738.

tuelles chez le sexe, pour le proclamer ensuite à la postérité.

3° Parmi les *Biographies Générales de Médecine*, le *Dictionnaire Historique de la Médecine Ancienne et Moderne d'*Éloy, la *Biographie Médicale de Paris*, faisant suite au *Dictionnaire des Sciences Médicales*, en 60 volumes, et le *Dictionnaire Historique de la Médecine Ancienne et Moderne*, par MM. Dezeimeris, Ollivier (d'Angers) et Raige-Delorme, occupent, sans contredit, le premier rang. Le dernier de ces trois Dictionnaires aura certainement de grands avantages sur les deux autres, quand il aura été terminé, conformément au plan détaillé dans son *Prospectus*. C'est un ouvrage bien fait, dans lequel on a soigneusement évité les longueurs de celui d'Éloy, et surtout cette foule d'erreurs graves qui, déparant la *Biographie Médicale de Paris*, la rendent digne, sous ce rapport, du *Dictionnaire de Médecine*, volumineux et fourmillant de fautes, dont elle est la continuation. Cependant, pour peu qu'on s'occupe sérieusement d'*Histoire de la Médecine*, le *Dictionnaire de* M. Dezeimeris ne peut nullement dispenser d'avoir aussi les deux autres.

4° Comme les *Histoires de la Médecine* se sont assez multipliées depuis le dernier siècle, aux écrits plus ou moins étendus de Celse, de Van-Helmont, de Neander et autres, sont venus successivement se joindre ceux de Le Clerc, de Freind, de Boërhaave, de Schulze, de Black, de Schmiedlein, de Bosquillon, de Piquer, de Rosario Scuderi, de Char-

RIÈRE, de BERTINI, de SPRENGEL, etc., etc.; mais nous ne parlerons ici que des principaux, pour en faire connaître le Plan aussi succinctement que possible.

1. L'*Histoire de la Médecine* de Daniel LE CLERC, dont les deux éditions d'Amsterdam 1723 et de la Haye 1729, in-4°, ne font qu'une (le frontispice *seul* ayant été changé), est le premier ouvrage réellement savant qui ait été publié sur cet sujet. Les écrits d'HIPPOCRATE et de GALIEN s'y trouvent bien appréciés et analysés d'une manière très-satisfaisante.

Malheureusement ce livre, justement fort estimé, et qui devient de plus en plus rare, ne poursuit l'*Histoire de la Médecine* que jusqu'au Médecin de Pergame.

Dans son *Essai d'un Plan pour servir à la continuation de l'Histoire de la Médecine*, l'auteur suit la marche qu'il avait adoptée, jusqu'au temps auquel vivait GALIEN, c'est-à-dire qu'il parle des Médecins célèbres Romains, Arabes, etc., siècle par siècle; groupant, autour des auteurs ou des époques, l'indication des ouvrages remarquables et celle des découvertes importantes.

L'histoire de la révolution occasionnée, dans la Médecine, par PARACELSE, termine ce plan, où elle occupe une grande étendue.

2. FREIND a continué l'*Histoire de la Médecine*, que LE CLERC avait si bien commencée, en méritant des éloges, autant par la juste précision qui le distingue, que par la vaste érudition et la sage cri-

tique dont il y donne constamment des preuves. L'auteur Anglais, suivant la marche que le savant Médecin de Genève lui avait tracée, parle des *progrès de l'art de siècle en siècle, surtout par rapport à la pratique ; des maladies nouvelles ; des Médecins célèbres ; des circonstances les plus remarquables de leur vie ; de leurs découvertes ; de leurs opinions, et enfin de leurs méthodes de traitement.* Mais cette Histoire ne s'étend encore que jusqu'au XVIme siècle.

Du reste, quoique rendant justice d'ailleurs à l'*habile homme* dont FREIND est le continuateur, le traducteur français de l'auteur anglais (DE B***) ne peut s'empêcher de relever des fautes graves commises par LE CLERC, dans son *Essai de plan de continuation.* DE B*** appelle cet écrit *un petit livre inexact, superficiel* et *rempli de bévues*, et il motive immédiatement après son sentiment (1), pensant fort bien que, sans cela, il eût peut-être paru beaucoup trop sévère.

3. Le savant *Compendium Historiæ Medicinæ*, de SCHULZE, ne s'étendant que jusqu'à l'an 535 de Rome, ne comprend guère que l'Histoire de la Médecine des temps les plus reculés : elle finit avec l'Ancienne Médecine Grecque ; mais elle est d'un haut intérêt sous ce rapport. Ce que cet auteur dit de judicieux, notamment sur les écrits anonymes d'HIPPOCRATE, mérite toute l'attention des Médecins.

---

(1) Voy. *Hist. de la Méd.*, etc., *trad. de l'Anglais.* Paris, 1728, in-4°, p. iij.

4. L'ouvrage de Barchusen s'étend jusqu'en 1702, époque de sa publication. Il y est question, avec assez de détail, des diverses Sectes Médicales, mais l'ordre suivi par l'auteur pourrait être plus méthodique.

5. L'excellent Abrégé, publié par le savant Ackermann, sous le titre de *Institutiones Historiæ Medicinæ* (1), s'arrête malheureusement à la Renaissance des Lettres.

6. L'*Esquisse d'une Histoire de la Médecine et de la Chirurgie*, par Black, est complète jusqu'à l'époque de sa publication, qui eut lieu à Londres, en 1782 ou 83 (2).

Dans cet Abrégé, ce qui concerne les XVIme, XVIIme et XVIIIme siècles, singulièrement restreint, n'est point proportionné à ce qui précède. L'auteur y suit d'ailleurs l'ordre chronologique ordinaire, traitant successivement de l'*Origine de la Médecine*, des *Médecins Grecs, Romains, Arabes*, etc. ; indiquant quelques grandes époques historiques, les principales découvertes ainsi que les perfectionnements des divisions naturelles de la Médecine ; et il termine le tout par un *Parallèle des Anciens et des Modernes*.

7. L'ouvrage le plus complet et le plus savant de

_____

(1) *Nuremberg*, 1792, *in-8°*.

(2) 1782 selon Coray. (Voy. l'Avertiss. p. xiij.) 1783 selon M. Dezeimeris. La traduction française de ce bon livre, par Coray, n'a paru qu'en 1798. Il est fâcheux que cette excellente traduction soit déparée par les fautes typographiques les plus graves.

tous ceux que nous possédons encore, malgré les graves défauts qui l'accompagnent, est sans contredit l'*Histoire de la Médecine* de Kurt SPRENGEL, dont les Docteurs JOURDAN et BOSQUILLON ont publié une traduction française en 1815.

SPRENGEL avoue lui-même, comme le dit M. JOURDAN, qu'*il n'a profité ni de la savante Correspondance de* HALLER, ni *des Annales de* FRITZ, et qu'*il n'a pas assez développé les systèmes de* BORDEU *et de* CULLEN; mais il a bien commis des fautes plus graves.

C'est surtout par la Philosophie, ou l'esprit de méthode, que l'ouvrage de SPRENGEL nous paraît le plus pécher.

Pour ce qui concerne son plan, l'*Expédition des Argonautes*, la *Guerre du Péloponèse*, l'*Établissement de la Religion Chrétienne*, l'*Émigration des hordes de Barbares*, les *Croisades*, la *Réforme de* LUTHER, la *Guerre de* 30 *ans* et le *Règne de* FRÉDÉRIC-LE-GRAND, sont autant d'époques auxquelles il rapporte : les *Premières traces de la Médecine Grecque*, la *Médecine d'*HIPPOCRATE, l'*École des Méthodistes*, la *Décadence de la Science*, la *Médecine Arabe au plus haut point de splendeur*, le *Rétablissement de la Médecine Grecque et de l'Anatomie*, la *Découverte de la Circulation* et la *Réforme de* VAN-HELMONT, enfin l'*Époque de* HALLER (1).

Ce qui doit faire penser de prime-abord que SPRENGEL

_____

(1) *Hist. de la Méd. cit.* (Introduction), p. 13.

n'était pas en position de bien apprécier les Systèmes, c'est ce que dit de lui son propre Traducteur (1) : « Il se flatte, en outre, d'avoir rendu un important » service à la théorie médicale, en traçant l'*histo-* » *rique de la Doctrine de l'Excitement, à l'appui de* » *laquelle il a rapporté un grand nombre d'arguments* » *plausibles,* et qu'il pense être la *plus appropriée aux* » *lois de l'entendement humain, la plus rapprochée* » *aussi de la Nature et de la vérité.* »

Comment aurait-on pu s'attendre, d'après cette persuasion, à ce que SPRENGEL exposerait convenablement les autres Systèmes? Cela rend raison du peu d'exactitude qu'il a apporté, plus d'une fois, dans les tableaux qu'il nous en a faits.

« Comme toutes les affections ne se ressemblent » point, dit ensuite SPRENGEL (2), l'*Histoire de la* » *Médecine* se divise en *Trois Grandes Sections,* qui » comprennent la *Thérapeutique, la Chirurgie et l'Art* » *des Accouchements.* »

SPRENGEL ajoute après cela : « Exposer en *un seul* » *corps de Doctrine les révolutions* qu'ont éprouvées » ces *Trois Principales Branches de l'Art de guérir,* c'est » en écrire l'*Histoire Générale,* et *tel est le but que je* » *me suis proposé.* »

Nous avons été on ne peut pas plus surpris qu'un auteur du mérite de SPRENGEL, doué d'ailleurs d'une

(1) *Préface,* p. xiij.
(2) *Introduction,* p. 2.

érudition choisie des plus vastes, ait eu assez peu
de Philosophie pour adopter, comme base de son
Histoire Générale de la Médecine, les divisions que
nous venons d'indiquer.

La division de la *Thérapeutique* seule en Trois parties, savoir : la *Diététique*, la *Pharmaceutique* et la
Chirurgie, est antérieure à l'ère chrétienne....! Comment SPRENGEL n'a-t-il pas su voir que ce qu'il nous
donne comme trois divisions principales de la *Méde-*
cine, *tout entière*, ne constitue qu'une *seule* des trois
divisions de la *Thérapeutique*, elle-même fort éloignée
de constituer la Médecine dans sa totalité !

SPRENGEL aurait-il pensé, par hasard, que la *Chi-*
rurgie et l'*Art des Accouchements* sont en dehors de
la Thérapeutique.....! Du reste, grâce à la tour-
nure que M. JOURDAN a prise dans sa Préface (1),
SPRENGEL est désormais à l'abri de tout reproche concernant tant les auteurs que les systèmes.

« Quant aux jugements qu'il porte, dit-il, je ne
» puis me dispenser d'ajouter qu'il ne fait pas diffi-
» culté d'avouer que plusieurs lui ont paru depuis
» *trop sévères*, et même *inexacts*, et qu'*il les retire en*
» *ce moment. Comme il ne désigne pas plus particulière-*
» *ment l'un que l'autre, chacun des auteurs, dont l'a-*
» *mour-propre se trouve blessé, pourra s'appliquer cette*
» *phrase et voir en elle une sorte de réparation d'honneur.* »

_____

(1) P. xxvij et xxviij.

Nous ne pouvons nous empêcher de trouver cette Logique aussi singulière que peu satisfaisante, pour les auteurs injustement blâmés et plus d'une fois satyrisés......!

Voilà d'ailleurs un ouvrage bien fait...! un bon livre de Critique Médicale !

Avec cette manière *de raisonner*, les jugements de SPRENGEL sont convertis en une sorte d'*optimisme*, et ne sont plus d'aucune utilité.

M. GASTÉ a très-bien senti que, dans son *Abrégé de l'Histoire de la Médecine*, il ne pouvait faire disparaître tous les défauts de SPRENGEL ; mais il aurait dû, dans les additions faites pour pousser cette *Histoire* jusqu'à l'époque actuelle, *compter au moins pour quelque chose*, la *Médecine de Montpellier*, ou la *Doctrine Médicale de* BARTHEZ, sur laquelle M. LORDAT avait publié un volume de près de 500 pages....! Nous ne pouvons nous empêcher d'être surpris que cet auteur, d'ailleurs recommandable, ait pu commettre une pareille omission (1).

8. TOURTELLE a mis plus de méthode que la plupart de ses devanciers, dans le plan de son *Histoire de la Médecine* : sans négliger aucun autre des objets

---

(1) On n'a pu retrouver une *Histoire manuscrite de la Médecine*, que F. DOUBLET avait laissée en mourant (*). Cette perte est d'autant plus regrettable, que DOUBLET était bon Professeur, excellent Praticien, et doué de beaucoup d'instruction.

(*) Voyez la *Biographie Médicale* de PANCKOUCKE, T. III, p. 518.

importants relatifs à son sujet, il s'attache spécialement à faire soigneusement distinguer les diverses
Sectes Médicales les unes des autres, en bien carac-
térisant leur esprit.

9. Enfin, M. Broussais a publié, en 1829, la
3me édition de son *Examen des Doctrines Médicales
et des Systèmes de Nosologie*, que, dans son *Atlas
Historique*, M. Casimir Broussais, son fils, classe
parmi les ouvrages principaux concernant l'*Histoire
de la Médecine*.

Cet ouvrage est, en effet, une *Histoire de la Médecine*, par Systèmes ou Doctrines, dans lequel les
Doctrines sont singulièrement multipliées ; mais il
est aussi une Physiologie, une Pathologie générales,
si l'on veut ; une Thérapeutique générale, si bon
semble ; une Médecine universelle, si on l'aime mieux:
en un mot, il est tout ce qu'on veut, car il n'y a
presque pas de raison pour qu'il soit une de ces choses
plutôt qu'une autre. C'est, du reste, un ouvrage fait
avec la Philosophie que l'on connaît à l'auteur, et
dont il a donné tant de preuves dans ses nombreux
écrits, et surtout dans son Traité de l'*Irritation et
de la Folie*, dans son *Cours de Phrénologie*, et dans
sa *Philosophie Médicale*.

L'auteur fait une *Doctrine* de la manière dont Hildenbrand considère et traite le Typhus : c'est la *Doctrine d'*Hildenbrand..... !

Il voit tous les Systèmes à travers le prisme, tou-

24.*

jours le même, que ses idées doctrinales lui tiennent constamment devant les yeux.

Du reste, il n'est pas heureux dans la détermination du vrai caractère des Chefs d'École ou de Doctrine. Selon lui (1), « BARTHEZ *avait pour but de* » *mettre d'accord tous les Systèmes....* ; » ce qui n'est pas exact : BARTHEZ avait assez de Logique pour savoir que, quand de deux propositions fondamentales contradictoires, l'une était reconnue *vraie*, il fallait, par cela seul, que l'autre fût *nécessairement fausse ;* et que, par conséquent, les Systèmes qui étaient dans cette catégorie, tels que le *Vitalisme* et l'*Organicisme*, par exemple, étaient *nécessairement*, quoi qu'on pût faire et dire, *absolument inconciliables*.

Dans cet ouvrage, tout raisonnement un peu élevé est aussitôt traité d'*Ontologie*, suivant l'acception que M. BROUSSAIS donne à ce mot (2).

L'*Ontologophobie* de l'auteur, que nous sommes réellement affligé de voir *héréditaire* (3), est si pro-

---

(1) T. II, p. 385.

(2) M. LORDAT a prouvé (*) que M. BROUSSAIS confondait l'*ousiosis* ou l'*ousiopoïèse* des Grecs (*Substantialisation*) avec l'*Ontologie*. Il doit être bien difficile, pour certaines têtes, de se faire une idée de l'*Abstraction !*

(3) Voyez : *Atlas Historique et Bibliographique de la Médecine*, etc., par M. Casim. BROUSSAIS : *Introduction ;* 4me Tableau : *Histoire de la Médecine*, etc., etc.

(*) p. 162 de son livre sur la *Perpétuité de la Médecine*, etc.

noncée dans certaines circonstances, qu'on a de la peine à s'en faire une idée.

Il dit, en parlant d'HÉRACLITE : « En Médecine, » il *prétendait* combattre l'*humidité* par la *sécheresse...* » Il *donna donc aussi dans le vice* de l'*Ontologie* (1). »

Eh ! par quoi voudrait donc M. BROUSSAIS que l'on combattît l'*humidité*, si ce n'est par la *sécheresse* ? Quand il rentre chez lui, par un temps *humide*, serait-ce par hasard avec de l'eau plutôt qu'avec du feu qu'il sèche ses vêtements ?

Il serait curieux que, malgré son reproche à HÉRACLITE, il fît lui-même de son *Ontologie pratique*, sans s'en douter !

Mais laissons ce sujet pour nous occuper de choses plus utiles.

Il résulte, de tout ce qui précède, que, malgré les efforts qu'ont faits jusqu'à ce jour les Français, les Anglais, les Allemands et les Italiens, on ne doit pas craindre de dire qu'une *bonne Histoire de la Médecine*, exposant bien les divers Systèmes dans leur ordre naturel, se liant à la saine Philosophie, et nous faisant parfaitement connaître l'établissement et les perfectionnements progressifs des Propositions Fondamentales ou des Dogmes de cette Science, est encore un œuvre à faire, et vers la création duquel les hommes les plus studieux devraient diriger leur attention et leurs travaux.

---

(1) T. 1, p. 8.

II. Tâchons maintenant d'exposer d'une manière succincte le Plan que nous nous sommes fait d'un *Cours complet d'Histoire de la Médecine et de Bibliographie Médicale;* d'autant que, l'ayant exécuté jusqu'à ce jour, nous continuerons de le prendre encore pour guide, dans les autres Cours que nous nous proposons de faire chaque année.

Il nous a semblé qu'un *Cours complet d'Histoire de la Médecine et de Bibliographie Médicale,* pour être réellement utile, devait se composer de trois parties bien distinctes : 1° de *Généralités;* 2° de l'étude des Systèmes ou Doctrines, faite dans l'intention d'y chercher la génération et le développement des Dogmes, en tâchant de remonter jusques aux causes qui ont pu provoquer, retarder ou accélérer ce développement; et 3° de l'*Histoire* spéciale de chacune des divisions naturelles et directes de la Médecine, c'est-à-dire, de l'*Histoire de l'Anatomie,* de la *Physiologie,* etc., etc., laissant complètement de côté tout ce qui concerne les *Sciences* dites *accessoires.*

Entrons dans quelques détails propres à faire convenablement apprécier ces vues générales.

I. Dans les *Généralités* ou *Prolégomènes* (*Introduction*), il nous a paru convenable de nous occuper successivement des objets suivants :

1° État de l'Enseignement de l'*Histoire de la Médecine et de la Bibliographie Médicale,* soit en France, soit partout ailleurs, au XIXme siècle;

2° *Histoire Critique des Épigrammes, Satyres, Sar-*

casmes, etc., dirigés, de tout temps, *contre la Méde-cine et contre les Médecins;*

3° *Utilité*, *Dignité* et *Haute Origine* de la Médecine;

4° *Précis historique positif de la Médecine*, depuis les temps les plus reculés jusqu'à nos jours, insistant spécialement sur le *Vitalisme*, sur la réfutation d'un *Exposé vicieux de cette Doctrine*, et sur la résurrection des antiques idées relatives au *Panthéisme* et à la *Doctrine Médicale de la Vie Universelle*, désormais réduits à leur juste valeur;

5°. Critique des Plans suivis dans les meilleures Histoires de la Médecine, avec intention de faire mieux ressortir les avantages de notre Programme.

A ces matières, déjà *traitées*, nous ajouterons successivement plus tard les sujets suivants :

6° Avantages de l'*Histoire de la Médecine;*

7° Avantages de la *Bibliographie*, en général, et de la *Bibliographie Médicale*, en particulier.

II. Dans la seconde partie, nous placerons les sujets suivants :

1° *Médecine des temps antérieurs à* HIPPOCRATE, toute en dehors des Systèmes qui n'existaient point encore.

Cette Médecine comprendra :

1. La Médecine des temps fabuleux ;

2. Celle des anciens Peuples, tels que les Égyptiens, les Phéniciens, les Hébreux, etc. ;

2° La réduction des Systèmes en leur juste nombre, par le dépouillement, la mise à nu des idées fonda-

mentales, constitutives et caractéristiques de chacun
d'entre eux ;

3° L'Histoire des Systèmes ainsi philosophiquement
réduits, suivant l'ordre de leur apparition, prenant
chacun d'entre eux séparément à leur origine, et les
poursuivant, à travers les siècles, dans leur progrès,
leur arrêt, leur décadence, leur mort, leur renaissance, etc.

Autour de ces systèmes, considérés comme autant
de centres, seront groupés :

1. Les nuances systématiques qui ne constituent
que des *Sectes* de chacun d'entre eux ;

2. Des notes biographiques succinctes sur leurs fondateurs et leurs disciples les plus célèbres ;

3. La Bibliographie critique, *générale et spéciale,
de chaque système* ;

4. La recherche des époques de l'origine, du développement et de la rédaction arrêtée et définitive des
Dogmes ou *Idées pérennes* de la Médecine, dont l'ensemble constitue la partie *immuable, fixe,* de la Science,
malgré les révolutions des siècles, qui, comme les épigrammes, les satyres et les sarcasmes, ne portent que
sur sa partie *variable* et *caduque par sa nature ;*

5. La désignation des Novateurs qui ont voulu détruire les *Dogmes* ou les *Idées pérennes* de la Science,
parce qu'ils n'avaient pas su ou voulu convenablement
les apprécier ;

6. La désignation de ceux qui ont conservé ces
Dogmes, en dépositaires fidèles ; et surtout celle des

hommes de génie qui ont eu le bonheur et le mérite d'en accroître réellement le nombre ;

7. La considération des Systèmes dans leurs rapports avec la *Philosophie de l'Histoire de la Médecine*, ou, si l'on veut, avec la *Civilisation* des Médecins, résultant des progrès ou des perfectionnements, soit de l'*Humanité*, soit de la *Société Médicales* :

8. La comparaison critique, mais impartiale, des divers Systèmes, faite pour en déduire l'adoption de celui qui, jusqu'à ce jour, nous aura paru le plus satisfaisant ;

9. L'influence que doit avoir ce choix, cette adoption du Système jugé le meilleur, sur la Médecine pratique, tant 1° par rapport au Médecin Praticien, que 2° par rapport aux malades eux-mêmes ;

III. Dans la troisième partie se rangeront naturellement :

1° 1° Les *Histoires particulières* : 1. de l'*Anatomie* ; 2. de la *Physiologie* ; 3. de l'*Hygiène* ; 4. de la *Pathologie* ; 5. de la *Thérapeutique* ; 6. de la *Médecine-Légale*, et de chacune de leurs divisions principales ;

2° Les inventions et les découvertes faites dans chacune de ces parties de la Science ;

3° L'indication des perfectionnements qu'on y désirerait encore ;

4° L'étude et l'appréciation exacte des rapports de ces divisions immédiates de la Médecine avec les *Sciences* dites *Accessoires*.

11° Les *Notices Biographiques* succinctes des *Anatomistes*, des *Physiologistes*, etc.

m° Enfin, les *Bibliographies générales* et *spéciales*
de l'Anatomie, de la Physiologie, etc.

Nous avons dû nous borner ici à faire connaître
l'esprit, le but de notre plan, plutôt que notre Programme dans tous les détails dont on sentira facilement qu'il est susceptible : nous eussions craint, avec
raison, de fatiguer inutilement tout notre auditoire.

« Un des meilleurs moyens d'apprendre les *Propo-*
» *sitions Doctrinales de la Médecine*, dit M. LORDAT (1),
» c'est de fondre cette étude avec celle de l'*Histoire*
» *intrinsèque* de cette Science.

» La connaissance des idées successives qui ont
» gouverné les nations dans l'ordre moral, est ce
» qu'on appelle l'*Histoire de la Civilisation.*

» Il existe dans le monde médical une tendance
» à introduire, dans l'ordre physiologique, un ser-
» vice analogue à celui que reçoit l'ordre moral,
» c'est-à-dire, une *amélioration de l'humanité* prise
» dans le *sens médical.*

» Si la Médecine a une *civilisation* comme l'*His-*
» *toire Morale*, ajoute M. LORDAT, qu'est-ce qui em-
» pêcherait de faire concorder le récit des travaux
» des Médecins avec celui des *Propositions Doctri-*
» *nales* qui sont l'objet le plus important de notre
» art ?

» En recherchant l'origine, les progrès, les formes
» de ces propositions, l'influence qu'elles ont exercée

---

(1) *De la Perpétuité de la Médecine*, etc., pag. 283.

» sur la pratique, les formes qu'elles ont dû subir
» de la part des révolutions excitées par la vanité,
» l'intérêt, l'ignorance, la perversité de caractère
» de certains hommes ; les résultats scientifiques de
» ces commotions ; la désignation des hommes qui
» ont ajouté des vérités nouvelles à la science, de
» ceux qui les ont obscurcies ou méconnues ; une
» pareille *Histoire de la Médecine* serait d'un autre
» intérêt que celles qui ont été faites jusqu'à présent.»

L'*Histoire de la Médecine*, telle que nous la concevons, n'étant réellement qu'une *Histoire de la Civilisation Médicale*, d'après les idées de MM. GUIZOT
et LORDAT sur cet objet (1), nous étudierons le *développement de la Société Médicale* dans les Systèmes
ou les Doctrines (*Progrès de la Société*); et le *développement de l'activité individuelle* dans le concours

---

(1) Cette idée avait été pressentie par SPRENGEL, et par le Professeur GERBOIN, de Strasbourg. SPRENGEL s'exprime, sur cet
objet, de la manière suivante : « L'*Histoire de la civilisation* et
» des progrès de l'esprit humain, *paraît* être la véritable *base*
» de celle des Sciences en général, et de *la Médecine* en particulier.
» En effet, elle seule peut nous expliquer pourquoi une révo-
» lution scientifique est arrivée d'une manière plutôt que d'une
» telle autre (*). »

Quant au Professeur GERBOIN, il a dit à son tour : « La nais-
» sance de la Médecine date des premiers âges du Monde : *son
» berceau a dû s'appuyer sur les fondements de la plus antique
» civilisation* (**). »

(*) *Hist. de la Méd.* cit. (Introduction, p. 4).

(**) *Discours* prononcé à Strasbourg, le 8 Brumaire an XIV,
pag. 19.

de chacun à la création ou au perfectionnement des Doctrines ou des Systèmes en Médecine (*Progrès de l'Humanité*).

L'*Histoire des Nations*, appliquée à l'*Histoire de la Civilisation*, est une invention moderne, d'un intérêt majeur, dont M. GUIZOT a su tirer le plus grand parti quand il en a fait l'âme de l'*Histoire Moderne*. Profitant de ce bel exemple, nous tâcherons, à notre tour, de trouver, dans l'*Histoire des Systèmes en Médecine,* une véritable *Civilisation Médicale*, de laquelle nous ferons sortir la *Doctrine Médicale normale*, que la saine Philosophie nous impose l'obligation d'adopter.

Cette pensée, suggérée à M. LORDAT par M. GUIZOT, et que nous avons adoptée pour en faire l'idée mère de notre *Cours*, nous paraît d'autant plus juste, que M. AZAÏS lui-même a défini la *Civilisation* : « La marche progressive des sociétés humaines vers » l'instruction et le bien-être. »

Nous espérons, nous aussi, qu'à l'aide de ce nouveau point de vue, l'*Histoire de la Médecine* présentera un intérêt tout autre que celui des *Histoires* publiées jusqu'à ce jour.

En un mot, ce Plan, exécuté avec les développements et les détails dont il est susceptible, fortifiera la *Philosophie Médicale*, donnera de la consistance et de la fixité à l'Enseignement Médical, en rapprochant et en liant intimement ses parties les unes aux autres ; et il fournira en outre aux Élèves, indépendamment d'une *Histoire réellement philosophique* ou *pragmatique de la Médecine* et d'une *Bibliographie Médicale rationnelle*, une partie des avantages que l'enseignement des *Institutes de Médecine* leur eût autrefois procurés, s'il avait été lui-même bien fait.

« D'ailleurs, c'est être dans une enfance perpé-
» tuelle, que d'ignorer ce qui s'est passé avant nous, »
dit judicieusement CICÉRON (1).

« Il faut nécessairement connaître quelque chose
» de certain, dit aussi ZIMMERMANN (2), avant de se
» porter vers des objets inconnus. C'est l'expérience
» des autres qui doit nous instruire, leurs pensées
» nous éclairer, et, pour ainsi dire, leurs ailes nous
» porter, avant que nous puissions être inventeurs. »

Convenons, en effet, que si, voulant nous seul construire de toute pièce la Science, même en nous dressant sur la pointe des pieds, nous ne serions absolument qu'un *Pygmée* auprès de cet *immense Géant du savoir de toutes les époques*, dont le corps s'est d'autant plus développé, qu'il a plus vu lui-même de siècles commencer et finir.

Mais si, au lieu de se faire, du *Géant des siècles passés*, un antagoniste, un ennemi, le *Pygmée* s'en fait, au contraire, un ami, un moyen de s'élever et

---

(1) « *Nescire quid antea quam natus sis, acciderit, id est semper*
» *esse puerum.* »

(2) *Traité de l'expérience en Médecine*, trad. de LEFEBVRE de
V. Paris, 1774, in-12, T. I, p. 66.

de considérer de plus haut la Science ; si, montant d'abord sur ses larges épaules, il grimpe ensuite sur sa tête, et parvient encore, après de pénibles efforts, à s'y établir, comme sur une plate-forme, pour s'y tenir ensuite ferme et debout : la petite taille du Pygmée devient alors la juste mesure de ce qu'il voit de plus que le Colosse, qui néanmoins lui sert de base..... ?

Voilà comment nous concevons, nous, l'expression : *être au niveau de l'époque actuelle.* Voilà quelle est l'idée que nous avons cru devoir nous faire de ce que tant de gens appellent le PROGRÈS, en le revêtant de couleurs si différentes. Que ne dirait-on pas de nous, grand Dieu ! si, adoptant d'autres principes, et rivalisant de taille avec lui, nous nous rangions à côté du *Colosse des temps écoulés*, au risque de n'atteindre, avec le sommet de notre tête, que la hauteur de ses chevilles.... !

Nous ne saurions nous dissimuler, malgré cela, l'immense difficulté que devra nécessairement éprouver l'Historien, qui entreprendra de rendre à l'*Histoire de la Médecine*, un service analogue à celui que M. GUIZOT a eu le pouvoir de procurer à la *Science du Progrès de l'Esprit Humain, considéré dans ses rapports avec la civilisation.* Mais, comme tous ceux qui nous entendent (et qui nous liront peut-être un jour) sont des hommes, ils n'oublieront pas, sans doute, qu'il est dans la nature de l'Humanité, que les premiers pas qu'elle fait, dans une carrière nouvelle, soient plus vacillants et moins assurés que ceux qu'elle pourra y exécuter par la suite.

Nous serions trop heureux, d'ailleurs, si nous pouvions oublier, un seul instant, que tout ce que laisse à désirer l'Individu doit aussi entrer en ligne de compte, pour en constituer la plus grosse part.

Si, imprudemment aventuré sur une mer orageuse et pleine d'écueils, au milieu desquels nous naviguerons souvent pendant l'obscurité de la nuit des temps, nous avons attaché toute notre espérance à la vue d'un point lumineux, d'un vrai Phare qui pût nous diriger sans cesse dans l'intérêt du Progrès, soit de la *Société*, soit de l'*Humanité Médicales*; nous osons espérer néanmoins, qu'on ne nous fera point un reproche d'avoir imité PROMÉTHÉE, lorsqu'autrefois, dans la confection du premier homme, il se vit contraint d'emprunter une vive lumière, qu'il sentait bien ne pouvoir tirer de son propre fond!

Quant aux obstacles nombreux que nous ne manquerons pas de rencontrer dans notre entreprise, il est un puissant auxiliaire qui contribuerait énergiquement à nous les faire vaincre, si nous étions assez heureux nous-même pour qu'on voulût bien nous l'accorder.

Ce secours, cet aiguillon, qui ranimerait si promptement notre ardeur pour l'étude et pour les investigations les plus laborieuses, toutes les fois que nos forces, plutôt que notre volonté, viendraient à s'affaiblir, ne saurait être autre chose que la continuation :

De ce zèle que vous avez mis dans l'accueil d'un Nouveau Cours, sans lequel l'Enseignement ne saurait être complet dans les Facultés de Médecine ;

De cette attention, presque religieuse, avec laquelle vous nous avez constamment écouté, ayant vu de bonne heure que votre propre intérêt et la recherche de la vérité, étaient les seuls mobiles de tous nos actes ;

Enfin, de ces mouvements, honorables et flatteurs, de satisfaction et d'approbation spontanée, qui vous ont quelquefois échappé, pour nous dédommager sans doute de la peine que nous avons prise, en faisant, avec conscience et labeur, un Cours exigeant des lectures et des recherches à la fois innombrables et pénibles.

Plein du désir de vous témoigner ici les remercîments et les sentiments de gratitude qui vous sont dus à tant de titres, nous avons cru vous être agréable en prenant l'engagement formel de faire, tous les ans, le même nombre de leçons sur l'*Histoire de la Médecine et la Bibliographie Médicale.*

Puissiez-vous voir, Messieurs, dans ce projet, après la réalisation duquel on soupirait généralement depuis si long-temps, *le grand avantage de lier entre elles, en faisant convenablement apprécier leurs rapports naturels, les matières des Chaires de Médecine, jusqu'ici trop isolées ;* mais surtout celui de tracer, d'une manière nette et précise, la direction que doit suivre, dans le cours de ses études médicales, l'Élève qui, voulant sincèrement s'instruire, n'aspire de bonne foi qu'à remplacer, dans son esprit, les *faux raisonnements*, par la *saine Logique;* les *préventions irréfléchies*, par des *Principes* et des *Dogmes rationnels;* le *mensonge* et l'*erreur,* en un mot, par la *vérité*(1).

FIN.

(1) Le passage suivant, extrait du *Temps.* (*), un de nos Journaux Politiques et Littéraires les plus répandus, est trop propre à renforcer tout ce que nous avons déjà dit en faveur du Rétablissement à Paris, et de la Création, à Montpellier et à Strasbourg, de la *Chaire d'Histoire de la Médecine et de Bibliographie Médicale*, pour que nous ne saisissions pas l'occasion qui se présente de le transcrire en ce lieu.

« Une demande a été adressée à M. le Ministre de l'Instruction » Publique, pour obtenir le Rétablissement de la Chaire de Biblio- » graphie Médicale et d'Histoire de la Médecine, qui n'existe pas » depuis long-temps à la Faculté de Paris; cette Chaire était occupée » en dernier lieu par le savant MOREAU (de la Sarthe). Elle a » été supprimée, en même temps que la Faculté, par l'Ordon- » nance du 21 Novembre 1822. En 1830, MOREAU (de la Sarthe) » était mort, et l'on ne songea pas à rétablir cette Chaire *qu'il* » *avait occupée avec tant de succès, pendant plus de huit années.* » Nul doute cependant que, si un Concours était ouvert, d'autres » hommes, également instruits et versés dans toutes les parties » de la Science, ne se présentent pour remplir une place si impor- » tante aux progrès des Études Médicales. *La demande qui a été* » *adressée à cet égard à M. le Ministre de l'Instruction Publique,* » *est signée de tous les Professeurs de la Faculté de Médecine.* »

(*) Année 1835, 13 Juillet, colonne 445.

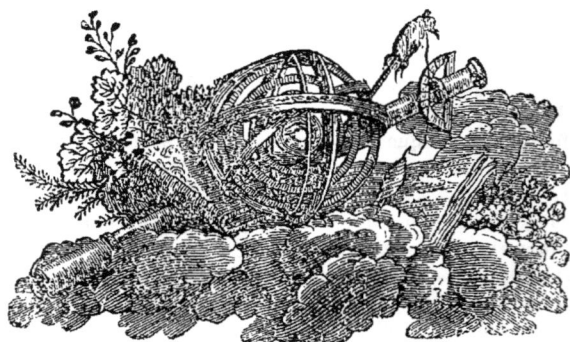

TABLE DES MATIÈRES.

PRÉFACE.

25`

PREMIÈRE LEÇON.

DEUXIÈME LEÇON.

TROISIÈME LEÇON.

QUATRIÈME LEÇON.

SIXIÈME LEÇON.

HUITIÈME LEÇON.

NEUVIÈME LEÇON.

ONZIÈME ET DERNIÈRE LEÇON.

FIN DE LA TABLE DES MATIÈRES.

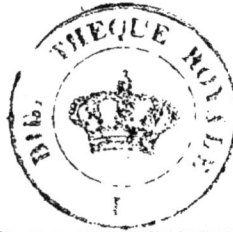

ERRATA.

Pag. 69. *Sommaire.* « SPRENGEL pseudo-ARCÉSILAS, » lisez : SPRENGEL et le pseudo-ARCÉSILAS.

Pag. 238, 1ʳᵉ ligne : « son *bon* esprit..... », lisez : *son esprit......*

BIBLIOTHEQUE NATIONALE DE FRANCE

3 7531 00391189 9

www.ingramcontent.com/pod-product-compliance
Lightning Source LLC
Chambersburg PA
CBHW060530220326
41599CB00022B/3477